Udo Pollmer
Eßt endlich normal!

SERIE PIPER

Zu diesem Buch

Die Krankenkassen, die Politiker, die Medien, die Diätbestseller – alle behaupten, die Zahl der Dicken steige explosionsartig, es drohe eine gefährliche Fettepidemie. Wir essen zu viel und zu fett, wir bewegen uns zu wenig. Desaströse Folge: Wir werden dick und krank. Udo Pollmer belegt anhand von Zahlen, Daten und Fakten, daß das Gegenteil der Fall ist: Wir machen uns verrückt, denn die ganze Diskussion über unsere übergewichtige Gesellschaft ist krank. Wer schon Kindern vermittelt, sie seien zu dick, verunsichert sie und fördert Eßstörungen. Hier droht die wirkliche Gefahr für unsere Gesundheit, vom psychischen Druck ganz zu schweigen. Der Kult um die Schlankheit läßt bereits die Hälfte aller erwachsenen Frauen und ein Viertel der Männer nicht mehr normal essen. Müssen wir tatsächlich alle zu eßgestörten Menschen werden?

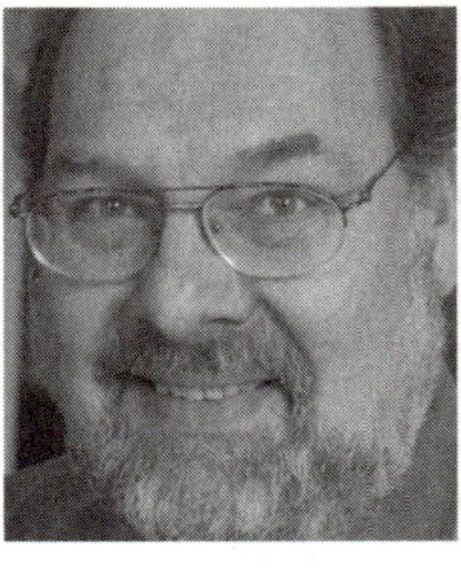

Udo Pollmer, geboren 1954, gilt als Deutschlands renommiertester und streitbarster Ernährungsspezialist. Seit 1995 ist er wissenschaftlicher Leiter des Europäischen Instituts für Lebensmittel- und Ernährungswissenschaften (www.das-eule.de) und veröffentlichte die Bestseller »Lexikon der Ernährungsirrtümer«, »Lexikon der Fitneß-Irrtümer« und »Eßt endlich normal«. Er lebt bei Heilbronn.

Udo Pollmer

Eßt endlich normal!

Das Anti-Diät-Buch

Piper München Zürich

Mitarbeit: Richard Friebe und Gerd Knoll

Anmerkung des Verlags: Eingetragene Warenzeichen sind nicht als solche gekennzeichnet.

Von Udo Pollmer liegen bei Piper im Taschenbuch vor:
Lexikon der Ernährungsirrtümer (mit Susanne Warmuth)
Lexikon der Fitneßirrtümer (mit Gunter Frank und Susanne Warmuth)
Eßt endlich normal!

FSC

Dieses Taschenbuch wurde auf FSC-zertifiziertem Papier gedruckt. FSC (Forest Stewardship Council) ist eine nichtstaatliche, gemeinnützige Organisation, die sich für eine ökologische und sozialverantwortliche Nutzung der Wälder unserer Erde einsetzt (vgl. Logo auf der Umschlagrückseite).

Ungekürzte Taschenbuchausgabe
1. Auflage März 2007
3. Auflage Juni 2007

Umschlag/Bildredaktion: Büro Hamburg
Heike Dehning, Charlotte Wippermann,
Alke Bücking, Daniel Barthmann
Umschlagabbildung: Büro Jorge Schmidt, München
Satz: seitenweise, Tübingen
Papier: Munken Print von Arctic Paper Munkedals AB, Schweden
Druck und Bindung: Clausen & Bosse, Leck
Printed in Germany ISBN 978-3-492-24942-3

www.piper.de

Inhalt

1 Einleitung
Dickes deutsches Desaster

Es geht ein Gespenst um in Deutschland: die Angst, dick zu werden. Das Wort »Übergewicht« löst inzwischen die gleichen panischen Reaktionen aus wie einst das Auftreten von AIDS. Schenkt man den Medien Glauben, dann gibt es außer einigen Geschlechtskrankheiten wohl kaum noch ein schlimmes Leiden, das nicht durch »überflüssige Pfunde« verursacht oder verschlimmert würde. Die Botschaft ist klar: Gegen diese Wohlstandssünde hilft keine Moralpredigt mehr und keine eheliche Treue. Nur wem es gelingt, seinen inneren Schweinehund tagtäglich aufs neue in seine Schranken zu weisen, nur wer konsequent auf kulinarische Verlockungen im Schlaraffenland verzichtet und eisern um den Häuserblock joggt, hat die Chance, eines schönen Tages mit einem schlanken Körper einen lauschigen Platz im Altersheim zu ergattern. Und wem das egal ist, der wird zum Schuldigen, weil er mit seinem schweren Körper der Gesellschaft und dem Gesundheitssystem eine schwere Last auferlegt.

Die Kinder trifft es besonders hart. Denn sie werden, so verkünden Experten, Therapeuten und Politiker, noch vor ihren Eltern sterben. Ihre Kassandrarufe untermalen sie mit präzisen Zahlen.

Zum Beispiel: »Von den Kleinkindern sind 17 Prozent der Jungen und 16 Prozent der Mädchen überernährt, im Schulalter ist bereits ein Viertel der Kinder zu dick.« Von diesen sei fast jedes zweite Kind »hochgradig adipös«. Was mag wohl aus der nächsten Generation werden, wenn wir nicht energisch dagegen vorgehen? Vorsicht: Wir brauchen gar nicht zu spekulieren, denn das Zitat ist nicht der aktuellen Diskussion entnommen – es stammt aus dem Jahre 1976. Als Ursache erkannte damals der Ernährungsbericht der Bundesregierung, die Kinder würden von ihren Müttern »zur unkontrollierten Vielesserei erzogen«. Ja, sie bekämen von ihren Eltern sogar »Süßigkeiten in die Hände«. Kein Wunder, wenn sie alsbald aus allen Nähten platzten. Schon damals die gleichen Phrasen, die gleichen fragwürdigen Zahlen und die gleichen Ängste.

Klappern gehört nicht erst seit heute zum Geschäft der Schlankheitspropheten. Auch die Schuldzuweisungen an die Eltern haben Tradition. Und so höhlt steter Tropfen auch das Urgestein des gesunden Menschenverstands. Durch alle Zeiten und Kulturen war die Menschheit der Meinung, je unbekümmerter ein Kind ißt, desto besser gedeiht es. Nun ist auf einmal das Gegenteil wahr. Der Erfolg der Krankbeter ist beeindruckend: Inzwischen hält sich schon jede zweite Zehnjährige – darunter nicht wenige schlanke Mädchen – für zu dick. Sie glauben nicht mehr an Feen und Engel, sondern an Kalorienreduktion und Cola Light. Viele Kinder und noch mehr Jugendliche haben bereits eine Diät hinter sich, andere nehmen Abführtabletten oder erbrechen sich, um sich und ihren Eltern die Schande des Dickseins zu ersparen. In der Sesamstraße kamen Krümelmonsters Kekse auf den Index. Er muß nun Karotten knabbern und wird von einer sprechenden Aubergine über gesunde Ernährung belehrt. Die Wirkung bleibt nicht aus: Aus unbefangenen Kindern werden angsterfüllte Esser. In den USA würden sich schon Fünfjährige lieber einen Arm amputieren lassen, als dick zu sein.

In Deutschland nähert sich die Lebensqualität dicker Kinder der »von stigmatisierten Krebskranken«, so Bärbel-Maria Kurth vom Robert-Koch-Institut. Schon werden in deutschen

Tageszeitungen Kinder, die nicht mehr dem Schönheitsideal der Redaktion entsprechen, mit Balken über den Augen abgebildet. In Düsseldorf fahndet eine »Fitness-Polizei« in den Schulen nach bewegungsfaulen Schülern und informiert die Eltern über deren »motorische Defizite«. Auch Bewegung ist, ähnlich wie das Essen, nicht mehr unbefangene Freude, sondern Pflicht und Zwang: der Gesundheit zuliebe. Die Folgen sind aus den Erfahrungen der Vergangenheit vorhersehbar: Aus Kindern, die man zum Sport nötigt, werden bekanntlich unsportliche Erwachsene.

Wo die Angst wächst, wächst auch die Zahl der Experten, die Ratschläge, Mittelchen und Therapien verkaufen. Die Kunden – lieber werden sie natürlich »Patienten« genannt – erwarten oft nicht einmal ernsthaft, davon abzunehmen. Es geht häufig um etwas ganz anderes. Wer Eßsünden begangen hat, wer noch dazu jeden Tag aufs neue rückfällig wird, ist dankbar um jeden Ablaßhandel, der es ihm erlaubt, seine Seele von der kulinarischen Schuld zu befreien, die er beim letzten Abendessen auf sich geladen hat. Je teurer, desto besser, desto glaubhafter die Bereitschaft zur Sühne. Man will sich schließlich nicht vorwerfen lassen, nichts gegen seine schlechte Form unternommen zu haben.

Angesichts der brummenden Umsätze der Abspeck-Branche und der Begehrlichkeiten der beteiligten Berufsgruppen war es nur eine Frage der Zeit, bis diese ihre Erzeugnisse als Mittel zur Rettung der Welt ausloben würden. 1997 war es endlich so weit. Die Vereinten Nationen erklären Fettleibigkeit zur Epidemie, zu einer globalen Gesundheitsbedrohung. Bis dahin hatten sich die internationalen Kommissionen noch der Unterernährung gewidmet, und gebetsmühlenartig darauf verwiesen, daß der Welthunger von Jahr zu Jahr mehr Todesopfer fordere – insbesondere unter den Kindern. Nun behaupten die Experten, auch Menschen in den Hungerregionen seien teilweise schon zu fett. Eine Epidemie an Übergewicht habe nun auch die Dritte Welt erfaßt. Nun brauchen auch sie Diätnahrung, Kalorientabellen und Ernährungsberater.

Das Thema »Dicke« betrifft uns alle. Wir erfahren es am eigenen Leibe, schließlich nimmt jeder im Laufe seines Lebens zu. Da wir diesem völlig natürlichen Vorgang mit ähnlichem Erschrecken begegnen wie dem ersten grauen Haar, begleitet viele von uns bei jedem Bissen das schlechte Gewissen. Es verleidet uns fröhliche Mahlzeiten und verdirbt uns die Freude am Sattessen. So macht die Sorge um das Gewicht viele Menschen regelrecht krank. Viele vertragen die gesunde Kost nicht und reagieren mit schweren Verdauungsstörungen. Andere entwickeln ein zwanghaftes Verhältnis zum Essen bis hin zum Krankheitsbild der Orthorexie, der Eßstörung der übertrieben auf gesunde Ernährung Fixierten. Kinder können solche Schlankheitskampagnen sogar in den Tod treiben, denn sie reagieren auf den gesellschaftlichen Druck nicht selten mit lebensbedrohlichen Eßstörungen. Doch diese Toten zählt niemand. Ihre hilflosen Eltern dürfen sich nicht einmal beklagen, sonst trifft sie der Bannstrahl einer empörten Öffentlichkeit, die dies allenfalls als Beweis für die Notwendigkeit weiterer Kampagnen betrachtet.

Dieses Buch will der vermeintlichen Seuche Übergewicht und den vielbeschworenen Gefahren durch die Extra-Pfunde auf den Grund gehen. Es will Licht in die düsteren Abgründe und Machenschaften von käuflichen Experten und parteiischen Interessengruppen bringen, die sich als Abspeckgurus der Nation darstellen, nur um mit den Ängsten der Menschen Geschäfte zu machen. Doch gravierender als die merkantilen Folgen sind die Verwundungen der Seele, insbesondere von Kindern, die schutzlos eifernden Ernährungstherapeuten und ihren gestörten Körperbildern ausgesetzt sind. Vor allem diesen Kindern und ihren Eltern ist dieses Buch gewidmet.

2 Dicke Kinder, dicke Lügen
Wie man mit Zahlenspielereien eine Epidemie verursacht

Juni 2004. Renate Künast, die für Ernährung zuständige Bundesministerin, tritt mit einer Regierungserklärung vor das Parlament. Ihre Botschaft ist alarmierend: Die Zahl der übergewichtigen Kinder hat sich in den letzten zehn bis 15 Jahren verdreifacht. Jedes fünfte Kind und jede(r) dritte Jugendliche ist übergewichtig, sieben bis acht Prozent des deutschen Nachwuchses sind sogar schon krankhaft fett.

Damit hat offenbar ein Problem die Jüngsten erfaßt, das uns Erwachsene schon lange umtreibt: Wir sind alle zu dick! Der Ministerin geht es allerdings weniger um ästhetische Probleme als um die Gesundheit. Wenn aus den vielen dicken Kindern von heute Heerscharen fetter Erwachsener würden, hätte das fatale Folgen – für die Menschen, die seelisch und körperlich unter ihrer Krankheit leiden, und für den Staatssäckel. Denn »kein noch so gutes Gesundheitssystem [kann] die Kosten im Rahmen halten«, so die Ministerin. Auch die Verantwortlichen für die Misere sind bereits ausgemacht. Zum einen die Lebensmittelindustrie, die unsere Kinder mit ihren klebrig-süßen Produkten und ausgebuffter Werbung verführt wie weiland der Rattenfänger von Hameln, und zum anderen die Eltern, die der jungen Generation einen höchst ungesunden Lebensstil vorleben: Pommes statt Salat, Glotze statt Trimm-dich-Pfad. Kurz: Zu viele Kalorien und zuwenig Bewegung! Gedankenlos gefährden sie die eigene Gesundheit, die ihrer Kinder und zudem die Stabilität des Gemeinwesens.

Renate Künast ist das politische Kunststück gelungen, bei diesem brisanten Thema sogar die Opposition auf ihre Seite zu ziehen. Mit ihrer Regierungserklärung, mit ihrem Buch *Die Dickmacher: Warum die Deutschen immer fetter werden und was wir dagegen tun müssen* (1) und mit der von ihr ins Leben gerufenen »Plattform Ernährung und Bewegung« hat die Aufregung um die drohende Verfettung der Republik ihren vorläufigen Höhepunkt erreicht. Seither geht ein Gespenst in Deutschland um: das Gespenst der dicken Kinder, die – wie die Ministerin voll düsterer Vorahnungen ankündigt – sogar »vor ihren Eltern« sterben müssen. So kommt es, daß sich Politiker, Experten und Wirtschaft ganz ungewohnt einig sind: Es muß etwas geschehen!

Verzerrte Spiegelbilder

Zum Glück haben sich auch die Massenmedien des Problems engagiert angenommen und die nötige Vorarbeit geleistet. *Der Spiegel* gehörte zu den ersten, die vor einer »Generation XXL« warnten (2). Ende 2000 präsentierte Deutschlands führendes Nachrichtenmagazin in der Tat erschreckende Zahlen. Unter der Überschrift »Pfundskerle und dralle Deerns« wurde der Leserschaft der »Anteil von Übergewichtigen und Fettsüchtigen unter deutschen Kindern im Alter von 10 bis 13 Jahren« präsentiert: Lag dieser zwischen 1975 und 1985 noch konstant bei circa 10 Prozent, ging's von 1985 an steil bergauf. Bei den Mädchen verdoppelte sich die Zahl der Dicken bis 1995. Im Jahr 2000 hatte sie sich bereits auf über 30 Prozent verdreifacht! Bei den Jungen sah der Trend ähnlich dramatisch aus.

Ein Drittel der Jugendlichen wäre demnach schon zu dick. Aber was noch schlimmer ist: Die Grafik läßt eine rasant steigende Tendenz erkennen. Führt man die *Spiegel*-Kurve weiter

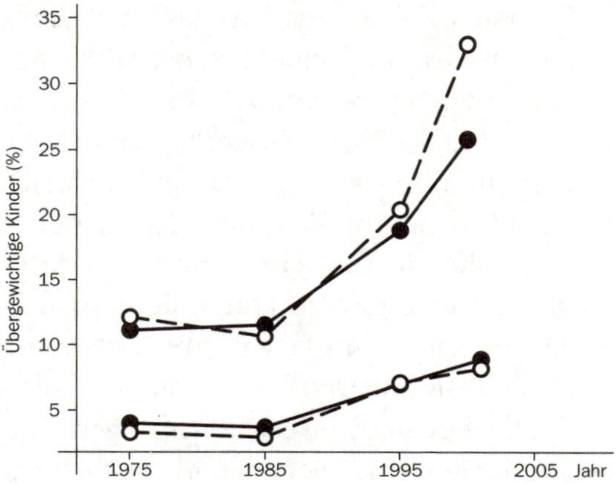

Abbildung 1 Deutschlands dicke Kinder. Oben: Die Zahlen für die »Pfundskerle und drallen Deerns«, mit denen der *Spiegel* seine Leser schockte – aus munter zusammengewürfelten Daten und Definitionen. Unten: Mit einer realistischeren Definition und Daten aus *einer* Quelle sieht die Situation weit weniger bedrohlich aus (3).

(Extrapolation), dann müßten im Jahr 2005 bereits 40 Prozent aller Jungen und 50 Prozent aller Mädchen übergewichtig sein. Wenn das Magazin, das als eine der wichtigsten und als glaubwürdig eingestuften Informationsquellen der Deutschen gilt, die Entwicklung auch nur annähernd korrekt wiedergegeben hat, muß die Politik handeln. Und zwar sofort.

Fragt sich nur: Woher nimmt der *Spiegel* seine Einsichten? Das Kleingedruckte unter der verstörenden Grafik verrät die nötigen Details: »Quelle: Kromeyer-Hauschild, FSU Jena, und Gesundheitsamt Halle, Kinder- und Jugendärztlicher Dienst; Studie von 1975 bis 1995 in Jena und 2000 in Halle; verwendet ist eine in Frankreich übliche Definition von Übergewicht.« Drei Kleinigkeiten machen stutzig: Warum werden Zahlen aus Jena und Halle verwendet? Sind ostdeutsche Städte etwa repräsentativ für »Pfundskerle« und »dralle Deerns«? Warum stammen die ersten Zahlen aus Jena und nur die letzte aus Halle? Und warum legt man eine französische Definition zugrunde (4), eine ziemlich betagte zudem, die sich auf Erhebungen aus den fünfziger bis siebziger Jahren bezieht?

Die Antwort auf die erste Frage ist ziemlich einfach: Es gab aus Deutschland zu jenem Zeitpunkt kaum öffentlich zugängliche Daten über die Gewichts- und Körperproportionsentwicklung von Kindern. Also kombinierte man eben, was man hatte. Da die Zahlen aus Jena nur bis 1995 veröffentlicht waren (5), wurden sie mit Daten aus Halle (die übrigens bis heute nicht publiziert sind) bis 2000 »verlängert«. So machte der *Spiegel* aus der Not eine Tugend, und vor allem paßten die Daten prima zu einer Titelgeschichte, die vor einer Verfettung künftiger Generationen warnen will.

Wäre es nicht journalistische Pflicht gewesen, vor dem Beschwören von Katastrophen die Belastbarkeit der Daten zu prüfen? Gab es wirklich keine anderen Daten? Gab es niemanden, der Zweifel angemeldet hätte? Doch, damals lag zumindest eine weitere Studie vor, noch dazu eine, die einen ähnlichen Zeitraum abdeckt wie die aus Jena. Sie stammt aus Bremerhaven, und dort war keine signifikante Gewichtszunahme bei Kindern zu beobachten (6). Auch anderswo, etwa in Dortmund, Bayern oder Brandenburg, wurden schon lange routinemäßig Daten gesammelt, beispielsweise bei Einschulungsuntersuchungen. Allerdings kam niemand auf die Idee, die Ergebnisse einem breiteren Publikum vorzustellen.

Ist vielleicht deshalb so wenig zu dem Thema publiziert worden, weil es nichts Aufregendes zu vermelden gab? Das Interesse scheint selbst in der Wissenschaft gering gewesen zu sein, denn es existierte nicht einmal eine nationale Definition für Übergewicht bei Kindern. Deshalb hatte man die französische Definition benutzt. Erst 2001 wurde eine für Deutschland gültige Definition von kindlichem Übergewicht vorgestellt, an deren Entwicklung auch die Jenaer Autoren beteiligt waren (7).

Anhand der neuen Definition und mit ein paar jüngeren Daten rechneten sie die ganze Sache noch einmal durch (3). Und siehe da, nun ergab sich ein ganz anderes Bild: 1985 waren plötzlich nicht mehr 10 Prozent, sondern nur noch 2,9 Prozent der Mädchen übergewichtig (1975 waren es übrigens noch 3,3 Prozent gewesen). 1995 stieg ihre Zahl nach Angaben der Autoren zwar auf 7,1 Prozent – aber nicht auf 20, wie man nach der *Spiegel*-Grafik glauben mußte. Und 2001, also im Jahr nach der vorweihnachtlichen Titelgeschichte des Hamburger Magazins, verzeichnete man in Jena nicht satte 30 Prozent moppelige Mädchen, sondern lediglich 8,2 Prozent. Wohlgemerkt, hier handelt es sich um alle mehr oder weniger dicken Kinder, also alle, die über der definierten »Norm« liegen, sowohl Übergewichtige wie Fettleibige zusammengenommen. Insgesamt waren die Jenaer Kinder sogar etwas dünner als der gesamtdeutsche Durchschnitt.

Weder eine Steigerung von 3,3 auf 8,2 Prozent in einem Vierteljahrhundert noch eine von 7,1 auf 8,2 in der unmittelbaren Nachwendezeit, in der die Kinder, wie wir später noch sehen werden, noch nicht einmal mehr Fett ansetzten, sondern lediglich im wahrsten Sinne des Wortes kräftiger wurden, können eine »Epidemie« belegen, auch wenn sich ein langfristiger Trend nicht leugnen läßt. Zumindest nicht in Jena. Aber wie sieht die Lage in anderen Teilen Deutschlands aus?

Szenarien malen ohne Zahlen

Es gibt für Deutschland tatsachlich keine repräsentativen Zahlen. Nur ein paar Daten von hier und da, mit unterschiedlichsten Methoden erhoben und unter unterschiedlichsten Gesichtspunkten ausgewählt. Niemand weiß genau, wie dick oder schlank die deutschen Kinder und Jugendlichen wirklich

Schlanker Standortfaktor

Dreh- und Angelpunkt für die dramatischen Zahlen des *Spiegel* ist die alte französische Definition von Übergewicht (4). Offenbar (und kaum verwunderlich) waren Kinder zu Zeiten der Erhebung der Referenzdaten im Nachkriegs-Frankreich dünner als heutige Jugendliche. In die neue nationale Definition für Deutschland flossen die Referenzwerte aus 17 Untersuchungen ein, die zwischen 1985 und 1998 in Deutschland durchgeführt worden waren (7). Prompt sank der Anteil der übergewichtigen und fettleibigen Kinder ebenso plötzlich, wie er im *Spiegel* aufgetaucht war – nur weil sich die Berechnungsgrundlage geändert hatte. Wie man sieht, ist es ein Kinderspiel, über Definitionsänderungen Epidemien aus dem Hut zu zaubern oder in der Versenkung verschwinden zu lassen.

Warum können sich die Wissenschaftler nicht auf *eine* allgemeingültige Definition einigen? Können sie schon, und es gibt in der Tat auch »internationale« Referenzwerte (8). Sie wurden aus Meßwerten von Kindern mit verschiedensten ethnischen und sozialen Hintergründen abgeleitet. Aber solche Durchschnittswerte haben noch mehr

sind. Darüber sind sich nicht nur die deutschen Adipositasexperten im klaren. Und daß man »die« dicken Kinder doch angeblich ständig und überall auf der Straße sieht, sagt überhaupt nichts darüber aus, wie viele es wirklich sind und ob ihre Zahl zugenommen hat. Auch der Ernährungsministerin ist diese Tatsache nicht unbekannt. Gerade deshalb erhielt das Berliner Robert-Koch-Institut den Auftrag, erstmals Daten für die gesamte Bundesrepublik zu sammeln. Das wird noch ein bißchen dauern. Bis dahin müssen wir uns mit dem vorhandenen Zahlenmaterial behelfen.

Tücken als die nationalen, es sei denn, wir wollen uns auf ein globales Standardkind einigen, an dessen Normmaßen sich ab jetzt alle Kinder dieser Welt, vom Eskimojungen bis zum Bantumädchen, orientieren müssen. Gäbe es beispielsweise Referenzwerte von Kindern türkischer Mitbürger und würde man diese auf die deutschen Kinder anwenden, wäre die Epidemie bei uns schlagartig verschwunden, weil Kinder türkischer Abstammung im Schnitt dicker sind als deutsche.

Kein Mensch gleicht dem anderen, und die Vertreter unserer Spezies treten in vielen Formen, Farben und Größen auf. In manchen Subpopulationen oder »Ethnien« trifft man häufiger auf kräftige, fleischige Konstitutionen, in anderen sind große, hagere Typen in der Mehrzahl. Die Proportionen des Körpers variieren genauso wie die Gesichter. Deshalb taugt ein Mittelwert allenfalls dazu, Schaufensterpuppen zu designen. Auch der vielleicht bekannteste deutsche Experte für dicke Kinder, Martin Wabitsch von der Universität Ulm, teilt diese Skepsis: »Diese Referenzwerte sind, da sie in unterschiedlichen ethnischen Populationen erhoben wurden, nicht geeignet für die Verwendung für deutsche Kinder und Jugendliche.« (9)

Katrin Kromeyer-Hauschild, aus deren Arbeitsgruppe die Jenaer Studien stammen, hat die greifbaren Zahlen aus Deutschland und Österreich zusammengetragen (10). Bei Kindern bis sechs Jahre bewegen sich die Zahlen zwischen zehn Prozent in Österreich und 12,2 Prozent in Brandenburg. Damit sind sowohl die Kinder mit »einfachem« Übergewicht als auch die sogenannten Fettleibigen erfaßt. Bei Jugendlichen reicht die Spanne von insgesamt sechs Prozent in Österreich bis zu 16,8 Prozent in Brandenburg. Der letzte Wert gilt allein für 16jährige Mädchen und ist der absolut größte unter allen vorgestellten Zahlen. (Aber selbst dieser Wert ist immer noch gerade mal halb so groß wie die in der Regierungserklärung beschworenen 30 Prozent übergewichtiger Jugendlicher.) Und da all die Daten von unterschiedlichen Arbeitsgruppen mit unterschiedlichen Verfahren erhoben und mit unterschiedlichen Methoden ausgewertet wurden, sollte man sie nicht auf die Goldwaage legen, sondern lediglich als Anhaltspunkte für einen Status quo betrachten.

Läßt sich ein deutschlandweiter Trend ausmachen? Verfettet die Nation rasend und unaufhaltsam? Oder langsam und schleichend? Fangen wir im Westen an, in Dortmund. Eine Stadt, in der laut Renate Künast »die Sprösslinge schon vor dem Betreten des Kindergartens zu viel Fett und Kohlenhydrate zu sich nahmen, aber zu wenig Ballaststoffe – ganz wie ihre Eltern« (1). Das weiß die Ministerin aus der DONALD-Studie. Die mißt seit vielen Jahren nicht nur das Eßverhalten, sondern auch die Leibesfülle von Dortmunder Kindern. Warum aber verrät uns die Ministerin nichts über die Folgen des bösen kulinarischen Tuns für das Gewicht? Etwa weil die Ergebnisse nicht passen? Von 1985 bis 2000 gab es »beim BMI und beim Anteil adipöser Probanden ... keine längerfristigen Veränderungen« (BMI = Body Mass Index, zur Definition siehe Seite 29). Will heißen, das Durchschnittsgewicht ist ebenso gleich geblieben wie der Anteil der sehr dicken Kinder (der unter drei Prozent lag). Außerdem hat sich in den teilnehmenden Familien auch die Kalorienaufnahme insgesamt nicht verändert (11). Die Fettzufuhr sank sogar etwas.

Selbst in der Gruppe der Dicken hält sich die Zunahme in Grenzen. Innerhalb von 30 Jahren ist zum Beispiel in Aachen der BMI der dicksten zehn Prozent der Kinder um nur eine BMI-Einheit gestiegen – das sind bei einem Kind mit 24 Kilo ein bis zwei Kilo zusätzlich, so eine Studie von Beate Herpertz-Dahlmann von der Kinderklinik der RWTH

Aachen (12). Wenn man sich die Daten im Detail anschaut, bleibt der BMI bis 1982 relativ konstant bei ungefähr 17, im Jahr 1983 steigt der Wert auf 18 – und bleibt ab dann wieder stabil. Woran liegt's? Haben die Gören über Nacht den Spaß am Bolzen verloren? Ist das Fernsehprogramm spannender geworden? Haben sich zum Jahreswechsel die Imbißbuden stark vermehrt? Oder steckt etwas ganz anderes dahinter?

Es gibt auch Studien, die bei »Normalgewichtigen« eine nennenswerte Gewichtszunahme fanden. Allerdings nur im Osten – und zwar direkt nach der Wiedervereinigung. Diese Beobachtung wurde nicht nur in Jena gemacht, sondern auch in Brandenburg. Bei den Kindern nahm aber nicht nur das Gewicht, sondern auch die Größe zu. Tatsache ist, daß sich nach dem Bau der Mauer Unterschiede im west-östlichen Körperbau entwickelt hatten, die sich nach dem Mauerfall wieder ausglichen (13). War die Kost im Osten zu Zeiten des real existierenden Sozialismus »gesünder«, weil die Menschen kleiner blieben? Oder sorgten die Bananen nach der Maueröffnung für den nötigen Wachstumsschub? Oder die Schokoriegel? Oder die Fruchtzwerge? Wir wissen es nicht.

Mittlerweile ist der Trend zu mehr Gewicht und Länge im Osten aber offenbar gestoppt. Die Zahlen zwischen 1995 und 2001 unterscheiden sich kaum. In Brandenburg werden die Kinder eher wieder kleiner (siehe Seite 44) und leichter (14). Die Erhebungen von Holle Greil und ihren Mitarbeitern zeigen sogar, daß die Kinder selbst in dem Zeitraum, in dem sie an Gewicht zulegten, nicht mehr Fett ansetzten. Im Gegenteil: Ihre Fettschichten wurden im Durchschnitt sogar dünner (15). Das überzeugende an den Brandenburger Daten ist, daß dort wirklich alle Schulanfänger gewogen und gemessen werden. Statistische Unsicherheiten, wie sie etwa bei den Daten aus Jena möglich sind, weil dort nur mit Stichproben gearbeitet wurde, sind hier also praktisch ausgeschlossen.

Auch im Westen gab es da und dort einen Anstieg der als adipös eingestuften Erstkläßler. So in Bayern von 1,8 Prozent im Jahr 1982 auf 2,8 Prozent im Jahr 1997 (16). Wer will, kann das als Steigerung um gut 50 Prozent binnen 15 Jahren betrachten. Genaugenommen bedeuten die Zahlen jedoch: 1982 gab es sehr wenige gewichtige ABC-Schützen, und 1997 gab es immer noch sehr wenige. Auf drei Klassen mit je 30 Schülern kamen dann drei statt zwei Schwergewichte.

Doch auch dieses eine Prozent hat herzlich wenig mit der ministerialen Frittenphilosophie zu tun. Die Ursache für den Anstieg ist wahrscheinlich viel banaler. Menschen anderer Ethnien, die als Gastarbeiter zu uns kamen, sind oft »stämmiger« (wobei jedoch außer den Genen noch andere Faktoren eine Rolle spielen, siehe Kapitel 5). Und sie hatten in den letzten Jahrzehnten im Durchschnitt deutlich mehr Kinder als deutsche Ureinwohner. Wenn die Zahl der Mitschüler aus Einwandererfamilien zunimmt, steigt damit auch der Anteil dicker Kinder. Zwischen 1975 und 1985 hat sich nach Berechnungen des Bundesministeriums für Bildung und Wissenschaft der Anteil der ausländischen Schüler jedenfalls verdoppelt (17). Für Hessen berichtet die Sozialministerin Silke Lautenschläger für die Zeit von 1998 bis 2002 über einen Anstieg des Anteils adipöser Kinder von 4,0 auf 4,7 Prozent. Bei deutschen Kindern lag er nur bei 4,0 Prozent, bei Migrantenkindern bei 7,3 Prozent (18). Den gleichen Effekt bestätigen die Daten aus Stuttgart und Berlin (9). Hier liegt der Prozentsatz der als übergewichtig und fettleibig eingestuften ausländischen Kinder mehr als doppelt so hoch wie bei deutschen Kindern. So manch langsamer Anstieg des Durchschnitts-BMIs spiegelt also allenfalls den zunehmenden Anteil von türkischen, griechischen oder kroatischen Kindern in unseren Schulen wider.

In Aachen hatte rund ein Viertel der Kinder nicht die deutsche Staatsbürgerschaft, die meisten von ihnen waren türkischer Abstammung (19). Bei den Deutschen waren 7,2 Prozent übergewichtig, bei den Ausländern doppelt so viele (14,8 Prozent). Das Gewicht der deutschen Schüler war über die Jahre gleich geblieben. Weitere überraschende Ergebnisse: Faktoren wie Fast food, Limonaden und Naschereien hatten keinen Einfluß auf das Gewicht. Demnach beruht die beobachtete Gewichtszunahme wahrscheinlich in erster Linie auf der Änderung der Zusammensetzung deutscher Schulklassen – und ist damit kein gesundheitliches, sondern ein statistisches Geschehen!

Was heißt hier »dick«?

Aber es gibt doch unstreitig dicke Kinder, ziemlich dicke sogar. Und da muß man doch etwas tun, oder etwa nicht? – Gegenfrage: Wer bestimmt eigentlich, wer normalgewichtig, wer übergewichtig und wer »krankhaft« fett ist? Ein *Spiegel*-Redakteur nach einer Weinprobe in Frankreich? Das Ernährungsministerium nach dem Studium von Meinungsumfragen? Das börsennotierte Unternehmen Weight Watchers mit Blick auf den Shareholder value? Die Erfinder der Ananasdiät? Oder ärztliche Fachgesellschaften, die von Abspeckkliniken und Diätfabrikanten gesponsert werden?

Es entscheiden: Der Zufall. Die Willkür. Die Experten. Nicht entscheidend ist, ob ein Kind krank oder gesund ist, sondern nur, ob es von einer beliebig gewählten Norm abweicht. Ein Beispiel: Man nehme die jeweils dicksten drei Prozent einer Bevölkerung und erkläre sie für »zu dick«. Ebensogut könnte man auch die dicksten fünf oder lieber gleich die dicksten zehn Prozent für »zu dick« erklären. Das klingt zu primitiv? Nein, das ist etablierte Wissenschaft! Bei

Die Normalität hat Kurven

Wenn man die Gesamtbevölkerung betrachtet, zeigt das Merkmal Gewicht wie fast jede andere meßbare physiologische oder psychologische Eigenschaft eine breite Streuung. In eine grafische Darstellung übertragen, ergibt sich zumindest annähernd das Bild einer Gaußschen Glockenkurve, die nicht umsonst auch als »Normalverteilung« bezeichnet wird. Beim Gewicht ist die Kurve allerdings nicht völlig symmetrisch, weil es für dieses Merkmal durchaus eine Grenze nach unten gibt. Ein erwachsener Mensch kann eben nicht 18 Kilo wiegen, jedenfalls nicht lebendig. Es gibt einfach keine Menschen, die »dünner sind, als man biologisch überhaupt sein kann«, so der Essener Übergewichtsexperte Johannes Hebebrand (21). In die andere Richtung geht da schon einiges mehr: Es gibt ja durchaus extrem schwere Menschen, lebende schwere Menschen.

Mit dieser Einschränkung im Hinterkopf werfen wir einen Blick auf die etwas schiefe Normalverteilung für das Gewicht. Links finden sich die besonders mageren, rechts die besonders dicken, im breiten Mittelfeld der Durchschnitt. Bei Menschen, deren Gewicht in die Randbereiche dieser Kurve fällt, ist es im Einzelfall durchaus sinnvoll zu prüfen, ob nicht vielleicht eine Krankheit, sei es Magersucht (links) oder Cushing-Syndrom (rechts), zugrunde liegt. Bei jedem einzelnen wohlgemerkt. Die Wahrscheinlichkeit, hier Krankheiten zu finden, ist erhöht.

Willkürlich eine Grenze nach oben oder unten festzulegen und drei oder zehn oder zwanzig oder sogar mehr Prozent der Menschen für krank, verantwortungslos oder unbeherrscht zu erklären ist kein Zeichen von Sorge um die Gesundheit, sondern der Versuch, andere zu demütigen, um ihnen die eigenen Vorstellungen aufzuzwingen. Für eine

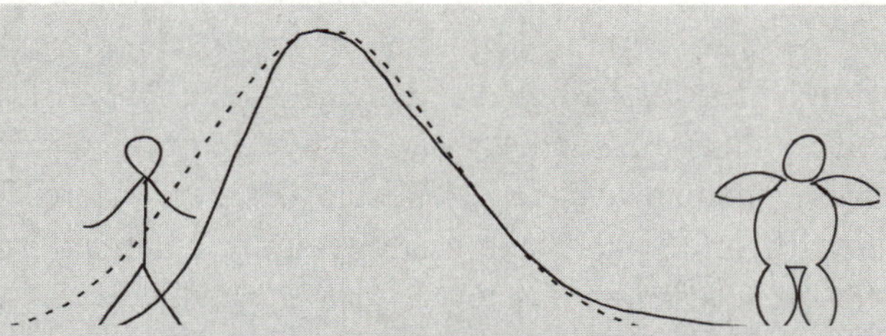

Abbildung 2 Idealtypische Normalverteilung (Gaußsche Glockenkurve, durchgezogene Linie) und Beispiel für eine »real existierende« Normalverteilung (z. B. das Gewicht, gestrichelte Linie).

solche Grenzziehung gibt es keinerlei wissenschaftlich-medizinische Grundlage.

Am rechten Rand der leicht ausgezogenen Glockenkurve finden sich neben den Pyknikern, denen ihre Korpulenz in die Wiege gelegt ist, auch die krankhaft Übergewichtigen und die vielen Menschen, die sich durch häufiges Diäthalten aus dem mittleren Bereich hier hineingejojot haben. Am linken Rand finden sich die Leptosomen, die natürlich Dürren also, die heute als Superschlanke umschwärmt werden. Vor nicht allzu langer Zeit mußten sie sich noch als »Zaunlatten«, »Bohnenstangen« oder »Spargeltarzans« verspotten lassen. In ihren Reihen finden sich aber auch Magersüchtige sowie Menschen mit Stoffwechselkrankheiten, wie der Lipodystrophie, einem krankhaften und krank machenden Mangel an Körperfett.

In der Mitte tummelt sich der inzwischen unzufriedene Durchschnitt, der sich oft zu dick fühlt. Hier sind jene mit einem mittleren Gewicht versammelt, aber eben auch Leptosome mit dick machenden Hormonstörungen sowie magersüchtige Pykniker, die sich gegen ihre Konstitution in den angeblich optimalen Bereich vorgearbeitet haben und nun ebenso schwerkrank sind wie viele Bulimiker am dicken Ende der Skala.

»Übergewicht« ist kein Fachausdruck, sondern eine Wertung. Eine Wertung, die den jeweiligen Menschen einer behandlungsbedürftigen Normabweichung bezichtigt. Da diese Normabweichung vielfach Menschen anderer Ethnien betrifft, muß die Frage erlaubt sein, ob hier nicht einem neuen Rassismus das Wort geredet wird. Aber es werden nicht nur Erbkranke und Ausländer von der Regierungskampagne diskriminiert, betroffen sind von dieser Art von Gesundheitspolitik letztlich alle, die vom mittleren Bereich der Normalverteilung abweichen, ja aufgrund der Schlankheitsfixierung sogar jene, die eigentlich dem Durchschnitt entsprechen und sich jetzt trotzdem dick, unattraktiv, krankheitsgefährdet fühlen.

Mit dem gleichen Recht, mit dem die Beratungsgesellschaft auf Dicke zeigt, könnte man auch Kleinwüchsige oder baumlange Basketballspieler stigmatisieren. Oder solche mit schwarzem Haar. Oder Blonde. Oder Leute mit speziellen sexuellen Neigungen. Oder …

Bedarf kann man die Zahlen nach Belieben ändern, zum Beispiel wenn die Anzahl der Ernährungsberater schneller zunimmt als die Zahl der zahlenden Kunden. Völlig überraschend kommt es dann zu einem dramatischen Anstieg statistisch Dickleibiger. Andere Varianten, um die Dicken mehr oder weniger werden zu lassen: Man nimmt den BMI der dicksten drei Prozent von 1975 an einem bestimmten Ort oder den Durchschnitts-BMI der dicksten soundsoviel Prozent von den fünfziger bis siebziger Jahren in Frankreich und erklärt die Kinder, die heute dieselben Werte haben, für fettleibig. Klingt unsinnig? Aber so wird's gemacht.

Ob jemand übergewichtig ist oder nicht, ist eine Frage der Definition. Und die kann von Land zu Land verschieden sein und außerdem immer mal wieder geändert werden. In den

USA beispielsweise gelten bei Kindern die dicksten fünf Prozent als übergewichtig *(overweight)*, die zehn Prozent darunter werden als übergewichtsgefährdet *(at risk of overweight)* eingestuft (20). Anders in Deutschland: Hier sind es bisher die dicksten drei Prozent, die als »adipös«, also fettleibig, klassifiziert werden, und die insgesamt dicksten zehn Prozent, die als übergewichtig gelten (7). Aber noch einmal: Diese willkürlichen Einteilungen sagen rein gar nichts darüber aus, wie krank oder gesund diese Kinder tatsächlich sind.

Warum nimmt man bei Kindern nicht, genau wie bei den Erwachsenen, einen bestimmten BMI als Grundlage für die Übergewichtsdefinition? Weil sich ihr BMI, also das Verhältnis von Gewicht zu Körpergröße, je nach Alter und Wachstumsperiode ändert, es gibt keine »idealen« Werte. Als Anhaltspunkte für eine normale Entwicklung dienen Kinderärzten die sogenannten Perzentile. Dafür wird beispielsweise die Spanne von den dünnsten bis zu den dicksten Kindern einer Altersstufe erfaßt und in hundert gleiche Abschnitte unterteilt. Oberhalb des 97. Perzentils findet man dann die dicksten drei Prozent einer Altersstufe. Die meisten Kinder sind in ihren ersten Lebensjahren pummelig, was aber herzlich wenig darüber aussagt, wie sich ihr Körper während der Pubertät entwickeln wird. Mädchen haben vor der Pubertät eine ganz andere Fettverteilung als danach. Wachstum ist kein kontinuierlicher Prozeß. Die meisten Kinder setzen erst ein bißchen »Speck« an, danach folgt ein Wachstumsschub. So können sie zwischen »über-« und »normalgewichtig« hin- und herpendeln, ohne daß sie zu- oder abgenommen haben.

Zudem sind nicht alle Menschen gleich. Aus der Fülle der unterschiedlichen Staturen, die uns in die Wiege gelegt werden können, hat der deutsche Psychiater Ernst Kretschmer 1921 drei Grund-Körpertypen (Konstitutionen) herausgearbeitet: auf der einen Seite den fülligen, bauchbetonten Pykniker, auf der anderen Seite den hageren, langen Leptosomen.

Irgendwo dazwischen befindet sich in seinem Modell der Athletiker, gewissermaßen der Typ zwischen den Extremen (22). Ein Kind pyknischer Eltern wird zeit seines Lebens pummelig bleiben. Doch solange es so bleibt, wie es seiner angeborenen Konstitution entspricht, ist es auch gesund. Erst wenn es deutlich abnimmt, besteht eine ernsthafte Gefahr für die Gesundheit (siehe Seite 190 ff.). Umgekehrt wurden in den fünfziger und sechziger Jahren zahllose Kinder wegen »Untergewicht« aufs Land verschickt, damit sie endlich zunehmen, weil Untergewicht als Schande, als Zeichen für eine Familie von Hungerleidern galt. In vielen Fällen brachte das Auffüttern aber gar nichts. Die »Störche im Salat«, wie sie damals gehänselt wurden, waren meist Kinder leptosomer, schlaksiger Eltern. Sie werden nicht zunehmen, egal, wieviel sie essen.

So gesteht denn auch die Arbeitsgemeinschaft Adipositas im Kindes- und Jugendalter (AGA) freimütig: Es gibt »keine festlegbaren Grenzwerte für das gesundheitsgefährdende Ausmaß der Körperfettmasse in diesem Altersbereich« (23). Der Mangel an objektiven Kriterien, wie zum Beispiel der Zusammenhang zwischen kindlichem Übergewicht und Lebenserwartung, hat einen einfachen Grund: Würde man heute eine solche Studie beginnen, lägen erste Ergebnisse frühestens in einem halben Jahrhundert vor. Welchen Wert haben dann aber Statistiken, die anhand einfacher Normen zwischen »Übergewicht« (also einem »Zuviel« an Gewicht) und »Adipositas« (also »krankhafter« Fettsucht) unterscheiden? Die einzige Epidemie, die sich ausmachen läßt, ist die Epidemie wissenschaftlicher Willkür.

Moderner Aberglaube: der BMI

Die Lage ist bei uns Ausgewachsenen zwar überschaubarer, aber nicht unbedingt rosiger. Wir werden nicht nach irgendwelchen drei oder zehn Prozent, die zu einem beliebigen Zeitpunkt irgendwo auf der Welt erhoben wurden, bewertet. Für uns gibt es strikte Grenzen für die politisch korrekte Leibesfülle und damit die optimale Gesundheit: den sogenannten Körper-Masse-Wert oder Body-Mass-Index (BMI). Falls Sie ihn für sich selbst berechnen wollen, nehmen Sie das Körpergewicht in Kilogramm und teilen Sie es durch das Quadrat der Körpergröße in Metern.* Bei den Erwachsenen gilt jeder als übergewichtig, dessen BMI über 25 liegt, über 30 ist man »adipös« (fettleibig), ab 40 »krankhaft« fett.

Die Idee, die hinter dem BMI steckt, muß eigentlich jedem mit gesundem Menschenverstand Gesegneten die Haare zu Berge stehen lassen: Man messe Körpergröße und Gewicht, setze die beiden Zahlen zueinander ins Verhältnis und schon weiß man, wie »fett« und damit wie gesund oder krank jemand ist. Diese Zahl entscheidet heute über Wohl und Wehe, über gesellschaftlichen Erfolg, über vermeintlich gesundheitsfördernde Maßnahmen und die Staffelung der Versicherungsbeiträge. Mit der gleichen Logik könnte man aus dem Verhältnis von Schädelumfang zu Stirnhöhe die Qualifikation seines Arztes errechnen. Kann man es da Zeitgenossen verübeln, wenn sie beim Blick in die Zukunft lieber eine Glaskugel nehmen oder sich Tarotkarten legen lassen?

Nicht nur der Gesundheitsfanatiker will wissen, wie hoch der Fettgehalt seines Körpers ist. Ganz ähnliche Fragen muß heute auch jeder Metzger am Schlachthof beantworten können. Schließlich werden die Schweinemäster nach dem Anteil an Magerfleisch ihres Viehs bezahlt. Obwohl die Tiere im Ge-

* Beispiel: 90 Kilogramm geteilt durch $1{,}85^2$ wäre 26,3.

gensatz zur Bevölkerung genetisch ziemlich einheitlich sind, käme kein Metzger und auch kein Landwirt auf die abstruse Idee, den Fettgehalt aus dem Gewicht einer Sau sowie dem Abstand zwischen Rüssel und Ringelschwänzchen zu ermitteln. Würde ein Mitarbeiter eines Schlachthofs versuchen, mit der »Methode BMI« den Fettanteil des Viehs zu erfassen, er würde sofort gefeuert, da die beiden Werte – selbst formelhaft verbunden – nicht einmal für Schweine taugen.

Wohin die BMI-Klassifizierung beim Menschen führt, zeigen die berühmten Beispiele von Brad Pitt, George Clooney oder gar Arnold Schwarzenegger. Brad Pitt ist demzufolge übergewichtig, George Clooney bereits krankhaft fettsüchtig, und Arni würde – allein anhand seines BMIs – von einer Ernährungsberaterin gewiß als unsportlicher Fettsack entlarvt, der auf Rohkost gesetzt werden muß, damit er Masse verliert.

Generell gehören nach der BMI-Denke nahezu alle Kraftsportler in die Abspeckklinik, um dort bei Wasser und Knäkkebrot – angereichert mit Ausdauertraining und Verhaltenstherapie – Gewicht zu verlieren. Die schweren Muskelmänner sind Sonderfälle, könnte man sagen. Stimmt nicht ganz. Erstens gibt es noch jede Menge anderer kräftig gebauter Zeitgenossen. Nicht selten verrichten sie schwere körperliche Arbeit, um dann regelmäßig von »Experten« wie Hausärzten zum Abnehmen aufgefordert zu werden. Was für Schwerarbeiter und Kavenzmänner gilt, trifft übrigens auch für viele Sportsfreunde zu, von Langstreckenläufern, Jockeys und Bodenturnerinnen einmal abgesehen.

Zum zweiten sei an das Beispiel der Brandenburger Jugendlichen erinnert, die in den letzten Jahren zwar schwerer wurden, deren Unterhautfett aber gleichzeitig schwand. Eine andere Erklärung, als daß auch bei ihnen die durchschnittliche Muskelmasse zunahm, wird sich kaum finden lassen. Vielleicht stimmt die These von der unsportlichen Jugend ebensowenig (siehe Kapitel 7) wie die Vorstellung einer jun-

Torhunger

Den brasilianischen Stürmer Ailton wird nach Ende seiner Sportlerkarriere wahrscheinlich ein schlimmes Medienschicksal ereilen. Er ist schon jetzt ganz schön stämmig. Und er wird, wenn er nicht mehr täglich trainiert, so richtig dick werden und die Spottlust der Fitneßszene herausfordern. Als er noch bei Werder Bremen war, verlangten der Trainer, und natürlich die *Bild*-Zeitung, er müsse endlich abspecken, um noch mithalten zu können. Moppel-Tony mühte sich redlich, schoß aber trotzdem nicht mehr Tore, eher im Gegenteil. Schlechte Laune, schlechte Spiellaune.

Er legte wieder zu, vielleicht aus Frust, und plötzlich entluden sich seine Energien, er schoß die meisten Bundesligatore und hatte maßgeblichen Anteil am Titel der Bremer in der Saison 2003/2004. Inzwischen kickt er bei Besiktas Istanbul und braucht auch dort ein XXL-Trikot, um auf dem Platz seinen Torhunger stillen zu können. Wir erinnern uns an »kleines dickes [Gerd] Müller« oder den göttlichen Diego Armando Maradona, die beide mit BMIs jenseits von gut oder böse zu den besten Sportlern der Welt zählten. Heute würde man sie wohl schon in der Jugendmannschaft hänseln und ihnen mit Diäten die Freude am Sport und damit die Leistungsfähigkeit nehmen. Womit man auch noch bewiesen hätte, daß es »Dicke« im Sport zu nichts bringen.

gen Generation verfressener Fettsäcke. Und zum dritten sollten wir nicht vergessen, daß die meisten gesunden Menschen ganz natürlich und ganz von allein im Laufe ihres Lebens langsam an Gewicht zulegen (24,25).

Offenbar hat inzwischen sogar die Fachwelt erkannt, daß der BMI keine intellektuelle Glanzleistung war. Die amerikanische Gesundheitsbehörde Centers for Disease Control (CDC) vermeldet, daß »der BMI allein nicht als diagnostischer Wert« angesehen werden sollte, sondern nur in Verbindung mit anderen gesundheitlichen Risikofaktoren (20). Der immer wieder gern hergestellte Zusammenhang zwischen Körpermasse und Krankheit bzw. Lebenserwartung ist also unzulässig, wenn nicht »andere gesundheitliche Risikofaktoren« dazukommen. Was die CDC-Experten hier knapp und nüchtern formulieren, heißt im Klartext: Aus dem BMI eines Menschen auf seine Gesundheit zu schließen ist in aller Regel dummes Zeug – egal ob er sich nach der Künast-Philosophie im grünen, gelben oder roten Bereich befindet (siehe Seite 246).

Für gesundheitliche Versprechungen oder Drohungen taugt der BMI nicht. Dazu eignet sich schon eher das Verhältnis von Taillenumfang zu Hüftumfang (englisch *waist-to-hip ratio*, WHR) (26, 27). Damit sind schon mal alle Menschen mit gynoidem Fettansatz (»Birnentyp«) – also die formvollendete Weiblichkeit à la Rubens – aus dem bösen Spiel mit dem »vorzeitigen Fettod« entlassen. Sie können sich jetzt ganz entspannt zurücklehnen. Übrig bleiben nur die »Apfelbäuche«. Eine Auffassung, die sich durchaus biologisch sinnvoll begründen läßt, da diese Körperform oftmals eine Folge von negativem Streß, sogenanntem Distreß ist (siehe Kapitel 5). Entscheidend ist also nicht der Gesamtfettgehalt des Körpers, sondern die Verteilung des Fetts an ganz bestimmten Körperstellen. Damit sind teure »Fettwaagen« ebenso wertlos wie die bisher üblichen Badezimmerwaagen.

Aber davon werden sich die Heerscharen aufklärerischer Gutmenschen wohl nicht beirren lassen. Schließlich ist der BMI nicht nur einfach zu berechnen, sondern auch eine Wunderwaffe, um große Teile der Bevölkerung in Angst zu versetzen. Selbst auf die Gefahr hin, den sozialen Frieden aufs Spiel zu setzen, indem man Bevölkerungsgruppen über ihren BMI gegeneinander ausspielt und als Kostentreiber des

Gesundheitssystems denunziert. Lachende Dritte sind die vor laufender Kamera besorgt dreinblickenden Experten.

Definition in transition: mit Stöckelschuhen im Kreisverkehr

Woher stammt eigentlich die Schnapsidee vom BMI als »Gesundheitsindikator«? Ganz einfach: Von Geschäftsleuten, genauer gesagt von Versicherungsvertretern. Denn Grundlage des BMI sind die *desirable weights*, die »erstrebenswerten Körpergewichte«, mit denen die Versicherungsgesellschaften einst ihre Prämien kalkulierten. Dazu nahmen sie die Daten (Geburtsjahr, Größe und Gewicht), die sie beim Abschluß älterer Policen erhoben hatten, und verglichen sie mit dem Sterbedatum des Versicherten. Die Werte derjenigen, die am längsten lebten, wurden zum Maßstab für Gesundheit erhoben.

Allerdings waren die Angaben zu Gewicht und Größe mit gewissen Fehlern behaftet, da die Kundschaft oft mit Kleidung und Schuhen auf die Waage stieg. Und bei der Ermittlung der Körpergröße durften die Damen sogar ihre Stökkelschuhe anbehalten. Oft wurden die Kunden auch nach Gewicht und Größe nur gefragt und weder gemessen noch gewogen (20). Ob die Kundschaft nach Abschluß der Police rund und dick wurde oder an Auszehrung starb, tat nichts mehr zur Sache.

Da die Policen meist in jüngeren Jahren abgeschlossen wurden, kam das Erwartete heraus: Wer die schlanke Statur eines jungen Menschen vorweisen kann (weil er eben auch jung *ist*), lebt statistisch länger als die füllige Mittvierzigerin, die drei Kinder geboren hat. Aber anhand dieser Daten wurde die Obergrenze für das »gesunde« Gewicht ermittelt: der BMI von 25. Die staatlichen Stellen bedankten sich artig für die Vorarbeit der Privatwirtschaft und arbeiteten mit diesen Werten weiter. Zeitweise sogar mit der Einsicht, daß Menschen eben unterschiedlich sind, unterschiedlich alt zum Beispiel oder mit unterschiedlichen Geschlechtern versehen. So setzten die amerikanischen Gesundheitsbehörden das Übergewicht 20 Prozent über dem Richtwert an, das bedeutete 27,8 für Männer und 27,3 für Frauen. Später wurde die Grenze wieder auf 25 gesenkt, aber nur bei den Jüngeren bis maximal 34 Jahre. Für Ältere zumindest ging ein BMI von 27 noch voll in Ordnung.

Bald jedoch wurde der grüne BMI-Bereich für alle Altersklassen von den Behörden wieder auf die griffigen 25 gesetzt. Auch den Versicherungsgesellschaften wird das recht gewesen sein, konnten sie damit bei »Übergewicht« doch Preiserhöhungen für Policen begründen und auf die Richtwerte der staatlichen Gesundheitshüter verweisen. Aus Sicht des Unternehmens sicher keine schlechte Idee: Kunden mittleren Alters haben erfahrungsgemäß nicht nur mehr Bauch, sondern auch mehr Geld als junge Leute. Außerdem konnte man der Klientel die höheren Prämien mit dem Hinweis schmackhaft machen, nun sei endlich ein finanzieller Ansporn für ein gesünderes Leben gegeben.

Zementiert wurde der BMI von 25 schließlich im Jahre 1997, als die WHO die heute gültigen Werte durchsetzte (und praktisch zeitgleich nebenbei auch noch die globale Fettleibigkeitsepidemie ausrief) – aufgrund der alten Versicherungsdaten von 1959. Unterschiede zwischen jung, älter und alt werden dort nicht mehr gemacht, schon gar nicht zwischen unterschiedlichen Körpertypen, Ethnien oder Geschlechtern.

Dieser Eiertanz veranlaßte die Gewichtsexperten und Statistiker der US-Gesundheitsbehörde Centers for Disease Control (CDC) zu der spöttischen und selbstkritischen Bemerkung: »In den letzten drei oder vier Jahrzehnten haben wir uns in den USA in der Arena der Gewichtskriterien und -definitionen in einem fast perfekten Kreis gedreht« (20).

Es gab also tatsächlich Zeiten, in denen beim BMI differenziert wurde, zum Beispiel nach Männern und Frauen. Und weil ältere Menschen keinen gesundheitlichen Nachteil haben, wenn sie im Laufe ihres Lebens etwas runder geworden sind, wurde ihnen zeitweise ein höheres Gewicht zugestanden, bis zu einem BMI von 29. Warum macht das heute niemand mehr? Hat sich die Datenlage verändert? Unseres Wissens nicht. Immer noch gilt, daß die Risiken durch Fettleibigkeit mit zunehmendem Alter schwinden. Menschen über 50 werden am längsten leben, wenn sie einen BMI zwischen 25 und 32 haben (28), also Werte bis in den roten, lebensgefährlichen Bereich in der Künastschen BMI-Tabelle (siehe Seite 246)!

Damit werden die vielen Kampfschriften zur gesundheitlichen Katastrophe durch die grassierende Fettleibigkeit zu Makulatur. Denn bei älteren Menschen finden wir den höchsten Anteil an Übergewicht und Fettleibigkeit, gerade die 60- bis 75jährigen sind im Bevölkerungsdurchschnitt besonders schwer. Logisch, denn der Mensch legt im Laufe seines Lebens in der Regel ständig etwas zu. Doch für ältere Menschen ist ein wenig »Übergewicht« sogar gesundheitsförderlich, wie Daten aus zahlreichen Studien überzeugend belegen (siehe Kapitel 6) (z. B. (28, 30, 31)).

Auch wenn es dem Zeitgeist nicht ins Konzept paßt, die vorliegenden Daten erlauben nur einen Schluß: Je dünner Oma und Opa, desto näher der Friedhof. Diese Aussage stimmt auch dann, wenn man jene herausrechnet, die wegen einer schweren Krankheit an Gewicht verloren haben. Wer erfolgreich abnimmt, erhöht seine Lebenserwartung nicht. Das klingt zunächst etwas merkwürdig, hat aber einen einfachen Grund: Ein abgemagerter Dicker ist nun mal etwas

Kleine Unterschiede

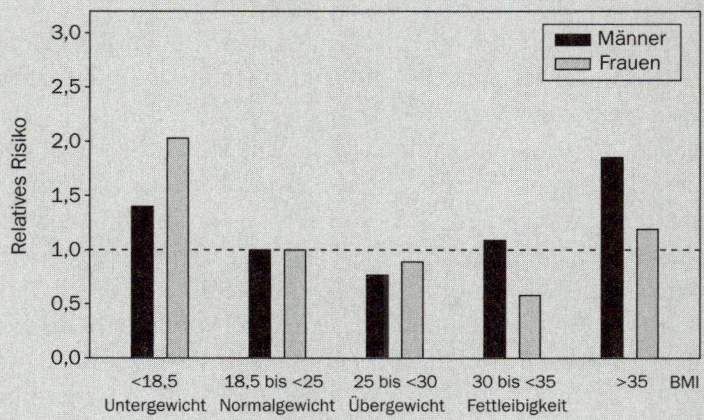

Abbildung 3 Das Sterberisiko von Männern und Frauen in Abhängigkeit vom BMI (29). Das geringste Sterberisiko haben nicht etwa Menschen mit »Normalgewicht«, sondern »übergewichtige« Männer und »fettleibige« Frauen.

Speziell den geschlechtsspezifischen Unterschieden von Gewicht und Sterblichkeit widmeten sich die Forscher des Public Health Institute in Berkeley in Kalifornien: Wie in

anderes als ein Mensch, der zeitlebens schlank war und ist. Wer Deutschlands Senioren abspeckt, der entlastet ganz nebenbei die Rentenkasse und nimmt Einfluß auf den vielbeschworenen demographischen Wandel. Ein Schelm, wer Böses dabei denkt.

Doch auch jüngeren Menschen ist mit »Übergewicht« eine niedrigere Sterblichkeit beschieden als mit »Normalgewicht« (siehe Kapitel 6). Sollten Sie zur ersten Kategorie gehören, ängstigen Sie sich also nicht, wenn Ihnen Politiker oder Gesundheitsexperten den baldigen Tod vorhersagen, falls Sie so weiterleben wie bisher. Solange Sie Ihre »Problemzonen« in vielen anderen Studien (siehe Kapitel 6) war auch hier das Sterberisiko der untergewichtigen Studienteilnehmer im Vergleich zu den Normalgewichtigen erhöht, bei den Übergewichtigen lag es *niedriger*, und erst bei Personen mit BMI-Werten über 35 stieg es an. Dicke Frauen kamen grundsätzlich besser weg als dicke Männer. Wenn das Sterberisiko um das Alter der Teilnehmer korrigiert wurde, hatten Frauen bis zum BMI 35 gegenüber jenen mit Normalgewicht (BMI 18,5–25) kein erhöhtes Sterberisiko, erst ab einem BMI von 35 lag es darüber (29).

Das muß man sich auf der Zunge zergehen lassen: Die geringste Sterblichkeit hatten die Frauen, die heute als »Fettleibige« am Pranger stehen. Die ach so bewunderten superschlanken Damen dagegen wiesen das höchste Sterberisiko auf. Das galt selbst dann noch, wenn man andere Faktoren wie die ethnische Zugehörigkeit, Bildung, Rauchen, sportliche Aktivitäten, Krebs und chronische Bronchitis herausrechnete. Die Autoren fragen ganz zu Recht, ob die derzeit gültige Unterteilung der BMI-Werte in die genannten Klassen, die heute weltweit Standard ist, wirklich gesundheitsförderlich ist.

Ruhe lassen, können Sie denen noch lange ein Schnippchen schlagen.

Couch potatoes: die amerikanische Seuche

Wer kennt sie nicht – die fetten Amis? Die sind ja bekanntlich deshalb so dick, weil sie ständig auf dem Sofa sitzen, *Baywatch* glotzen und Kartoffelchips aus der 5-Kilo-Trommel knuspern. Die faule »Couch potatoe« hat den dürren »Uncle Sam« als Symbol des Amerikaners im deutschen Sprachge-

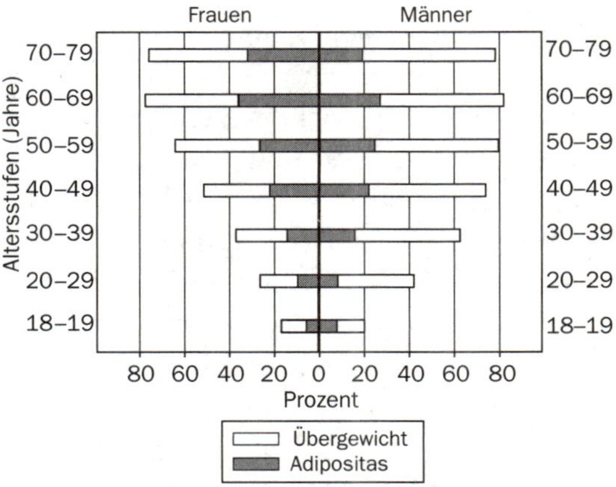

Abbildung 4 Übergewicht und Adipositas in Abhängigkeit vom Alter. Irreführenderweise wird von offiziellen Stellen oft von »Übergewicht« gesprochen, obwohl eigentlich »Übergewicht plus Fettleibigkeit« gemeint ist. Zahlen nach (32).

brauch bereits abgelöst. Fachleute beklagen, der Anteil der Dicken sei infolge der geballten Sofahockerei in Übersee geradezu explodiert. So weiß die hessische Sozialministerin Silke Lautenschläger von einer Verdreifachung der Zahl übergewichtiger US-Kinder in 20 Jahren zu berichten, Renate Künast toppt sie als Bundesministerin noch, wenn sie sogar von einem Faktor vier spricht.

Was hat die Amerikaner so explosionsartig zunehmen lassen? Softdrinks, Chips und Fernseher? Weit gefehlt: Es war die Statistik. Übergewicht läßt sich – wie bereits beschrieben – heute auf Knopfdruck erzeugen, ohne daß die »Betroffenen« dafür ihren Kühlschrank plündern müßten. Man ändert einfach den Norm-BMI der Bevölkerung (20). In diesem Falle galten Frauen vorher ab einem BMI von 27,3 als übergewichtig, Männer ab 27,8. Mit der Wiedereinführung der alten Grenze von 25 als »kritischem BMI« sind in den USA Millionen von Bürgern »übergewichtig« geworden, ohne auch nur einmal »papp« zu sagen. Aber sie brauchen jetzt dringend Diäten, Schlankheitsmittel, Ernährungsberater, Fitneßtrainer und -geräte.

Die Statistiker der US-Gesundheitsbehörden (CDC) haben den Effekt anhand der Originaldaten genau nachgerechnet: Im Zeitraum von 1988 bis 1994 waren nach alter Norm 33 Prozent der Männer und 36 Prozent der Frauen übergewichtig. Mit der neuen Definition stieg ihr Anteil bei den Männern auf stolze 59 Prozent und auf 51 Prozent bei den Frauen. Durch die lautlose Änderung der Grenzwerte verfetteten – über Nacht – gut 35 Millionen Menschen, wahrhaft eine teuflische Epidemie. Das heißt natürlich nicht, daß die Amerikaner in Wirklichkeit alle schlank sind. Ganz im Gegenteil: Sie waren schon immer etwas dicker, und das wird sich wohl so schnell nicht ändern. Nimmt man den BMI 25 als Meßlatte, dann stieg der Anteil der dicken Amerikaner von 43 Prozent im Jahr 1960 auf 54 Prozent im Jahr 1994 (20). Eine Zunahme um ein stolzes Viertel, ganz klar, aber nun wirklich keine »Explosion«.

Auch in den USA raten Fachleute zur Mäßigung. Nicht beim Essen, sondern bei der Interpretation der Statistik. So der Entdecker des Leptins, Jeffrey Friedman: »Bevor Leute von einer Epidemie reden, sollten sie wirklich verstehen, was die Zahlen sagen oder nicht sagen« (33, 34). Im Durchschnitt haben die Amerikaner über lange Jahre nur drei oder vier Kilogramm zugelegt. Bei vielen Menschen hat sich gar nichts geändert, vor allem nicht bei den Schlanken. Dagegen sind es oft gerade die Dicken, bei denen man eine Gewichtszunahme beobachtet, wie die Statistik zeigt, nicht selten sogar um zehn bis 15 Kilogramm.

Das scheint sehr viel, und gibt diese Entwicklung nicht tatsächlich Anlaß zu Besorgnis? Doch schon, aber vielleicht anders als gedacht. In den USA ist der Druck auf Dicke besonders massiv (siehe Kapitel 3). Kaum einer, der sich den Diätwünschen der Gesellschaft entzieht. Zugleich ist aus zahllosen Beobachtungen bekannt, daß Abspeckmaßnahmen in aller Regel eine massive Gewichtszunahme zur Folge haben (35). Dies ist sicherlich einer der Gründe, wenn nicht sogar der entscheidende, warum die besonders Dicken noch dicker werden.

Betrachtet man die immer wieder beschworene Epidemie in den USA genauer, erweist sich der Effekt als wesentlich moderater und differenzierter (36). In Abbildung 5 ist die Veränderung in der BMI-Verteilung bei Männern zwischen 40 und 59 Jahren in einem Zeitraum von 1991 bis 2000 dargestellt. Insgesamt hat sich wenig geändert, nur die Gruppe von Männern mit einem BMI von circa 35 ist deutlich größer geworden. Man darf wohl mit einiger Berechtigung davon ausgehen, daß es sich bei nicht wenigen von ihnen um die bedauernswerten Opfer von Dickenhatz und Diätterror handelt.

Auch Jeffrey Friedman hält es für wenig sinnvoll, alle Menschen zu bedrängen, Diät zu halten oder abzunehmen: »Der Glaube, Dicke müßten nur ihren Lebensstil ändern und das Problem wird verschwinden, ist zu einfach. Die Frage ist: Warum bleiben viele Menschen schlank, obwohl sie im selben Umfeld leben wie Übergewichtige? Für die Antwort müssen

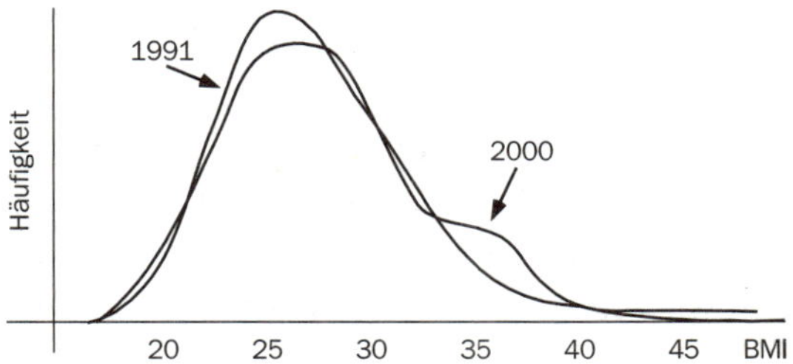

Abbildung 5 Veränderung der BMI-Verteilung bei amerikanischen Männern im Alter von 40–59 Jahren zwischen 1991 und 2000 (nach (36)).

wir verstehen, was im Körper eines Schlanken biologisch anders ist als bei einem Übergewichtigen.«

Europa: die deutsche Seuche

»Europeans' Mirth Over Girth Ends« – »Europas Witze über unsere Leibesfülle sind wohl vorbei« –, so oder ähnlich titelten US-amerikanische Medien im März 2005 mit kaum verhaltenem Hohn (z. B. (37)). Denn galten bis dahin die Amerikaner als Ausbund an Fettleibigkeit, waren sie nun endlich, endlich von den vermeintlich ranken Bewohnern im alten Europa überholt worden. Die amerikanische Schadenfreude gründet sich auf ein Informationspapier der International Obesity Taskforce (IOTF) für die EU-»Plattform für Ernährung, Bewegung und Gesundheit« (38).

Ganz besonders dürfte die Amerikaner gefreut haben, daß gerade die Deutschen aufgeholt haben und nun ganz offiziell dicker sind als die amerikanischen Couch potatoes. Hat das die deutsche Politik nicht mitbekommen? Allerorten droht sie uns doch in Sonntagsreden und Regierungserklärungen mit amerikanischen Verhältnissen, bei soviel Fast food und Faulheit. Müßte nicht umgekehrt George W. Bush seine Landsleute vor deutschen Verhältnissen warnen? Vor unseren gutbürgerlichen Gaststätten oder den bierbaucherzeugenden Festzelten, wo die Kundschaft bekanntlich stets über den Durst trinkt?

Sieht man sich das IOTF-Dokument etwas genauer an, stößt man auf Merkwürdiges: Die Deutschen haben nicht etwa aufgeholt – sie waren schon vor 20 Jahren fetter als die Amerikaner. Woher hat die IOTF bloß die brisanten Daten, die über Jahrzehnte allen Experten diesseits und jenseits des Atlantiks entgangen waren? Sie stammen aus einem Artikel für das Fachblatt *Gesundheitswesen* (39). Autoren sind zwei

Sozialwissenschaftler aus Bremen, denen die Deutsche Gesellschaft für Ernährung (DGE) im Rahmen ihrer Möglichkeiten zur Seite stand.

Bei der Auswertung der amtlichen Daten vermögen die Autoren nichts Gravierendes zu entdecken. Diese Daten stammen vom Robert-Koch-Institut, das zusammen mit dem Statistischen Bundesamt 2003 offizielle Zahlen veröffentlicht hat (32). Dort ist zu lesen: »In den letzten Jahrzehnten stieg der durchschnittliche Body-Mass-Index (BMI) in der Bevölkerung leicht an.« So bestätigen die Bremer notgedrungen, daß es auch ihnen schwerfällt, »den Anstieg der Prävalenz des Übergewichts und der Adipositas in Deutschland als ein gravierendes Gesundheitsproblem ersten Ranges anzusehen«. Schade. Das paßt ja überhaupt nicht in die politische Landschaft, denn »in letzter Zeit ist von verschiedenen Seiten darauf verwiesen worden, dass der Anteil adipöser Personen im Erwachsenenalter in den Industriestaaten mittlerweile endemischen Charakter angenommen hat«. Na, wenn das so ist, werden sich die dicken Deutschen doch wohl finden lassen. Wir brauchen neue, bessere Daten!

Was tun? Nun, die Autoren formulieren erst mal einen kryptischen Bandwurmsatz: In der Studie soll »der Versuch unternommen werden, für den Zeitraum von 1985 bis 2002 systematisch zu evaluieren, ob sich für die deutsche Bevölkerung im mittleren bis höheren Erwachsenenalter (25–69 Jahre) Veränderungen hinsichtlich des relativen Körpergewichts ergeben haben, die es gerechtfertigt erscheinen lassen, die Übergewichtsproblematik als das heute am schnellsten wachsende Gesundheitsproblem in den Industrienationen zu bezeichnen«. Ah, ja …

Aber, wie kommt man nun an die passenden Daten? Die Autoren sind findig, sie zapfen den »Bertelsmann-Gesundheitsmonitor« an. Werden die Menschen da nicht auch nach Größe und Gewicht befragt? Am Telefon, von Infratest? Jawohl, und man braucht ja nur Größe und Gewicht, dann weiß man schon, wie fett die Nation ist. Natürlich haben viele Menschen keinen Nerv, blöde Fragen am Telefon zu beantworten oder gar Auskunft über so intime Dinge wie das eigene Gewicht zu geben. Das machen nur nette Zeitgenossen und die, die zu wenig Ansprache haben. Zum Beispiel Arbeitslose oder Rentner. Ob die wohl die Wahrheit sagen am Telefon? Nein, weiß man doch, alle Kandidaten sagen immer, sie seien attraktiv, groß und schlank. Solche Daten muß man »korrigieren«, damit sie auch »stimmen«. Also schlagen die Autoren sicherheitshalber 2,5 Kilo aufs Gewicht drauf und schrumpfen die Körpergröße um drei Zentimeter. Perfekt! Jetzt paßt alles ins Bild: Die Deutschen sind superfett. – Dieser Artikel war genau das, was die International Obesity Taskforce brauchte. Flugs daraus einen Bericht gestrickt und ab damit zur Europäischen Union. Damit Deutschland endlich wieder mit irgend etwas an die Spitze kommt.

Und dank solch dramatischer Zahlen muß nun endlich gehandelt werden. Weg mit dem Speck, bevor wir alle von einer Fettwelle überflutet werden. Die EU weiß auch schon, wie: »Für 2006 wird angestrebt, dass jeder Beteiligte sich darauf verpflichtet, zunehmend und über das eigentlich vorgesehene Maß hinausgehend Ressourcen bereitzustellen und Anstrengungen zu unternehmen, damit laufende oder neue Maßnahmen realisiert werden, die den Trend zur Adipositas umkehren« (40). Ressourcen? Das heißt natürlich Geld! Viel Geld – »über das eigentlich vorgesehene Maß« hinaus – das isses!

Kann es wirklich sein, daß derart windelweiche Daten genügen, um dem Staat Geld aus den Rippen zu leiern? Gibt es tatsächlich keine seriösen Daten? Doch, und die Bremer Wissenschaftler weisen in ihrer Studie selbst darauf hin: »Sehr differenzierte, durch geschultes Personal durchgeführte Messungen zur Körpergröße liegen seit 1984 für die Region Augs-

»Zwergenalarm!«, »Generation Alberich!«, »Schrumpfkinder«

Solche Schlagzeilen wären ebensogut begründet wie die Warnungen vor der »Generation XXL«. In Brandenburg beispielsweise sind die Kinder in den letzten Jahren nicht dicker, sondern kleiner geworden! Nach der Wende gab es zunächst einen richtigen Ruck nach oben, die Kinder schossen mächtig in die Höhe (41). Insgesamt drei Zentimeter gewannen Schulanfänger zwischen 1989 und 1997 hinzu. Doch alsbald setzte ein bis heute ungebrochener Schrumpfprozeß ein. Jenaer Befunde bestätigen den Brandenburger Trend (3). Dort schrumpften die Mädchen zwischen 1995 bis 2001 um fast drei Zentimeter. Verzwergen Deutschlands Kinder? Ist womöglich eine Epidemie mit unabsehbaren Folgen ausgebrochen? Oder kommt das vom fetten Essen?

In Aachen wurde ebenfalls eine Abnahme der Körpergröße beobachtet – verbunden mit einer Zunahme des BMI (12). Zwischen 1985 und 2000 schrumpften sechsjährige Mädchen um zwei Zentimeter (von 119 auf 117), während ihr BMI von 15,6 auf 16,4 stieg. Aber was ist Ursache, was ist Folge? Steigt der BMI, weil das Längenwachstum zurückgeht oder weil sich das Gewicht erhöht hat? Ist die Erhöhung des Gewichts Folge von vermehrtem Fettansatz oder mehr Muskelmasse? Handelt es sich auch hier um einen Migrationseffekt? Wenn die Antworten auf diese Fragen unbekannt sind, ist es auch nicht möglich, Änderungen im Durchschnitts-BMI zu interpretieren.

Jahrzehntelang haben Fachleute das schnellere Wachstum der Jugend bestaunt, beklagt und sich den Kopf über dessen mögliche Ursachen und Folgen zerbrochen. Der bekannte Ernährungsmediziner Werner Kollath etwa meinte, es handle sich um »eine Gleichgewichtsstörung, derart, daß was an körperlicher Vitalität gewonnen wird, an seelisch-geistigen Interessen zurückgeht«. Er sah in dem überschießenden Wachstum »eine sich selbst steigernde Seuche, der irgendwie Einhalt geboten werden müsse« (42). Doch nun scheint der bisherige Trend zur Überlänge zumindest gestoppt, Deutschlands Kinder werden wieder kleiner. Ähnliche Ergebnisse erreichen uns aus den USA: Auch dort fällt die kommende Generation kürzer aus als ihre Eltern (43).

In der DDR stagnierte nach dem Bau der Mauer das Wachstum der Männer, und nach der Wende gab es einen Wachstumsschub (13). Wenn deutsche Kinder heute wieder kleiner werden, läßt das auf Veränderungen im Gemeinwesen schließen? Schließlich hat sich auch hier in den letzten Jahren für viele Familien die wirtschaftliche Lage verschlechtert (3).

Noch haben die Experten die Verzwergung der Jugend offenbar nicht als beratungs- und therapiebedürftiges Problem erkannt. Dabei lassen sich die Folgen dieses Trends zu kürzeren Kindern ebenso düster darstellen wie die der vorgeblichen Verfettung. Psychologen haben herausgefunden, daß Kleinwüchsige unter seelischen Störungen leiden, »introvertiert, zurückgezogen, ängstlich, abhängig, isoliert, aggressiv, depressiv, unreif und wenig selbstbewußt« sind (44). Doch auch hier ist eine gewisse Skepsis angesagt: Ob sich Kinder wegen ihrer Größe als »benachteiligt« ansehen, hängt in erster Linie davon ab, ob Eltern, Lehrer und Spielkameraden darauf herumreiten oder nicht.

Einmal erwachsen geworden, sind kleine Männer mit ihrer Größe unzufrieden, sie leiden angeblich unter dem »Napoleon-Komplex«, sie werden sozial benachteiligt und verdienen weniger, selbst wenn sie schlank sind (45). Höhere Positionen in Unternehmen werden vorzugsweise mit großen Menschen besetzt, für kleine sind sogenannte »niedere«

Tätigkeiten gerade gut genug. Frauen schreiben großen Männern eher positive, kleinen Männern eher negative Eigenschaften zu. Letztere wurden von den Damen, so das *Deutsche Ärzteblatt*, »als unsicher, schüchtern, unterwürfig und ohne Selbstvertrauen charakterisiert« (44).

Natürlich gibt es neben psychologischen Interpretationen zur Befindlichkeit auch harte Daten zum Gesundheitszustand. Ähnlich wie bei »Übergewichtigen« schwebt das Damoklesschwert von Krankheit und Siechtum über den »Untergroßen«. Die Prognosen sagen für Menschen mit kleiner Statur ein erhöhtes Risiko für Diabetes (46) und Herzkrankheiten voraus (47, 48), die noch dazu häufiger tödlich verlaufen als bei großen Zeitgenossen.

Allein das müßte doch eigentlich genügen, um eine »Plattform Wachsen und Gedeihen« statt einer »Plattform Bewegung und Ernährung« zu begründen. Wenn es gelänge, allen Menschen eine »Idealgröße« abzuverlangen, beispielsweise durch eine wachstumsfördernde »gesunde Ernährung«, könnten doch bestimmt die durchschnittliche Lebenserwartung gesteigert und die Gesundheitskosten reduziert werden? Man sollte meinen, die Ernährung habe hier nun wirklich keinen Einfluß. Bisher vielleicht nicht, aber das könnte sich in Kürze ändern. Dann nämlich, wenn Kinder auf Wunsch der Politik und durch tätige Mitwirkung einer Koalition von willigen Gesundheitsexperten via »negative Energiebilanz« abgespeckt werden. Bekanntlich bremst Nahrungsmangel, wie er als therapeutische

burg vor.« Das hört sich doch besser an als das Bertelsmann-Telefon. Was also ist in Augsburg gefunden worden? Die Daten zeigen einen »allerdings nicht dramatischen Anstieg der Adipositasprävalenz in Deutschland« …

Maßnahme überall propagiert wird, bei Kindern nicht etwa das Dickerwerden, sondern das Längenwachstum. Vielleicht spielt dieser Effekt bald eine größere Rolle als die Armut.

Glücklicherweise wissen die meisten Menschen bisher noch nichts von diesen Risiken – und damit hält sich das Problem in Grenzen. Doch das scheint sich dank unermüdlicher Aufklärungsarbeit zu ändern. Der Wunsch nach dem gesellschaftlich korrekten Modellkörper nimmt spürbar zu. Ärzte klagen, daß immer häufiger Mütter von kleinen, aber ansonsten völlig gesunden Kindern in den Praxen vorsprechen, um mittels Hormongaben das natürliche Wachstum ihrer Sprößlinge an die Körperideale der Regenbogen- und Fitneßpresse anzupassen. Auch dann, wenn gar kein Hormonmangel vorliegt (44).

Bisher kam noch niemand auf die Idee, Normen für die optimale Körperlänge festzulegen und bei Über- und Unterschreitungen den Eßgewohnheiten die Schuld zu geben. Noch akzeptiert die Gesellschaft in diesem Fall den Einfluß der Erbanlagen. Sind die Eltern groß, werden wahrscheinlich auch die Kinder groß. Die Gene sollen 75–90 Prozent der Größe bestimmen (49). Was das Gewicht angeht, sprechen die Schätzungen von 50–80 Prozent (50). Und genau wie bei der Größe gibt es auch beim Gewicht eine breite Verteilung individueller Varianten um einen Mittelwert herum. Und alle, alle sind sie, so wie sie sind, liebenswert.

Cui bono?

Keine einzige Studie, keine einzige Beobachtung, weder aus Deutschland noch von anderswo, paßt in das Szenario der Regierungserklärung von 2004. Nichts, aber auch gar nichts, rechtfertigt die alarmistischen Aussagen des *Spiegel.* Nach allen vorliegenden Daten läßt sich trotz der Unsicherheit angesichts der nur bedingt vergleichbaren Erhebungen nirgendwo eine »Epidemie« feststellen. Statt vor einer »Generation XXL« stehen wir vor fetten Übertreibungen und Manipulationen.

Hätte der *Spiegel* im Dezember 2000 wirklich nur verläßliche Daten genutzt, ja hätten die verantwortlichen Redakteure die vorhandenen Daten nur ein bißchen auf ihre Tragfähigkeit und Allgemeingültigkeit geprüft, dann wäre wohl kaum eine Titelstory dabei herausgekommen. Doch das Kind ist in den Brunnen gefallen. Die Titelgeschichte des *Spiegel* wurde seither vielhundertfach zitiert, bis hinein in die Fachpublikationen. Manche Experten verwenden die *Spiegel*-Grafik in ihren Vorträgen bis heute als Beweismittel. Weil sie so schön ins Konzept paßt. Obwohl sie grottenfalsch ist. Sie machte die These von der Epidemie der dicken Kinder in Deutschland gesellschaftsfähig, einer Epidemie, die es so nicht gibt. Bleibt die Frage: Cui bono? – Wem nützt das alles?

Zum Beispiel einem Nachrichtenmagazin, das allwöchentlich am Kiosk verkauft werden will. Ohne die kuriose Grafik hätte die Chefredaktion die Titelgeschichte getrost dem Papierkorb überantworten können. Jeder aus der Branche weiß, daß bei Illustrierten seit Jahrzehnten die Themen rund um die »überflüssigen Pfunde« ebenso verkaufsfördernd sind wie Katastrophen oder Nackedeis. Suchen Sie mal eine Frauenzeitschrift, die *Emma* ausgenommen, die auf ihrer Titelseite nichts zum Thema Diät zu bieten hat. Fahnden Sie in Ihrer Fernsehzeitschrift mal nach einem Kanal, der auf Sendungen zum Thema »Gesundheit und schlanke Linie« verzichtet. Da passen Kinder, die wir dick mästen und so ihrer Zukunftschancen berauben, wunderbar ins Konzept. Sie lösen zusätzlich zu Schuldgefühlen auch noch Beschützerinstinkte aus. Die unschuldigen Opfer wecken Emotionen, das verkauft sich.

Nutznießer sind natürlich auch jene, die sich die Bekämpfung von Übergewicht, in diesem Falle bei Kindern, zum Beruf gemacht haben. Ganze Kliniken leben davon, Kindern beim Abspecken zu »helfen«. Ganze Industriezweige verkaufen Produkte, die schlank und gesund machen sollen. Die europäische Diätindustrie soll im Jahr 2002 etwa 93 Milliarden Euro umgesetzt haben. Heerscharen von Beratern, mit oder ohne Diplom, Therapeuten aller Couleur bieten ihre Dienste an, um die gemeinsam beschworene Katastrophe abzuwenden. Diese Arbeitsplätze sind sicher, solange der Wahn währt.

Natürlich profitieren auch die Wissenschaftler, die sich mit dem Thema beschäftigen. Je besser es ihnen gelingt, ihr Thema als existentiell für die Gesellschaft, die Menschheit, ja den blauen Planeten darzustellen, desto größer sind ihre Chancen, einen der begehrten Forschungsaufträge zu erhalten. Mediale Aufmerksamkeit kann dabei sehr hilfreich sein. Die Politik orientiert sich bei der Vergabe von Forschungsgeldern immer mehr daran, welche Themen gerade »hip« sind und beim Wähler auf positive Resonanz stoßen. Themen wie die »Befindlichkeit dicker Kinder beim Besuch von Fast-food-Restaurants« oder die »Psychologie des Süßwarenverzehrs an Ostern« kommen deutlich besser an als die unerotische Frage, warum der Gesetzgeber die vermeintlich schlank machenden natürlichen Süßstoffe als Masthilfsmittel fürs liebe Vieh zugelassen hat.

Eine Nutznießerin ist natürlich auch die (wahrscheinlich bei Erscheinen dieses Buches bereits ehemalige) Agrar- und Ernährungsministerin selbst. Allerdings muß man ihr zugute halten, daß sie angesichts der öffentlichen Meinung womöglich kaum eine andere Wahl hatte. Kein guter Politiker kann sich auf Dauer dem Zeitgeist verschließen. Natürlich wird er geneigt sein, die Situation zu dramatisieren, um als furchtloser Drachentöter zu punkten. Nicht umsonst heißt es in der Regierungserklärung: »Die junge Generation wird die erste sein, die vor ihren Eltern stirbt.« Gekonnt sprach die Ministerin die Gefühle der Wähler an: Schuldgefühle *(Wie können wir das zulassen?)*, Angst um die eigene Familie und das Wohl des Gemeinwesens *(Wenn das so weitergeht, dann …)* und das Versprechen einer zupackenden Politik *(Ja, die tut wenigstens was, die Frau!)*.

Heldenhaft stellt sich die Ministerin dem bösen Drachen in den Weg, der die ganze Welt mit seinem giftigen Odem zu bedrohen scheint. Nicht zuletzt möchte sie Deutschland als »Standort positionieren, der eine neue Zivilisationskrankheit, welche die ganze Erde erfassen wird, am ehesten und effektivsten in den Griff bekommen hat«, und appelliert an die Nation: »Warum setzen wir uns nicht zum Ziel, jenes Land zu werden, das weltweit führend ist in Fragen der individuellen und allgemeinen Gesundheit, das der Epidemie Adipositas ein neues und ganzheitliches Konzept entgegensetzt? Wer wenn nicht wir?« (1). Sollen wir unsere nationale Identität jetzt im Kampf gegen die Fettsucht bei Kindern suchen? Noch ist höchst fraglich, ob die Welt am Berliner Aktionismus genesen wird.

Zunahme bei der Abnahme

Medien, Wirtschaft, Forschung und Politiker aller Parteien sind hier wie selten zuvor in einer unheiligen Allianz vereint. Es ist eine Win-Win-Situation für alle: Die einen schüren mit Bildern und Berichten die Emotionen des Publikums, das sich dem dramatisch geschilderten Leid nicht zu entziehen vermag. Die anderen verdienen ihr Geld mit scheinbar logischen, aber erkennbar erfolglosen Lösungen, Therapien und Wundermittelchen. Und die lachenden Dritten erhalten jene Aufmerksamkeit und Zustimmung von Medien und Wirtschaft, die die Chancen erhöhen, die nächste Wahl zu gewinnen.

Also kein Grund zur Aufregung beim deutschen Nachwuchsgewicht? Doch, und wie! Nur ganz anders als verkündet. Dieselbe Beate Herpertz-Dahlmann, die die Entwicklung der Fettleibigkeit in Aachen seit langem verfolgt (siehe Seite 20 f.), hat dabei einen deutlichen Trend zur Magersucht ausgemacht. »Vor allem bei den Mädchen unter zehn Jahren beobachten wir eine erhebliche Zunahme bei der Zahl der Anorexie-Patientinnen.« Die Zahl der bereits in diesem Alter betroffenen Mädchen hat sich in den letzten 30 Jahren etwa verachtfacht, so die Psychiaterin (51). Insgesamt zeigen mehr als ein Drittel (!) der Schülerinnen auf Gymnasien bereits Anzeichen von Eßstörungen, wie eine konsequente Gewichts- und Nahrungskontrolle. Gut 40 Prozent der jungen Frauen fühlen sich zu dick, findet die Arbeitsgruppe von Bernhard Strauß aus Jena (52). Magersucht oder Eß-Brechsucht sind, im Gegensatz zu ein paar Speckröllchen, tatsächlich lebensbedrohliche Krankheiten. Etwa 16 Prozent der Betroffenen sterben früher oder später an den Folgen dieser Sucht (siehe Seite 242 ff.) (53, 54).

Diese Tatsachen (denn die Beobachtungen werden auch von anderen Forschern bestätigt) hätten eine *Spiegel*-Titelgeschichte verdient, sie müßten dringend im Rahmen einer Regierungserklärung thematisiert werden. Bernhard Strauß und seine Kollegen warnen vor dem herrschenden Schlankheitsideal von Medien und Politik und mahnen: »Es muß stärker über die Schädlichkeit der Anwendung gewichtsregulierender Maßnahmen wie Diäten, Fastentage, exzessives Sporttreiben und die Einnahme von Medikamenten aufgeklärt werden« (55). Stoppt die »Plattform Bewegung und Ernährung«, bevor es zu spät ist!

Aber wen interessieren schon die Leiden von eßgestörten Kindern und ihren Eltern, wenn alle Welt Jagd auf Dicke macht? Welche Gesundheitsredaktion bedenkt, daß ihre Warnungen und Empfehlungen Kinder in die Magersucht und in den Tod treiben können? (Je dürrer die Moderatorin, desto besser scheint sie aus der Sicht der Programmacher für diesen Job qualifiziert.) Diese Fragen sind alles andere als »gemein« oder »unsachlich«. Es geht nicht darum, ob die Kampagnen gut gemeint sind. Es geht um die manchmal verheerenden Folgen »gewichtsregulierender Maßnahmen« (siehe Kapitel 6 und 7).

Für das Leiden von moppeligen, aber kerngesunden Kindern, die von der Politik ausgegrenzt, von den Medien gedemütigt, von den Therapeuten zu therapiebedürftigen Kranken gestempelt werden, interessiert sich keine Lobby. Schließlich »*müssen* sie abnehmen«, sie *müssen* die DIN-Normen der Gesundheitspolitik erfüllen, um ein vollwertiges Mitglied unserer Gesellschaft zu werden. Alle anderen Leistungen eines Kindes, eines Jugendlichen verblassen vor den Anforderungen an die Körperform. Je mehr sich eine Gesellschaft müht, die letzten »Abweichler« zurechtzustutzen, die vielleicht bislang ganz glücklich mit sich waren, desto stärker werden die Fliehkräfte, die ganz normale Mitglieder aus ihrer Mitte nach außen schleudern, verletzen oder – wie im Falle der durch Beratung und Therapie eßgestörten Kinder – in den Tod treiben.

Das ist keine Epidemie, das ist eine Katastrophe!

3 Mönche, Moden, Medien
Die Einflüsse von Kultur und Tradition auf unser Menschenbild

Wenn die statistischen Zahlen, aus der Nähe betrachtet, keine Fettleibigkeitsepidemie belegen können, wo kommen dann die vielen dicken Kinder her, die wir tagtäglich sehen? Wächst nicht vor unser aller Augen eine bequeme, träge, Fast food mümmelnde Generation heran, maßlos verwöhnt vom All-inclusive-Angebot eines Luxushotels namens »Mama und Papa«? Die auch noch bereitwillig den Chauffeur spielen, um jede unnötige Bewegung der lieben Kleinen zu vermeiden? Und da wedelt der Autor dieses Buches mit ein paar obskuren Statistiken, widerspricht Expertentum und Obrigkeit? Gewagt, gewagt. Stimmt! Wer in der Öffentlichkeit tätig ist, muß wissen, daß er niemals gegen Bilder argumentieren darf. Was wir mit eigenen Augen gesehen haben, gehört zur unverbrüchlichen Wahrheit. Genau darin liegt die Macht der visuellen Medien, insbesondere des Fernsehens.

Wenn heute kritische Kommentare zu dicken Kindern über den Bildschirm flimmern oder in den Tageszeitungen Fotos dem öffentlichen Geschmack preisgegeben werden, dann halten die Betroffenen gewöhnlich einen Hamburger oder eine Portion Pommes in der Hand. Regisseure und Fotografen schaffen die passende Bildsprache, schaffen Symbole. So wie beim Begriff »Blume« vor unserem geistigen Auge eine Rose erscheint oder das Wort »Einstein« das Portrait mit der ausgestreckten Zunge abruft, lösen »dicke Kinder« das Bild mit den Fritten aus. Diese reflexartigen Assoziationen beeinflussen unsere Wahrnehmung im Alltag. Sind an der U-Bahnstation keine dicken Kinder zu sehen, fällt uns nichts auf, wir hängen unseren Gedanken nach. Zwängt sich aber eine Gruppe Moppelchen durch die Türen, schrillen prompt die Alarmglocken: Ja, es werden immer mehr! Und wenn sie es dann noch wagen, sich in die Warteschlange an der Eisdiele einzureihen, denkt der Rest: »Na, die haben's gerade nötig.«

Super Size Me – Ein Film als Beweis

Da der »Kampf gegen das Übergewicht« inzwischen ein Anliegen der Politik ist, wollen wir uns einmal jenen Beweis genauer ansehen, der die Fragen zu den gesundheitlichen Folgen von Fast food ein für allemal geklärt zu haben scheint: Es ist der Kinofilm *Super Size Me* von Morgan Spurlock. Ihm gelang das international umjubelte Kunststück, mit seinen eindrucksvollen Bildern das zu beweisen, was der Wissenschaft bisher mißlang: daß Fast food dick, krank und impotent macht. In einem heroischen Selbstversuch hat Spurlock 30 Tage lang einzig und allein bei McDonald's gespeist und dabei satte zwölf Kilo zugenommen. Dafür sank seine Libido fast auf den Nullpunkt.

Drei Fachärzte und eine frustrierte Partnerin, die der amerikanische Filmemacher in seine »Dokumentation« einbezogen hatte, können das alles bezeugen. Nicht nur sein Liebesleben litt, auch seine Cholesterin- und Leberwerte kletterten lebensbedrohlich in die Höhe. Seine Leber schien sich in wenigen Wochen in eine gigantische, verfettete Pastete verwandelt zu haben. Wäre der Kandidat Alkoholiker, so staunte der konsultierte Internist, wäre er nicht überrascht, aber daß so etwas vom Fast-food-Essen kommen kann? Er riet Spurlock, das Experiment sofort abzubrechen, um ein Leberversagen zu vermeiden. Spätestens hier darf auch der Zuschauer aufhorchen: Denn würden die Produkte des Marktführers unter den Klopsbratereien bei einem gesunden jungen Mann binnen weniger Wochen zum Leberversagen führen, dann wäre Leberversagen seit Jahrzehnten die wichtigste Todesursache in den USA.

Prüfen wir also den Wahrheitsgehalt des Zelluloidstreifens. Spurlock behauptet, er habe sich einen Monat lang ausschließlich vom McDonald's-Angebot ernährt. Vor laufender Kamera bestellte er extragroße *(supersize)* Portionen und verdrückte diese, selbst unter gelegentlichen Brechanfällen, die dem Zuschauer nicht erspart bleiben. Auch wenn außer Bulimikern kaum jemand eine derart extreme Ernährung über vier Wochen durchhält: Tun wir mal so, als ob wir ihm das alles abkaufen. Die Tatsache aber, daß Spurlock innerhalb von 30 Tagen 12 Kilo zugelegt hat, gibt zu denken.

Eine solche Mastleistung schafft allenfalls ein frohwüchsiges Bio-Schwein auf einem Demeterhof. Für einen Regisseur – der im Gegensatz zu einem Ferkel nicht mehr wächst – ist es zwar keine Kunst, über die Weihnachtsfeiertage einschließlich Silvester ein, zwei Kilo zuzulegen. Aber eine kontinuierliche Zunahme von *täglich* 400 Gramm läßt aufhorchen – um so mehr, als geeignete Masthilfen nicht nur jedem Kälbermäster, sondern auch dem Facharzt geläufig sind. Allerdings haben die einschlägigen Anabolika unerfreuliche Nebenwirkungen: Sie belasten die Leber ähnlich wie jahrzehntelanger Alkoholmißbrauch und machen impotent, wie viele Bodybuilder bestätigen können. Genau das ist eingetreten, daher die Klage der Herzallerliebsten.

Jedes ernährungsaufgeklärte Kind weiß heute, daß fettes Fast food von McDonald's dick macht. Aber die nackten Zahlen sprechen eine ganz andere Sprache: Mit lumpigen 8,5 Prozent kann ein Hamburger von McDonald's gewöhnlichen Buletten nicht das Wasser respektive Fett reichen. Im Haushalt zubereitete Klopse, die auch nichts anderes sind als Hacksteak mit Brötchen, enthalten mehr als doppelt soviel. Selbst ein Big Mac bringt es nur auf 12 Prozent. Und von den Pommes bekommt man zwar fettige Hände (so wie von mageren Hähnchen, wenn man sie mit den Fingern ißt), aber ihr Fettgehalt liegt etwa bei 16 Prozent. Auf diesen Wert kommt auch eine gewöhnliche Butterstulle, ohne jeden Belag aus Käse, Wurst oder Nußnougatcreme. Fette Kost sieht jedenfalls anders aus.

Und was ist mit dem rasanten Anstieg des Cholesterins? Halb so wild. Schon der Ausgangswert von 168 mg/dl mutet merkwürdig an, zumal dieser bei einem jungen Mann wie Spurlock nicht – wie die Presse unisono schreibt – »gesund« ist, sondern Anlaß zur Sorge gibt. Um einen so niedrigen Pegel zu erreichen, braucht ein durchschnittlicher Erwachsener schon eine ernsthafte Krankheit oder ein paar starke Cholesterinsenker aus der Apotheke. Sobald er sie absetzt, normalisiert sich der Wert natürlich wieder. Wenn Spurlock nach Ende seines Experiments mit angeblich beängstigenden »230« ins Licht der Öffentlichkeit tritt, dann hat er schlicht einen völlig normalen Cholesterinspiegel für einen 33jährigen Medienschaffenden. Eigentlich sollte er McDonald's dankbar sein, daß sein bedrohlich niedriger Cholesterinspiegel durch die Hamburgerkur endlich aus der Gefahrenzone gekommen ist.

Betrachten wir das »Experiment« einmal aus der Perspektive des Regisseurs: Wenn ein ambitionierter Filmeschaffender soviel Zeit und Geld in ein höchst qualvolles Unternehmen investiert, wird er das Ergebnis kaum dem Zufall überlassen. Nehmen wir einmal an, es wäre alles mit rechten Dingen zugegangen und Spurlock wäre »nur« vier oder fünf Kilo schwerer geworden, ganz ohne Impotenz und Cholesterin: Kein Hahn hätte nach ihm gekräht, und sein Film wäre allenfalls als das Werk eines Verrückten in die Filmgeschichte eingegangen. Das Publikum hat für jemanden, der sich mutwillig überfrißt – egal ob mit Fritten, Torten oder Müsli – nur stille Verachtung übrig. Wer auf die Medien spekuliert, muß dramatische Befunde vorweisen. Das ist Spurlock zweifelsohne gelungen.

Bleibt nur noch eine Frage zu klären: Warum schweigt McDonald's? Warum wehrt sich der Konzern nicht gegen die an den Haaren herbeigezogenen Anschuldigungen? Gegenfrage: Was wäre wohl passiert, wenn es der Goliath unter den Fast-food-Verkäufern gewagt hätte, die edlen Ziele des kleinen Spurlock in Frage zu stellen? Allein das kollektive Wutgeheul der Medien hätte ausgereicht, um jeden Versuch der Wahrheitsfindung im Keim zu ersticken. Schon im Vorfeld haben diese erkennen lassen, daß ihnen die Rolle als Volkserzieher wichtiger ist als die kritische Begleitung der Geschehnisse. Es hätte weder aufwendige Recherchen noch überdurchschnittliche Intelligenz erfordert, um nach dem Wahrheitsgehalt eines Films zu fragen. Doch wo waren im allgemeinen Jubel kritische Worte zu lesen oder zu hören? McDonald's mußte sich ins Unvermeidliche fügen.

Die Ernährungswissenschaft hingegen frohlockt. Obwohl es die Experten irritieren sollte, daß einem Filmemacher gerade jener Beweis gelungen sein soll, den sie selbst bis heute schuldig geblieben sind, lehnen sie sich selbstgefällig zurück. In der bewährten Manier von Betschwestern schließt die Deutsche Gesellschaft für Ernährung e.V. (DGE) in einer Besprechung des Films mit den Worten: »Lassen Sie uns hoffen, dass der Verbraucher ... zu den gesunden Alternativen greift.« Und was wäre das? »Auch an der Wurstbude kann man etwas tun«, goutieren Sie doch zu Ihrer Thüringer statt der »allzu blassen Weißbrötchen« endlich ein »Vollkornbrötchen«! (1) Das wirft einen düsteren Schatten auf die Art und Weise, wie die Damen und Herren ihre Position als Sachverständige und Wissenschaftler verstehen: Statt das Ergebnis zu überprüfen und Fehlerquellen zu diskutieren, erheben sie alles zur Wahrheit, was gerade in ihr Konzept paßt. Ob die

»Erkenntnisse« dabei von Forschern oder Schauspielern stammen, spielt offenbar keine Rolle.

So reiht sich Spurlocks filmisches Werk, als »Dokumentation« apostrophiert, in die lange Reihe von politischen Filmen ein, die als »Information« antreten, aber eher der Manipulation eines zahlenden Publikums dienen. Der Streifen liefert die Bilder für die Denkmuster der politischen Diskussion. Das nennt man Propaganda.

Fernsehen, ein harmloses Vergnügen?

Wie groß die Macht des Fernsehens und seiner Bilder sein kann, zeigte sich auf den Fidji-Inseln, die bis 1994 ohne TV auskommen mußten. Bis dahin genossen beleibte Menschen dort – wie auch auf Hawaii und Tahiti – traditionell hohe Wertschätzung. Rettungsringe und Hängebäuche waren chic und galten als Zeichen blühender Gesundheit. Gewichtsverlust hingegen behandelten die Insulaner als ernste Krankheit.

Mit der Einführung des Fernsehens im Jahr 1995 und unter dem Einfluß der US-Serien wandelte sich das Schönheitsideal innerhalb weniger Jahre. Jetzt wollte die Jugend genauso aussehen wie Pamela Anderson aus *Baywatch.* Sie änderte ihre Lebensziele, verschmähte die gewohnte Kost und unternahm Diäten, um das Gewicht zu senken. Offenbar mit greifbarem Erfolg. Nach drei Jahren Fernsehgenuß erbrachen sich bereits mehr als zehn Prozent der jungen Frauen in dem Bestreben, die Figur ihrer Vorbilder zu erreichen (2).

Ein Mädchen bekannte gegenüber einer US-Forscherin: »Wir sehen Teenager im Fernsehen … Sie sind so alt wie wir, aber sie arbeiten an sich, sie sind groß und schlank, und sie sehen einfach süß aus … Wir wollen auch solche Körper haben … deshalb versuchen wir, viel abzunehmen« (3). Das vom Fernsehen vermittelte schlanke Frauenbild wurde für sie der Inbegriff der Moderne, das erstrebenswerte Ziel der jungen Generation. Seither werden die Dicken auf Fidji allmählich zum Symbol des Gestrigen, sie gelten nicht mehr als schöne Respektspersonen, sondern mutieren über kurz oder lang zu fetten Alten.

Die Schönheitsideale unterliegen in unserer Gesellschaft ganz ähnlichen Gesetzmäßigkeiten wie auf Fidji, auch wenn der Prozeß langsamer und dadurch subtiler verläuft. Willentlich können wir uns dieser Entwicklung kaum entziehen. Denn ob wir ein Gesicht oder einen Körper als schön empfinden, darüber entscheiden unsere Sehgewohnheiten und nicht unser Verstand. Den Beweis erbrachten britische Forscher, als sie begannen, zahlreiche Einzelgesichter von jungen Frauen per Computer übereinanderzukopieren. Anschließend ließen sie Männer die Bilder nach ihrer Attraktivität beurteilen. Das Ergebnis war eindeutig: Weibliche Durchschnittsgesichter werden generell als schöner empfunden als die individuellen Gesichter. Je mehr Gesichter in das Gesamtbild einfließen, desto hübscher erscheint das Durchschnittsbild (4, 5). Am Rande bemerkt: Der Philosoph Immanuel Kant hatte genau dieses Verfahren vorgeschlagen, um das Wesen der Schönheit zu ergründen (6).

Daß es sich hier um einen biologischen und nicht um einen kulturellen Effekt handelt, zeigte sich, als das Experiment in Japan wiederholt wurde: Die Ergebnisse waren exakt die gleichen. Unser Gehirn errechnet offenbar die »goldene Mitte« aller bisher gesehenen Gesichter und nimmt diese fürderhin als einen wichtigen Maßstab. Was fürs Gesicht gilt, trifft höchstwahrscheinlich auch auf andere körperliche Merkmale zu. Biologisch ist es absolut sinnvoll, wenn sich das Begehren der Männer nicht auf seltene Merkmale, sondern auf den Mainstream konzentriert. Das verspricht nicht nur mehr Kinder, sondern auch mehr glückliche Paare, die vom Äußeren ihres Partners angetan sind.

Die neue Normalität

Als unvermeidliche Folge des medialen Overkills hängt unser gesehener Durchschnitt immer weniger von realen Gesichtern oder Körperformen ab, die wir jeden Tag auf dem Weg zur Arbeit, in der Kantine oder in der Freizeit sehen, sondern in wachsendem Maße von den Bildern, die in unserer Kultur ständig in großer Zahl kursieren. Insbesondere von erfolgreichen Fernsehstars, von Puppen mit aberwitzigen Proportionen, von animierten Figuren aus Trickfilmen und Videospielen und natürlich von den emotional aufgeladenen Gesichtern aus der Werbung. So prägt die Werbung – auch die ansonsten erfolglose – die Vorstellung der Menschen, wie sie zu genießen, wie sie auszusehen, ja, wie sie zu leben haben.

Eine wichtige Rolle als Trendsetter kommt den Mädchen- und Frauenzeitschriften zu. Sie sind die Vorreiter in Sachen Schlankheit. So finden sich in den begleitenden Cartoons ultradünne Gestalten, wie zum Beispiel in der *Petra* vom Februar 2005 (siehe Abbildung 6, Figur ganz rechts) (7). Selbst wenn klar ist, daß es sich dabei um eine überzeichnete Darstellung handelt, formen solche Bilder doch unsere Vorstel-

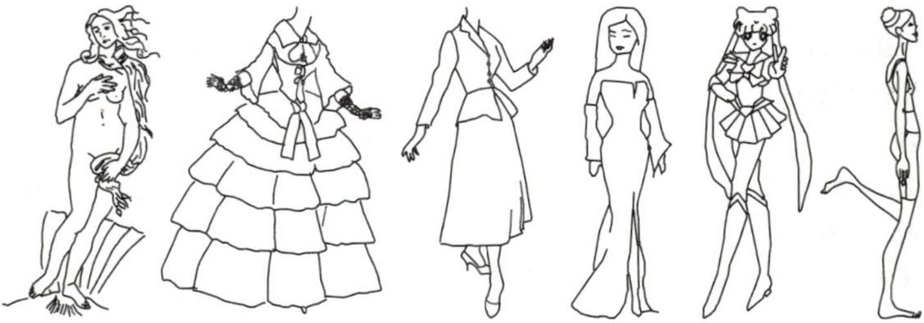

Abbildung 6 Körperbilder: Schönheitsideale und Veränderung der Sehgewohnheiten. Von links nach rechts: Venus (Botticelli, 15. Jhd.), Dame in Korsett und Reifrock (19. Jhd.), Diors »New Look« (40er Jahre, 20. Jhd.), Barbie (60er Jahre), Sailor Moon (90er Jahre), Cartoon aus der Zeitschrift *Petra* (2005).

lungen und verschieben so den Durchschnitt abermals nach unten.

Fotografien nehmen wir sowieso für bare Münze. Dank leistungsfähiger Programme zur Bildbearbeitung wird bei Fotos nicht weniger geschummelt als bei Zeichnungen. Wurden früher noch Stalins in Ungnade gefallene Mitstreiter aufwendig und nicht immer ganz perfekt von den Fotos wegretuschiert, genügen heute ein paar Mausklicks, und der Teint der Models wird noch makelloser, der Busen größer (oder straffer), die Beine länger, die Hüfte schmaler. Wenn man schon ganze Dinosaurier im Rechner zum Leben erwecken kann, ist die Verschlankung eines Körpers die leichtere Übung. Die Tatsache, daß die ohnehin schon nicht repräsentativen Modelkörper überhaupt nachbearbeitet werden, zeigt, wie utopisch diese Bilder sind, die in den Köpfen der Betrachter(innen) zu Idealbildern mutieren.

Eine Forschungsgruppe der Universität Regensburg kommt nach einer Analyse der Schönheitsideale der Deutschen zu folgendem Fazit: »In unserer Untersuchung stellte sich heraus, dass die als am attraktivsten beurteilten Gesichter keine echten Gesichter waren, sondern von uns am Computer erzeugte. Diese virtuellen Gesichter zeichnen sich durch Merkmale aus, die für uns normale Menschen völlig unerreichbar sind. Indem uns aber die Medien solche perfekten Gesichter täglich vor Augen führen – man denke nur an die bis ins letzte Detail computertechnisch nachbearbeiteten Gesichter für Kosmetikwerbung, besteht die Gefahr, dass wir selbst zu Opfern unseres eigenen, völlig unrealistischen Schönheitsideals werden« (8).

Der »gesehene Durchschnitt« hat sich in den letzten Jahrzehnten ebenso stetig wie unmerklich verändert. Nicht nur die Models wurden immer hagerer, auch bei der Darstellung von Kindern hat sich die Gesellschaft vom pausbäckigen Wonneproppen abgewandt und tendiert zum »schmalen

Hemd«. Natürlich fällt es niemandem auf, wenn sich der Durchschnitt ganz langsam verschiebt. Doch vergleichen Sie einmal aktuelle Kinderbücher mit solchen, die vor zwei Jahrzehnten en vogue waren. Letztere hätten heute vor den kritischen Augen des Lektorats keinen Bestand mehr, schließlich will man keine schlechten Vorbilder unters Volk bringen und sich schon gar nicht der Kritik aussetzen, »Werbung« für dicke Kinder zu machen. Auch am Fernsehen ist diese Entwicklung nicht spurlos vorbeigegangen. Die Kinderhelden sind schlank. Dafür gibt's jetzt die Rubrik der dicken »Problemkinder« für »Ratgebersendungen«. Selbst die Mainzelmännchen mußten sich vor einiger Zeit einer Schlankheitskur unterziehen und sehen jetzt aus wie eine Kreuzung mit Mangafiguren. Die »dicken Kinder« auf der Straße fallen deshalb auf, weil uns ständig eine andere Normalität suggeriert wird.

Wenn die lieben Kleinen auf der ganzen Welt hingebungsvoll mit ihren Barbiepuppen oder Yedirittern spielen, bleibt der Vergleich mit dem eigenen Körper nicht aus. Das erleichtert es den Gesundheitsaufklärern, eben diesen Körper zur Ursache allen Übels hochzustilisieren. Im *Sandmännchen* muß der kleine dicke Frosch abnehmen, damit er nicht mit seinem Seerosenblatt untergeht und wieder mitspielen darf. Welche Folgen eine solche Auffassung für die kindliche Entwicklung haben mag, darüber hat sich offenbar kaum jemand Gedanken gemacht. Die negative Einstellung zum eigenen Körper, zum Ich, verfestigt sich um so mehr, je älter die Kinder werden. Einmal dem Barbiealter entwachsen, blättern sie in Mamas Schönheitsillustrierten, während sie sich von den Musikkanälen berieseln lassen. Egal, ob »GZSZ« läuft, der Quotenrenner unter den Jugendlichen, oder eine der vielen Zeichentrickserien, immer sind die Protagonisten extrem dünn.

»Die sexualisierte Körperdarstellung«, so Maya Götz vom

Internationalen Zentralinstitut für das Jugend- und Bildungsfernsehen in München, »mit der Betonung langer schlanker Beine und übertrieben schmaler Taille sind weitere Kennzeichen vieler weiblicher Figuren im Kinderprogramm. In der sehr erfolgreichen Serie *Sailor Moon* (RTL 2) wird dies bis ins Extrem getrieben. Ihre blonden Pferdeschwänze reichen bis in die Kniekehlen der langen Beine, die gut zwei Drittel des Körpers ausmachen« (9). An unerreichbaren Körperproportionen übertrumpft sie sogar Barbie locker. Die älteren Mädchen, die die Bilder schon lange genug gesehen und verinnerlicht haben, geben sie an die jüngeren Kinder weiter (10).

Der Flut dünner Vorbilder wird auch in der Schule nichts entgegengesetzt; ganz im Gegenteil, die immer dünneren Körpervorbilder greifen hier ebenfalls um sich. In amerikanischen Schulbüchern für Kinder der dritten Klasse beispielsweise wurden im Zeitraum von 1900 bis 1980 Mädchen immer schlanker und schlanker dargestellt (11).

Kein Wunder, daß die Kinder immer unzufriedener mit ihrem Körper werden, und das beginnt heute schon vor der Pubertät. In den USA wünschen sich 42 Prozent der Sechs- bis Neunjährigen eine dünnere Figur. Aber nicht unbedingt, weil sie fett sind, den Wunsch äußern selbst untergewichtige Mädchen (12). Bei den Jungs steht der Wunsch nach mehr sichtbaren Muskeln im Vordergrund. Drei von vier amerikanischen Jugendlichen sind der Überzeugung, daß man jede Figur unabhängig von der körperlichen Veranlagung erreichen kann. Und womit? Natürlich durch »Diäthalten« (13). In Australien sagen 71 Prozent der Sechsjährigen, sie würden gerne dünner sein (14).

Daß sich die Maßstäbe über die Jahre auch bei uns immer mehr verschoben haben, bestätigen Untersuchungen aus Jena und Göttingen (15). Dort schätzten sich vier von zehn Schülerinnen als übergewichtig ein. In Wirklichkeit war dort bereits jede Dritte untergewichtig. Ein Ergebnis, das die Alarmglocken schrillen lassen sollte. Denn der verzerrte »Durchschnitt« macht eine Gesellschaft unglücklich. So entsteht eine Generation von vermeintlich Dicken, die es so gar nicht gibt. Aber jeder glaubt sie zu sehen oder sogar selbst dazuzugehören. Wo bleibt das Kind, das im Märchen von des Kaisers neuen Kleidern erkennt, daß der gar keine anhat?

Was das Männerherz erfreut

Was ist normal? Was ist »schön«? Wie war das zu Zeiten, als es noch keine Massenmedien gab? So ganz ohne Magazine, Models und Mangas? Suchen Männer tatsächlich Wunschpartnerinnen à la Kate Moss, wie viele Frauen glauben? Wohl kaum. Die wenigsten mögen weder dürr noch flach, sie suchen lieber was »Schlankes« mit weiblichen Konturen. Also spielt hier noch etwas anderes mit, das die Wirkung der Medienbilder zumindest bremst. Im Grunde ihres Herzens sind Männer ein wenig altmodisch – ganz wie Mutter Natur. Die orientiert sich neben dem Durchschnitt vor allem am Fortpflanzungserfolg. Das ist in der Biologie das Wesentliche, und eine der Erfolgsstrategien heißt »Sex«.

Liebe und Triebe sind »Naturgewalten«, gegen die rationales Denken ebenso machtlos ist wie gegen die Bilder der Fernsehwelten. Deshalb finden Männer Frauen attraktiv, die eine erfolgreiche Fortpflanzung der Spezies *Homo sapiens* in Aussicht stellen. Und weil unsere Urahnen weder Gesundheitssendungen noch Gentests zurate ziehen konnten, mußte bei der Auswahl der prüfende Blick genügen. In der Tat verrät das Äußere ziemlich viel über die reproduktiven Qualitäten einer Frau.

Unter biologischen Gesichtspunkten muß die ideale Frau in der Lage sein, ein Kind zu empfangen, auszutragen und zu ernähren. Das heißt, sie darf nicht zu jung und nicht zu alt sein und sollte über eine stabile Gesundheit und gut gemischte Gene verfügen. Wie läßt sich das feststellen? Ganz einfach: durch einen Blick ins Gesicht bzw. auf Haut, Haare und Figur. Der visuelle Check verrät auch die hormonelle Reife des Objektes der Begierde. In der Pubertät sorgen die in unterschiedlichen Mengen einschießenden Geschlechtshormone dafür, daß sich Mädchen und Jungen auseinanderentwickeln; vorher sind die Unterschiede im Körperbau relativ unbedeutend. Doch jetzt läßt das Testosteron bei den Jungmännern die Barthaare sprießen und die Muskeln schwellen; Fettdepots werden am Bauch und am Nacken angelegt; Unterkiefer und Kinn bekommen eine »markige« Form, Nase und Augenbrauenwülste treten stärker hervor. Der V-förmige männliche Körperumriß entsteht.

Der Körper der jungen Mädchen verändert sich unter dem Einfluß der Östrogene. Frauen behalten ihretwegen ein zarteres, flacheres Gesicht, in dem die Wangenknochen und die Augen betont sind. Aus diesem einfachen Grunde versucht die »dekorative Kosmetik«, diese beiden Merkmale noch weiter hervorzuheben. Die Hüften als Geburtskanal werden breiter, und die Fettverteilung wird neu arrangiert. Doch anders als bei Männern wandern die Vorräte auf Hüften und Oberschenkel – und nicht zu vergessen: zu den Brüsten, als Fettreserven für magere Zeiten. Schließlich dauert eine Schwangerschaft ein dreiviertel Jahr.

Erst wenn sich die »kurvenreiche« weibliche Form herausgebildet hat, ist eine Frau als geschlechtsreif zu erkennen. Und wenn sie nicht ein Mindestmaß an Fett auf den Rippen und um die Hüften trägt, funktioniert ihr Zyklus nicht richtig, sie kann also nicht oder nur schwer schwanger werden. Deshalb haben Männer natürlicherweise ein Faible für Frauen mit Figur. Am attraktivsten finden sie – wie Wissenschaftler in vielen Studien rund um den Globus ermittelt haben – potentielle Partnerinnen mit einer schlanken Taille und einem breiten Becken, die Sanduhr-Figur (16, 17). Frauen mit der Idealfigur sind tatsächlich fruchtbarer als andere. Die Taille schwindet, wenn sich das Bauchfett vermehrt. Das wächst mit der Zahl der Geburten, aber auch als Folge von zu viel Streß, von unangenehmen Erfahrungen, von ausweglosen Situationen (siehe Kapitel 5). Am Bauch lassen sich die Spuren erkennen, die das Leben am Körper eines potentiellen Partners hinterlassen hat.

Diese beiden unbewußten Prozesse – der gesehene Durchschnitt und die biologische Eignung zur Fortpflanzung – bestimmen das Schönheitsideal, das Männer von Frauen haben. Während das biologische Ideal bei gleichen Umweltbedingungen auch über lange Zeiträume ziemlich konstant bleibt, wirkt der gesehene Durchschnitt unmittelbar und kann sich innerhalb weniger Jahre in sein Gegenteil verkehren – wie auf den Fidji-Inseln geschehen. Dort werden die weiblichen Formen, bevor sie sich überhaupt entwickeln können, in den Träumen der Jugend schlanker und schlanker. Die ältere Generation wird sicher weiterhin der Fülle huldigen – die sie die meiste Zeit ihres Lebens gesehen und schön gefunden hat.

Nicht nur Männer hätten es gern ein wenig molliger als derzeit bei den Schönheiten der Werbung üblich. Auch viele Frauen würden sich bei etwas mehr präsentierter Masse ein gutes Stück wohler fühlen. Daß das tatsächlich ankommt, zeigt die Dove-Werbung, die nicht umsonst eine der erfolgreichsten Werbekampagnen der letzten Jahre wurde. Der Kosmetik- und Hygieneartikelhersteller Dove verzichtete auf androgyne Models und zeigte ganz normale Frauen in Unterwäsche. Das mindert spürbar den Leidensdruck, dem sich Frauen sonst ausgesetzt sehen, sobald sie eine Frauenzeitschrift aufschlagen oder Kosmetikwerbung betrachten. Zum ersten Mal seit langer Zeit zeigt die Werbung Menschen so, wie sie im richtigen Leben aussehen. Die Dove-Models haben Hüften, ein Becken, das den Namen verdient (das heutige Standardmannequin hat höchstens ein Schälchen), sie haben sichtbares Körperfett – genau dort, wo es die Natur der Frau zugedacht hat. Ein klarer Gegensatz zu den hohlen Blicken zwischen Cool und Qual, die wir ständig auf Magazintiteln und Werbetafeln sehen, den klapprigen Human-Kleiderständern, denen gelegentlich etwas Kunststoffverstärkung im Oberkörperbereich aufgeschraubt wird, den Lieblingen der Medien.

Merkwürdig nur: In den Schlagzeilen, die die Dove-Models in der Presse machten, sprachen die Kommentatoren abschätzig von »Speckrollen« und »Fettpolstern«. Es waren aber entgegen der Wahrnehmung durch die Medien gar keine »Fat Mamas«, sondern junge, lächelnde Frauen, die einfach nur wie junge, lächelnde Frauen aussahen. Warum nur nehmen die Gesundheits- und Ernährungswächter in den Redaktionen normale Frauenkörper soviel anders wahr als andere Menschen?

Fett im Wandel

Was veranlaßt die Medienschaffenden, statt wohlproportionierter Körper dem Betrachter immer dürrere Gestalten darzubieten? Woher kommt dieses etwas weltfremde Ideal? Die Gründe sind vielschichtig. Im Grunde genommen handelt es sich um ein unglückliches Zusammentreffen verschiedener kultureller, religiöser, wissenschaftlicher und wirtschaftlicher Einflüsse. Richtig in Gang kam die Angst vor dem Fett am eigenen Körper und in der Nahrung etwa seit Mitte des 20. Jahrhunderts, die Weichen für diese Entwicklung wurden aber schon viel früher gestellt.

Der Übergang vom 19. ins 20. Jahrhundert war von Umwälzungen auf vielen Gebieten begleitet. Mit der Industrialisierung veränderten sich gesellschaftliche Strukturen und

Lebensbedingungen. Frauen begannen, das Korsett und die Einengung auf die Rolle, die es symbolisierte, abzulegen, andere waren gezwungen, in Fabriken »ihren Mann zu stehen«. Zu dieser Zeit entstand die Lebensreformbewegung, eine Form des Jugendprotests, die sich einerseits gegen das reglementierte Leben des Bürgertums, andererseits gegen die erkennbaren Schattenseiten der Industrialisierung wandte. Wie alle jugendlichen Revolutionäre waren auch die Lebensreformer gegen das, was ihre Eltern verkörperten – auch im wörtlichen Sinn. Die von ihren Wortführern propagierte Normfigur beispielsweise orientierte sich an antiken Vorbildern (18) mit den harmonischen Proportionen der jungen, schlanken Körper, die ja ihre eigenen waren, und im scharfen Kontrast zu den vollen, behäbigen Formen der Gründerzeit standen.

Große Fortschritte kennzeichneten und euphorisierten zu jener Zeit Naturwissenschaft, Technik und Medizin. Mit aufwendigen Apparaturen versuchte man herauszufinden, wieviel Energie ein Mensch braucht, um seinen Körper voll funktionsfähig zu erhalten. Der Begriff »Kalorie« wurde erstmals als ein Maß für eine bestimmte Energiemenge definiert und der Energiegehalt von Nährstoffgruppen untersucht (19). Als man dann den täglichen Energiebedarf eines Menschen zu kennen glaubte, lag die leider falsche Schlußfolgerung nahe, daß Übergewicht von einer unnötigen, sinnlosen Kalorienzufuhr über den tatsächlichen Bedarf hinaus herrührte. Obwohl die Ärzteschaft ursprünglich nichts gegen Fett einzuwenden hatte und einen gewissen Vorrat für Notzeiten für durchaus sinnvoll hielt (20), war es nun zumindest für einen Teil wissenschaftlich erwiesen, daß größere Mengen Fett unnützen Ballast darstellten.

Das sahen aber keineswegs alle Mediziner so: Zu Beginn des 20. Jahrhunderts, in den »Roaring Twenties« oder den »Goldenen Zwanzigern«, hatte die erste Schlankheitswelle die Menschen diesseits und jenseits des Atlantiks erfaßt. In den neu entstandenen Frauenzeitschriften wurden schlanke Körper als erstrebenswert gezeigt. Modezeichnungen dieser Zeit bilden beide Geschlechter extrem dünn ab (21). Parallel dazu tauchte in kurzer Zeit eine ganze Reihe von Ratgebern zur Gewichtskontrolle und von Fibeln zur Körperertüchtigung auf. Und: Die Zahl eßgestörter Menschen stieg stark an, was dazu führte, daß in den USA die New York Academy of Science einen Kongreß zu diesem Thema abhielt, im Jahre 1926! (22). Erstmals traten Mediziner gegen den »Blödsinn« der schlanken Linie auf den Plan (18).

Am schlußendlichen Sinneswandel zugunsten der fettarmen Figur haben – zumindest in den USA – die Versicherungsgesellschaften einen erheblichen Anteil: Schon im Jahr 1909 riet der medizinische Direktor einer Versicherungsgesellschaft den Ärzten, daß sie ihren Patienten die Gewichtskontrolle einbleuen müßten (23). Und in den vierziger Jahren erfand die Metropolitan Life Insurance Company das Idealgewicht, das in langen Tabellen aufgelistet wurde. Der dafür verantwortliche Angestellte Louis Dublin entwickelte sich zum leidenschaftlichen Antifettprediger. Seine mit markigen Sätzen wie »Übergewicht ist Amerikas Gesundheitsproblem Nr. 1« (24) gespickten Vorträge und Artikel zeigten bald Breitenwirkung. Dicksein war nicht nur häßlich, es war tödlich. Auch immer mehr Ärzte schlugen in diese Kerbe: Ein James Hundley vom National Institute of Health erklärte im Juni 1951: »Hoher Blutdruck, Herzkrankheiten, Diabetes und niedrigere Lebenserwartung sind mit Übergewicht assoziiert.« Die Frage »Ist zuviel Fett wirklich gefährlich?« beantwortete er in einem Artikel des *US News & World Report* vom November 1951 mit »Daran gibt es keinen Zweifel!« (24). Die Botschaft war klar: Übergewicht verkürzt das Leben, Diät halten und Abnehmen verlängert es. Übergewicht verursachte Todesangst.

Fett? – Nein, danke!

In Deutschland verlief die Entwicklung etwas anders. Hier liegt eine der stärksten Wurzeln für den Schlankheitskult in der wohl wirksamsten Werbekampagne der letzten Jahrzehnte: der Propaganda gegen das »tierische Fett«. Die Diskussion hatte die Margarinewirtschaft in den Nachkriegsjahren angestoßen, um endlich das Arme-Leute-Image loszuwerden, das ihrer »Kunstbutter« damals anhaftete. So entschloß man sich, die Konkurrenz – also Butter und Schmalz – in Verruf zu bringen. Die Branche verlegte sich auf die Zielgruppe der Ärzte und konstruierte einen bis heute nicht belegten Zusammenhang zwischen tierischen Fetten, Cholesterin und Herzinfarkt (25).

Wer den Krieg und die schlechte Zeit noch miterlebt hatte, interessierte sich damals herzlich wenig für die Cholesterintheorie, galt doch Butter als Inbegriff des kulinarischen Genusses. Doch steter Tropfen höhlte zusammen mit dem steigenden Wohlstand auch diesen Stein. Natürlich hatte die Kampagne nicht nur Folgen für den Leser und Radiohörer, sondern vor allem für die Medien selbst. Schließlich leben sie weniger von den Abonnenten als vom Anzeigengeschäft. Wer Anzeigenkampagnen schaltet, erwartet, daß seine werblichen Aktivitäten nicht von der Redaktion konterkariert werden. Er erwartet, daß die Medien von Kongressen berichten, auf denen vor Cholesterin und tierischem Fett gewarnt wird. Er erwartet, daß Forschungsarbeiten, die den Interessen der Anzeigenkunden dienen, auch entsprechend breitgetreten werden. In einer Gesundheitsredaktion wird sich auf Dauer niemand halten können, der diesen Theorien abhold ist. So entstand über die Jahre in der Öffentlichkeit der Eindruck, die Mehrheit der Fachleute halte tierische Fette für schlecht, weil sie den Blutgefäßen schaden und weil sie das symbolhafteste aller Organe, das Herz, in den Infarkt treiben würden.

Die Verbindung von »zuviel« Fett im Essen über die stets »zu hohen« Blutfette hin zum körpereigenen Fett liegt nahe. Aus der Angst vor dem Cholesterin und dem tierischen Fett ergab sich eine unselige Melange, die sich eines Tages dem eigenen Bäuchlein zuwandte. Erst Ende der achtziger Jahre etablierte sich diese Vorstellung auch in Deutschland. Im *Ernährungsbericht 1988* wurde erstmals die »tägliche Zufuhr« von tierischem und pflanzlichem Fett »niedriger als früher angesetzt« (26). Das bedeutete »einen deutlichen Einschnitt in die landesüblichen Verzehrgewohnheiten«. Und welche Folge hatte die neue Empfehlung der Deutschen Gesellschaft für Ernährung tatsächlich? Die Menschen aßen auch weiterhin soviel Fett wie vorher, nun aber nach Möglichkeit in Produkten, wo sie das Fett nicht sofort sehen konnten, also eher in Form von Eiscreme, Croissants oder Gyros. Heute ekeln sich viele Menschen bereits, wenn sie nur Fett auf ihrem Teller sehen; die Vorstellung, daß kretische Landwirte zum Frühstück ein Gläschen Olivenöl trinken, löst bei so manchem Brechreiz aus. Nun darf die Margarineindustrie zusehen, wie sie die Geister, die sie rief, wieder los wird. Denn die generelle Angst vor dem Fett schadet auch ihrem Image.

Im letzten Jahrzehnt kam noch etwas hinzu, eine Entwicklung, über die die Fachwelt gerne schweigt – vor allem in einer Zeit, in der *political correctness* hoch im Kurs steht: Die Medien, speziell das Fernsehen, üben eine große Anziehungskraft auf Eßgestörte aus. Viele dieser meist jungen Frauen drängt es danach, »Ernährungsaufklärung« zu betreiben und dabei vielleicht auch noch den eigenen unterernährten Körper einer bewundernden Öffentlichkeit präsentieren zu können. Angesichts der rasanten Zunahme von Eßstörungen mangelt es den Medien nicht an Lesern und vor allem Leserinnen, die dadurch um so anfälliger für diese Art von Propaganda werden. So bleibt das Rad am Rollen.

Eine weitere Folge ist, daß immer mehr Pseudo-Vegetarierinnen in die Ernährungs- und Gesundheitsredaktionen drängen. Vielen geht es beim Fleischverzicht weniger um die Liebe zum Tier als um die Möglichkeit, ohne kritische Bemerkungen aus ihrem Umfeld Diät halten zu können (27, 28). Schließlich darf man so fast jede angebotene Mahlzeit aus »ethischen Gründen« ablehnen. Aber natürlich ist nicht jede Schlanke magersüchtig, auch dann nicht, wenn sie sich als Vegetarierin outet. Es gibt zweifellos auch »Naturtalente«. Doch die interessieren sich meist nicht fürs Essen, und sie tragen es vor allem nicht zur Schau, wenn sie tatsächlich kein Fleisch mögen. Anders bei den Eßgestörten. Wundert es noch, wenn in so besetzten Redaktionen vor Fett, vor ungesunder Ernährung, vor Übergewicht gewarnt wird? Wie weit dieser Prozeß fortgeschritten ist, zeigt sich an der Tatsache, daß der eingangs erwähnte Film *Super Size Me*, allerorten über den grünen Klee gelobt, aber – soweit ich weiß – in Deutschland nirgendwo kritisch kommentiert wurde.

Knäbinnen und Knaben

Last not least darf auch die Modeszene als treibende Kraft nicht unerwähnt bleiben. Bereits 1947 präsentierte Christian Dior in Paris eine völlig neue Mode, den »New Look«, der eine schlanke, aber dennoch kurvige Linie propagierte. Die *Vogue* kommentierte den neuen Trend: »Der erste Schritt zur Schönheit ist die Figur.« Und wie sollte diese aussehen? 1956 folgte die eindeutige Antwort: »Eine gute Figur kann je nach Statur unterschiedlich sein … aber sie ist nie übergewichtig.« Seitdem ging es immer weniger um die Rundungen und immer mehr ums Gewicht.

Niemand, nicht mal die Models, paßten jetzt in die neuen Kleider hinein. Deshalb mußten alle abnehmen. Suzy Parker, das erste »Supermodel« der fünfziger Jahre, beschrieb die

Situation der Mannequins so: Sie »leben von Codein um [ihre Diät] durchzuhalten. Es gab nie einen dünneren, gemeineren Haufen Leute« – gemeint sind Models (24). Heute nehmen sie statt Codein (aus dem im Körper Morphium entsteht) Kokain. Damals kam es in den USA zu einem sprunghaften Anstieg von Diätmethoden, Diätartikeln und Diätprodukten. Damit entwickelte sich natürlich auch ein Markt für Experten, die begannen, ihre Kundschaft zum Kalorienzählen anzuleiten.

Die Mehrheit der deutschen Bevölkerung bestaunte oder belächelte diese Entwicklung – sie hatte den Hunger am eigenen Leibe erfahren. Bei der Kriegsgeneration standen »normale«, wohlproportionierte Frauenkörper hoch im Kurs. Noch in den sechziger Jahren galt Twiggy eher als Jahrmarktattraktion denn als Schönheit. Aber sie wurde zum Symbol für den Wandel der Ideale. Endlich mußten sich die Schlanken nicht mehr in der Öffentlichkeit schämen, sie waren keine »schwindsüchtigen Zigarettenbürscherl« mehr, sondern erstmals anerkannte Mitglieder der Gesellschaft, auch wenn das neue Schönheitsideal damals als Hundehütten-Ästhetik belästert wurde: in jeder Ecke ein Knochen.

Bei der Jugend kam Twiggy schon etwas besser an, forderte sie doch mit ihrem Aussehen das »Establishment« heraus. Die Modemacher griffen dieses Ideal dankbar auf, fanden sie sich doch in ihrem Tun bestärkt. Die Mannequins wurden immer dünner. Heute beflügeln unterernährte Models die Wunschwelten junger Frauen. Warum liegt der Modewelt so wenig an den üblichen Attributen der Weiblichkeit, obwohl es viel einfacher wäre, »gut gebaute« Models zu engagieren? Ein Tip: Für viele Homosexuelle ist Modeschöpfer ein Traumberuf, ein Traum, den sich zumindest einige erfüllen. Allerdings sind schwule Vorstellungen von einem erotischen Körper ganz andere als die der restlichen Männerwelt. Aber sie prägen die Ideale von Mädchen und jungen Frauen, die beim

Durchblättern von Modemagazinen glauben müssen, ihre wohlgeformten weiblichen Körper seien mißratene Exemplare, die man nur mit Diät, Sport und eiserner Disziplin in einen passablen Zustand versetzen könne – in den knabenhaften Zustand magersüchtiger oder kokainabhängiger Models.

Die Wirkung der Models auf andere Kulturen ist manchmal genauso nachhaltig wie die von *Baywatch* auf den Fidji-Inseln. So geschehen im Jahre 2001, als erstmalig in der Geschichte der *Miss World* eine Dunkelhäutige, die Nigerianerin Agbani Darego, zur schönsten Frau der Welt gekürt wurde. In ihrer Heimat machte sich nicht nur Stolz, sondern vor allem Verunsicherung breit. Darego hatte nichts, was bisher in Nigeria als schön galt. Sie war spindeldürr – in ihrer Heimat ein sicheres Zeichen für eine auszehrende Krankheit, namentlich AIDS. Für Nigeria war Darego deshalb eine Weiße – in schwarzer Haut. Mit der Wahl Agbani Daregos zur Miss World begriffen die jungen Nigerianerinnen die Zeichen der Zeit: Seither ist Dicksein out und Schlankheit in (29).

Der Effekt kommt in Westafrika einer »Kulturrevolution« gleich. Denn bis heute werden die Mädchen mancherorts noch wie früher vor der Hochzeit in speziellen Einrichtungen (teilweise über Jahre) wie die französischen Stopfgänse gemästet, bis sie vor Fettringen nur noch watscheln können (30, 31). Wenn sich die Mädchen weigern, die Unmengen an Nahrung in sich hineinzustopfen, werden sie eben dazu gezwungen (32). Aus Sicht ihrer Kultur handelt es sich bei solchen Maststationen um »Schönheitsfarmen«. Die *New York Times* berichtet, daß sich viele erwachsene Frauen bewußt von Kraftfutter und Vitaminpillen nähren, um dem fleischigen Schönheitsideal zu entsprechen (29). Es ist absehbar, daß sich das bald ändern wird.

Dank der Medien ist der Trend zum großen, schlanken Menschen ein globaler, ähnlich wie die euro-amerikanische Kultur der Welt ihren Stempel aufdrückt: Egal, ob in New

York, Rio de Janeiro oder Stockholm, das Straßenbild der Metropolen gleicht sich immer mehr an. Mit der Übernahme des westlichen Lebensstils in vielen Teilen Asiens, Afrikas oder Südamerikas werden auch dort die Schönheitsideale zunehmend westlich geprägt. Die traditionellen Gewänder weichen unserer Kleiderordnung. Japaner und Koreaner lassen sich ihre »Mongolenfalten« wegoperieren, sie träumen von schmaler Nase und stattlicher Statur. Chinesinnen lassen sich die Beine brechen und verlängern. Der Trend zum idealen Körper als Maßstab des Selbstwertgefühls ist unübersehbar – eine Folge des visuellen Zeitalters, in dem nicht nur Politik mit Bildern gemacht wird, sondern die Menschen auch zunehmend nach ihrer äußeren Erscheinung bewertet werden.

Wer diese Trends aufhalten will, kann sich »Aufklärung« und ähnliche verbale Aktivitäten gegenüber der Menschheit sparen. Er muß die Bilder ändern, dafür sorgen, daß Untergewichtige nicht mehr die Illustrierten zieren, die Fernsehwelten bestimmen oder dank Werbung zum Gegenstand öffentlicher Bewunderung werden. Da das Schönheitsideal im Menschen vom biologischen Prozeß des Sehens stark beeinflußt wird, ist es notwendig, diesen an sich simplen Vorgang wieder in Richtung »Mitte« zu steuern. Für die Medien führt kein Weg daran vorbei, bei der Auswahl von Mitarbeitern für die Ernährungs- und Gesundheitsthemen ein Auge auf Eßstörungen zu haben. In Spanien wurde bereits der Gesetzgeber aktiv, um die Werbung mit Magersüchtigen einzuschränken. Es sei nicht hinnehmbar, daß »die Werbung nur noch knöcherne Modells zeige« (33).

Das verlorene Paradies oder: Adam und Eva sind schuld

Was bei der geschilderten Entwicklung am meisten erstaunt, ist die Schnelligkeit, mit der eine Kultur widerspruchslos ihre tradierten Schönheitsideale vergißt. Ein Blick in eine Gemäldegalerie offenbart sehr schnell, daß über Jahrhunderte hinweg nicht die Unterernährten hoch im Kurs standen, sondern die normalen Menschen und bei den Frauen eher die fülligeren Formen. Ob Venus von Willendorf oder Venus von Milo, ob Rubens oder Renoir, das ideale Frauenbild ist meist von breiten Hüften und sinnlichen Fettpölsterchen geprägt. Sie spiegeln damit die Gesetzmäßigkeiten der Biologie – also den Wunsch nach Fruchtbarkeit – wider.

Die Wünsche, die Träume, die Ideale der Menschen lagen im Satten, im Lustvollen, im Paradies oder seiner weltlichen Form, dem Schlaraffenland. Im Volk galt der Grundsatz »Essen macht schön, viel essen noch schöner« (34). Auch damals gab es Diäten – allerdings nur solche, um sich zu mästen, um den Männern zu gefallen. Diesen riet man, niemals eine schlanke Frau zu heiraten, es sei denn mit »fetter Mitgift«. Als Gipfel weiblicher Eifersucht kann man Rezepte ansehen, die das Fett der Nebenbuhlerin schmelzen lassen sollten. Deren Liebreiz wäre dann fürs erste dahin (35).

Weshalb wurde das »Schlanke«, obwohl es als häßlich und ungesund galt, dann aber doch zum Leitbild? Vermutlich, weil es sich um ein Ideal handelte, das in der Gesellschaft längst latent vorhanden war, wenn auch aus anderen Gründen als denen der Schönheit. In der Tat hat der hagere, ja der ausgezehrte Körper im christlichen Abendland eine lange Tradition. Das Christentum ist eine Entsagungs- und Erlösungsreligion, ihr Ziel liegt im Jenseits. Und nur der Verzicht führt ins Himmelreich. Die niedrigen biologischen Triebe stehen dem höheren, dem spirituellen Ziel im Weg. Deshalb müssen sie gezügelt werden! Eher geht ein Kamel durch ein Nadelöhr, als daß ein Reicher (und mithin vermutlich ein Dicker) in den Himmel kommt. Sinnenfreude wird zum Zeichen des Lasters und der Sünde.

Für die lebensbejahenden Religionen der Antike war der Körper Spiegel göttlicher Vollkommenheit; mit dem Sieg des Christentums wurde er Gegenstand von Demütigung und Scham. »Während die Griechen den edlen Körper des Athleten verherrlichten«, urteilt Kenneth Clark, Direktor der Londoner Nationalgalerie, »machten die frühen mittelalterlichen Statuen von unbekleideten Menschen die Schande und die Erniedrigung von Adam und Eva sichtbar« (36). Der Feigenblätter bedurfte es, um den Betrachter nicht sexuell zu erregen.

Manche Kirchenväter waren sogar der Ansicht, Adam und Eva seien nur deshalb aus dem Paradies verjagt worden, weil sie die Fastenregeln gebrochen hätten, als sie den Apfel vom Baum der Erkenntnis aßen. Der Kirchenschriftsteller Tertullian (gest. um 220) riet zu gottgefälligem Hunger: »Ein abgemagerter Körper wird das schmale Himmelstor leichter durchschreiten, ein ausgezehrter bleibt im Grab am längsten erhalten« (37). Notgedrungen bekamen die Heiligen hagere Körper verpaßt. Sie stehen in der Tradition Johannes des Täufers, der sich in härene Gewänder hüllte, um in der Wüste fernab von holder Weiblichkeit Heuschrecken zu fangen und zu verspeisen. So war es nur folgerichtig, wenn sich die Gemeinde in frühchristlicher Zeit für »das anorektische Gerippe des Anachoreten«, entschied, für den Einsiedler, »der sich aus der materiellen Welt mit allen ihren Vergnügungen zurückzog«, so Clark (36). Der Körper wird als Ort der Lust gesehen und damit der Sünde. Seither stehen Sex und Essen unter Generalverdacht.

»Die frühchristlichen Eremiten«, schreibt Herman Pleij von der Universität Amsterdam in einer Analyse von Fastenbräuchen, »hatten in Anspruchslosigkeit und Nahrungsent-

Im Rausch des Fastens

Der Verzicht auf Nahrung ist zentraler Bestandteil vieler Religionen. Fastenzeiten gibt es auch bei Muslimen (Ramadan) und im jüdischen Glauben. Während des Ramadans darf nur vor und nach Sonnenuntergang gegessen oder getrunken werden. Ziel ist es, das spirituelle und geistige Leben zu stärken und vertiefen. Fastentage im Judentum sind einerseits Gedenktage, doch gibt es auch hier längere Fastenperioden. Und Siddharta, der später »Buddha« genannt wurde, suchte durch strenges Fasten ebenfalls spirituelle Erleuchtung und geistige Entwicklung.

Die Tradition des Fastens kann durchaus einen biologischen Hintergrund haben: Richtig durchgeführt, wird der Fastende davon ebenso high wie mit Drogen. Wahrscheinlich hat die Euphorie den gleichen biochemischen Hintergrund wie das »Runner's high« des Joggers, der

haltung brilliert, um einen Zustand zu erreichen, der sie des Paradieses würdig machte. Die Sünde des ersten Menschenpaares war schließlich Freßgier – oder auch: Völlerei – gewesen. Und diese meinte man durch hartnäckiges Fasten wieder ausbügeln zu können …« Besonders verwerflich war der Fleischverzehr, insbesondere der von Hasenfleisch, da diese Tiere nach Ansicht der Kirchenväter als »äußerst promiskuitiv« galten (38). So schlugen sie gleich zwei Fliegen mit einer Klappe: In der Tat vergeht dem von Hunger geschwächten Menschen jede Lust auf Sex. Oder wie der heilige Augustinus (354–430) gesagt haben soll: »Das Fasten reinigt die Seele, erhebt den Geist, unterwirft das Fleisch dem Geiste, macht das Herz demütig und zerknirscht, zerstreut die Nebel der Begierden, löscht aus die Flammen der Wollust, zündet an das Licht der Keuschheit« (39).

länger rennt, als ihm guttut: Normalerweise geht die Stimmung durch Hunger und Überanstrengung in den Keller. Merkt der Körper, daß er dennoch nichts gegen die mißliche Situation ausrichten kann, verlegt er sich auf ein neues Programm, das nun das Überleben unter schwerem Mangel ermöglichen soll: Er sorgt bei vielen Menschen für eine streßbedingte Euphorie. Daher auch das von Fastenden immer wieder beschriebene Gefühl von Leichtigkeit, Unbeschwertheit und Reinigung.

Allerdings funktioniert die Methode nicht bei jedem. Außerdem ist sie zunächst für alle Beteiligten gleichermaßen stressig, was auch in einem Kloster zu massiven Spannungen und Streitereien führen konnte. Schließlich beschränkte sich das Fasten damals nicht nur auf die Tage vor Ostern. Zeitweise verlangte der Vatikan von den Frommen Hungerphasen von bis zu vier Monaten pro Jahr (37).

Doch siegten auch bei den Kirchenleuten die Triebe oft genug über die Spiritualität. Bekanntermaßen waren Mönche (die für ihre Selbstversorgung genügend Ressourcen hatten) äußerst erfindungsreich, wenn es um das Umdeuten der Fastenregeln ging. Der Abt des Klosters von Fulda entwickelte zum Beispiel eine Methode, aus Hühnern »Verwandte« von Fischen zu machen, deren Verzehr erlaubt war: »Stürze [das Huhn] dann tief in einen großen Topf kochenden Wassers, bis es gar wird. Aus dieser Tiefe kommend, kann der Vogel wie alle anderen Schöpfungen des Meeres ... gegessen werden.« Rehrücken (das Fleisch vierfüßiger Tiere war streng verboten) wurde in Fischform zubereitet und genau wie Biberschwänze gern zu Fastenzeiten verspeist (40). Womöglich waren jene Mönche, die es mit dem Fasten etwas ernster nahmen, die ersten prominenten Opfer des Jojo-Effekts, der bei regelmäßigem Hungern im Wechsel mit opulenten Gelagen schnelle Gewichtszunahmen verspricht.

Eine neue Wendung trat durch die Reformation ein, die die Ausschweifungen des Klerus scharf kritisierte. Auch wenn sie das Fasten als pharisäerhaft ablehnten, waren die Protestanten letzten Endes noch lustfeindlicher als die »Papisten«. Die Reformation brachte den Calvinismus hervor, der nicht nur der Sinnenfreude abhold war, sondern gleichermaßen der persönlichen Bereicherung das Wort redete: Am Wohlstand erkenne man die von Gott Auserwählten. Er belohnt die Fleißigen und bestraft die Faulen mit Armut und Elend. Die Calvinisten begründeten damit die moderne protestantische Arbeitsethik und setzten so dem *ora et labora* der Katholiken noch eins drauf. Die nach Amerika ausgewanderten englischen Calvinisten (»Puritaner«) hatten wesentlichen Anteil an der Entstehung des Kapitalismus. Für sie kam es nicht nur darauf an, möglichst viel Reichtum anzusammeln, sondern zugleich seinen gefährlichen Verlockungen zu widerstehen.

Die größten Sünden für einen Puritaner waren Nichtstun, Völlerei und der Versuch, das Leben zu genießen. Paul Campos von der University of Colorado ist überzeugt, daß dieser mittlerweile vergessene Anspruch der Puritaner, auf fleischliche Verlockungen zu verzichten, in der Diätideologie Amerikas fröhliche Urständ feiert. Wer dick ist, gibt sich für alle sichtbar dem Nichtstun und der Völlerei hin; diese Sünde gegenüber Gott wird mittlerweile gern als Versündigung am Gemeinwohl umgedeutet. Daher kommt in den USA der extreme Druck auf die Dicken, die damit in voller Linie als Versager dastehen. Vielleicht fällt das anorektische Ideal gerade deshalb in protestantischen Gesellschaften auf so fruchtbaren Boden (41).

In den USA veröffentlichte ein Priester 1957 ein Diätbuch, in dem explizit vom »Fett als Sünde« gesprochen wird (24). Gott hat demnach allen Menschen eine schlanke Figur zugedacht. Wer seine Gebote ehrt, nimmt freudigen Herzens am Kreuzzug gegen den Reithosenspeck teil. Der Trend zum frömmelnden Diätratgeber der Machart »Hilf mir Herr – der Teufel will mich fett« war geboren.

Amerikanische Medizinstudenten schätzen Dicke als faule Menschen ohne Selbstbeherrschung ein (42). Die Mehrzahl der amerikanischen Ärzteschaft findet dicke Leute »unattraktiv, häßlich, widerspenstig und unangenehm« (43). Sie betrachten Übergewicht als Folge persönlichen Fehlverhaltens. Fett wird verachtet, fette Leute werden wie Aussätzige behandelt. Sie tragen mit ihrem Körper ein Stigma wie ein Kainsmal, daher sollten sie nicht lügen, sondern ihre »Sünden bekennen« und mit einer Diät Buße tun. Lehnen sie dies ab, werden sie um so verdächtiger: Sie könnten Ketzer sein! Doch wer sich willig auf die Pilgerreise ins Diät- und Fitneßland begibt, wird belohnt werden! Am Ende winkt die Wiedergeburt in einem gertenschlanken, allseits gelobten und gepriesenen Körper. – Wer's glaubt, wird selig.

Fleischeslust

Andere Religionen haben ein entspannteres Verhältnis zum Essen. Zwar gibt es auch dort Fastenzeiten, aber nicht um die Gläubigen auszuhungern, sondern als Phasen der inneren Einkehr. Menschen im arabischen Raum huldigen – trotz Ramadan – meist dem vollschlanken Frauenkörper. So soll sich beispielsweise Aischa, die Lieblingsgattin des Propheten Mohammed, außerordentlicher Beleibtheit erfreut haben (44). Dieses Schönheitsideal hat bis heute in vielen islamischen Kulturen Bestand. Nach den Worten von Edda Strohmayer vom Deutschen Orient-Institut erweist sich die Situation bei den Frauen als »besonders drastisch«. Hier erreicht »die Rate der Fettsüchtigen in manchen Ländern bis zu 63%« (45). Auf der anderen Seite gibt es dort weniger Eßstörungen als im Westen (46–48).

»Unter muslimischen Arabern im Nordwesten von Niger«, berichtet Strohmayer, werden »auch heute noch Mädchen traditionsgemäß vom Kleinkindalter an ›gemästet‹.« Grund sei der Wunsch nach einer frühen Heirat: »Der Islam ... sieht die Fortpflanzung als Verpflichtung gegenüber Gott. Das Mästen der Mädchen führt zu einer (eindeutig positiv beurteilten) früheren Geschlechtsreife« (45). Daß es sich hier um eine alte Tradition handelt, zeigt ein Bericht von Hermann Heinrich Ploss von 1891: »Die klassische Gegend für die Wohlbeleibtheit ist Afrika. Im Königreich Karagwah gilt ebenso wie in Unyoro und anderen afrikanischen Staaten bei allen Frauen, besonders bei denen des Königs, die Wohlbeleibtheit als zum Begriff der Schönheit gehörig. Schon in früher Jugend werden die betreffenden Mädchen einer richtigen Mästung mit Mehlbrei und geronnener Milch unterworfen. Diese Vorliebe für die übermäßig vollen weiblichen Formen findet sich allgemein bei den Arabern und wohin diese ihre Herrschaft und Einfluß verbreitet haben« (44).

Folgenden Bericht verfaßte 1882 der Inspektor zur Unterdrückung des Sklavenhandels am Weißen Nil, C. Berghoff: Unter den »südnubischen Völkern« herrscht »der barbarische Brauch, ... die jungen Mädchen vor ihrer Verheiratung künstlich zu mästen, ... denn Fettleibigkeit und Körperfülle gehören hier zu den ersten Schönheitsbedingungen des Weibes. Vierzig Tage vor der Hochzeit wird das Mädchen zu folgendem Regime gezwungen: früh Morgens mit Tagesanbruch salbt man ihr den Körper über und über mit Fett ein, dann muß sie einen Brei aus circa 1 Kilogramm Durrahmehl mit Wasser, ohne Salz und Würze gekocht, zu sich nehmen, sie muss, denn neben ihr steht die hierin unerbittliche Mutter oder sonstige Verwandte, der das Heirathsprojekt am Herzen liegt, mit dem Stocke oder Kurbatsch aus Hippopotamushaut, und wehe ihr, wenn sie die Schüssel nicht auf den Grund leert. Selbst wenn sie die Übermasse der faden und widrigen Nahrung erbricht, wird sie nicht dispensiert, es wird von neuem gebracht und muss hinuntergeschluckt werden. Nachmittags bekommt sie ebenfalls Durrahbrei (Luqma) mit etwas gekochtem Fleisch, dessen Brühe die Sauce bildet. Abends dieselbe Quantität Brei wie am Morgen und endlich in der Nacht noch eine große Kürbisschale fetter Ziegenmilch ... Bei dieser Behandlung gewinnt der Körper des Mädchens fast sichtbar an Rundung, und wenn die vierzig Tage verflossen sind, gleicht er beinahe, um einen sudanesischen Vergleich zu gebrauchen, an Masse dem Nilpferde; doch entzückt das ihren Zukünftigen und erweckt den Neid ihrer mageren Mitschwestern. Die Fettleibigkeit ist eben Mode, und was thut und leidet die Evastochter nicht alles um der Mode willen?« (49).

In der Tat: Wer schön sein will, muß leiden, sagt der Volksmund. Läßt man seinen Blick durch die Zeiten und Kulturen schweifen, mangelt es nicht an Bestätigungen. Egal, ob wir nach Europa schauen, wo sich Generationen von Frauen für die Sanduhrfigur in enge Korsette zwängten, in das historische China, wo den Mädchen für den ersehnten mißgebildeten »Lilienfuß« die Füße eingeschnürt wurden, oder in die heutigen USA, wo sich zahllose Menschen per Operation mit Kunststoffpölsterchen oder Fettabsaugung redesignen lassen, stets handelt es sich um einen Eingriff in die körperliche Unversehrtheit.

Ein besonderes Motiv sollte man bei den Praktiken früherer Zeiten nicht außer acht lassen: Viele der traditionellen »Schönheitsideale« hatten eine ganz spezifische Folge, sie schränkten die Freiheit der Frauen ein. So raubte das Korsett der Europäerin den Atem, der Lilienfuß hinderte die Chinesin am Weglaufen, und die Fettleibigkeit der Araberin ließ ihr Interesse am »Ausgehen« erlahmen. Waren die Schönheitsideale einmal etabliert, sorgten die Sehgewohnheiten dafür, daß sie von Generation zu Generation als schöner empfunden und entsprechend weitergegeben wurden. Dadurch erhielten sie ihre Macht über die Gesellschaft und wurden nicht mehr hinterfragt.

Wie wohltuend nimmt sich daneben der Buddhismus aus: Da strahlt ein feister Buddha vor innerer Zufriedenheit. Im Buddhismus ist der Körper ohne Bedeutung, pure Illusion. Insofern ist diese Religion toleranter gegenüber der Schönheit und den Ansprüchen an sie. Der Wert eines Lebewesens hängt nicht wie beim europäischen Hausschwein vom Magerfleischanteil ab. Aber selbst der dicke Buddha, wie wir ihn kennen, ist nicht repräsentativ. Zur frühen buddhistischen Kunst gehörten keine Bilder des Erleuchteten. Er wurde durch Symbole wie einen Elefanten dargestellt. Erst nach Kontakt mit griechischen Künstlern entstanden im Nordwesten Indiens – dort wo sich die beiden Kulturen trafen – die ersten Statuen. Die Darstellungen sind inzwischen dem jeweiligen kulturellen Geschmack angepaßt, angefangen vom gertenschlanken bis hin zum fettsüchtigen Buddha (50).

Aus dem vollen schöpfen – Vielfalt als Evolutionsstrategie

Nach heutiger Weltsicht des christlichen Abendlandes ist derjenige, dessen Körper von den Idealmaßen abweicht, benachteiligt. Entweder lag es an Mutter Natur, die ihm ihre guten Gaben vorenthielt, oder er ist selbst schuld und darf sich nun um die Korrektur seines fehlerhaften Wesens bemühen. Um Schlimmeres zu verhindern, könnte man in Zukunft ja die Embryonen mit wünschenswerten Anlagen auswählen (wie wäre es zum Beispiel mit groß, schlank, blond und blauäugig?) oder gleich das Erbgut manipulieren. Brächte ein solches Vorgehen nicht mehr Gesundheit und Glück für alle? Endlich wären alle Menschen gleich – ein Menschheitstraum ginge in Erfüllung.

Würde die Natur allen Menschen den für Schönheit wie Gesundheit optimalen Körper in Größe, Form und Farbe gönnen, dann wären alle superschön, supergesund und superglücklich. Allerdings würden wir uns dann auch ziemlich ähnlich sehen und stünden jeden Morgen mit Tausenden von Spiegelbildern in der U-Bahn. Dafür wäre das Leben unendlich viel einfacher: Es gäbe nur eine Konfektionsgröße, alle bekämen die gleichen Medikamente, das gleiche optimale Essen, das gleiche Gehalt, völlig gleich aussehende Partner. Keiner wäre benachteiligt, keiner zu kurz gekommen. Wer dennoch auf die Schnauze fällt, ist unter diesen Voraussetzungen tatsächlich selbst schuld und kann sich nicht als Opfer sozialer Benachteiligung fühlen.

Bleibt die Frage, warum die Natur so launisch ist und vorzugsweise »fehlerhafte« Exemplare hervorbringt? Schließlich sind, wenn man den Umfragen glaubt, die meisten Menschen mit ihrem Körper, mit ihrem Aussehen unzufrieden. Die Antwort ist ziemlich simpel: Wer als schöner gilt, wer gesünder ist, wer länger leben darf, hängt von den jeweiligen Umweltbedingungen ab, und die können sich bekanntlich schnell und nachhaltig ändern – egal ob durch Medien, Naturkatastrophen, Kriege oder Wirtschaftskrisen. In solchen Fällen sind nicht selten diejenigen mit dem bis dahin »idealen« Körper benachteiligt. Damit die Menschheit solchen unvorhersehbaren Ereignissen gewachsen ist, gibt es sie in vielen verschiedenen Ausführungen. Jedes Individuum ist mit einer anderen Kombination von Merkmalen ausgestattet, jedes sieht anders aus, jedes hat andere Eigenschaften, andere Vorlieben, hat andere Empfindlichkeiten und Stärken.

Der deutsche Evolutionsbiologe Ernst Mayr hielt große Vielfalt für eines der entscheidenden Kriterien für das Weiterbestehen von Arten. Er entwickelte Darwins Vorstellung vom *survival of the fittest,* vom Überleben des »am besten Angepaßten« weiter zu einer »Eliminierung der am schlechtesten Angepaßten«. Mayr erkannte, daß in der Natur eher das Prinzip des Überlebens von möglichst vielen Eigenschaften gilt – was zu einer Vielzahl verschieden ausgestatteter Individuen führt: »Geht man von der klassischen Auffassung aus, dass nach dem Einwirken der natürlichen Selektion nur die Besten übrigbleiben, dann ist die Variation relativ gering. Folgt man jedoch dem Eliminierungsmodell, nach dem nur die wirklich schlecht geeigneten Individuen ausgesondert werden, dann bleibt unter den besser geeigneten Überlebenden sehr viel Variation erhalten« (51). Nur, wer unter bestimmten Umweltbedingungen wirklich ganz schlecht zurechtkommt, so Mayr, bleibt auf der Strecke. Die Evolution toleriert eine große Bandbreite an Merkmalen, schleppt sie mit. Fast alle dürfen also mitmachen, kommen zur Fortpflanzung, kommen zurecht. So bleibt gesichert, daß, wenn sich die Umweltverhältnisse plötzlich ändern, zumindest ein paar Mitglieder der Art genau die Eigenschaften haben, die jetzt gebraucht werden (52).

Wenn die Medizin ärztliche Normen aufstellt – egal ob fürs »optimale Gewicht« oder für »optimale Blutfette« –, so spricht daraus noch immer das typologische Denken des 19. Jahrhunderts, also das Denken in festen Kategorien. Die Fortschrittseuphorie ließ damals alles meßbar, wägbar und berechenbar erscheinen, einschließlich der Körperfunktionen. Die Mediziner begannen, alle Menschen so zu behandeln, als seien sie gleich, als hätten sie die gleichen Anlagen und Fähigkeiten, den gleichen Genotyp. Doch Gleichheit vor dem Gesetz ist etwas ganz anderes als in der Biologie. Denn was den Richter ehrt, ist beim Arzt fehl am Platz. Jedes Individuum funktioniert anders – und das ist für die Biologie von enormer Bedeutung. Es ist so wichtig, daß die »Produktion« von Vielfalt zu

Schubladendenken

Die alten griechischen Philosophen bemühten sich, wie die Menschen unserer Tage, Erklärungen für die Welt um sie herum zu finden. Für Plato z. B. bestand die Welt aus einer beschränkten Zahl von »Wesenheiten«, und er glaubte, daß einzig der Typus (die Essenz) jeder dieser Kategorien real ist und Variationen keine Bedeutung besitzen. Platos Wesenheiten waren unveränderlich und klar gegen andere Typen oder Wesenheiten abgegrenzt. Heute würden wir seine Typen als »Schubladen« bezeichnen.

Diese Art des typologischen (oder essentialistischen) Denkens war vor allem in der Physik verbreitet, da die Bausteine der Materie, wie Elementarteilchen oder chemische Elemente, tatsächlich konstant und eindeutig voneinander abgegrenzt sind. Die Physik war im 19. Jahrhundert die Leitwissenschaft, deshalb orientierten sich auch die Biologie und die nach Wissenschaftlichkeit strebende Medizin an diesem Vorbild. Aber hundert Menschen sind etwas anderes als hundert Dreiecke. Das hatte auch Darwin erkannt. Deshalb führte er einen Denkansatz ein, den wir heute als *Populationsdenken* bezeichnen.

In seinem Buch *Konzepte der Biologie* erklärt der Evolutionsbiologe Ernst Mayr: »In einer Biopopulation gibt es keine zwei identischen Individuen, nicht einmal eineiige Zwillinge sind identisch. Das gilt für alle sechs Milliarden Exemplare der Gattung Mensch. Die Variation zwischen den jeweils einzigartigen Individuen ist die *Realität*, das errechnete statistische Mittel dieser Variation dagegen nur eine Abstraktion« (51). Aber genau diese Abstraktion nimmt die Medizin immer noch als Maßstab für ihr Handeln. Die individuelle Realität dagegen wird meistens ignoriert.

den wichtigsten evolutionären Mechanismen gehört, weil sich damit die Wahrscheinlichkeit erhöht, daß Nachkommen unter veränderten Umweltbedingungen überleben.

In der Medizin ist diese Einsicht bis heute nicht angekommen. Natürlich haben verbindliche Gesundheitsnormen etwas Verführerisches, auch für den Patienten, wenn er erfährt, wo seine »Werte« nicht mehr »normal« sind, wo etwas getan werden muß, um Krankheiten zu verhindern. Letztlich schimmert selbst hier das tradierte christliche Denken durch, wenn die Medizin bei ihren Meßergebnissen beispielsweise zwischen »gutem« und »bösem« Cholesterin unterscheidet. Doch die belebte Welt lebt von der Vielfalt, sie kennt keine »richtigen« oder »falschen« Werte, sondern sie sorgt für eine große Streubreite. Deshalb kann es niemals so etwas wie ein »Idealgewicht« geben, sondern nur eine mehr oder weniger ideal geformte Normalverteilung aller Variationen von Dikken, Dünnen und Durchschnittlichen.

Zur häufig gestellten Frage, weshalb die natürliche Selektion so viele scheinbar abwegige Entwicklungen in der Evolution dulden konnte, sagt Ernst Mayr: »Bei einer ›Selektion der Besten‹ hätten diese in der Tat keine Chance gehabt. Doch wenn das tolerantere Prinzip der Eliminierung waltet, bleibt ein breites Spektrum an Phänotypen erhalten, deren Fähigkeit, mit umweltbedingten Eventualitäten zurechtzukommen, variiert« (51). Folglich sind die aus menschlicher Sicht bedauernswerten »Fehler« für die Natur so enorm wichtig, Fehler, die die Betroffenen meist als Ungerechtigkeit oder heimtückischen Schicksalsschlag empfinden.

Betrachten wir einmal unter diesem Blickwinkel Erbdefekte wie die Familiäre Hypercholesterinämie. Die Betroffenen weisen extrem hohe Cholesterinwerte auf und sterben im Durchschnitt etwas früher als andere Menschen. Sie leben angesichts der Früherkennung meist in ständiger Angst vor dem »vorzeitigen Herztod«.

Doch bis zum Jahr 1910 hatten sie eine höhere Lebenserwartung als Menschen mit »normalem« Cholesterin (53). Das sollte sich erst nach 1915 mit dem verstärkten Einzug der Hygiene ändern. Nun lebten die anderen länger. Der Grund: Hohes Cholesterin schützt vor Infektionen. Man erkennt Patienten mit Hypercholesterinämie meist daran, daß sie nie krank werden. Solange die Menschheit von Cholera und Tuberkulose bedroht war, solange die hygienischen Verhältnisse zu wünschen übrigließen, solange Lebensmittelvergiftungen an der Tagesordnung waren, war hohes Cholesterin die beste Lebensversicherung. Angesichts unserer »keimfreien« Umwelt kommt dieser Vorteil heute nicht mehr zum Tragen. Aber das kann sich schnell wieder ändern, wenn sich eine neue Seuche anschickt, mit ihrem Todeshauch die letzten Winkel einer globalisierten Erde zu erreichen. Deshalb kann es sich als durchaus vorteilhaft erweisen, wenn dieses vermeintlich »kranke« Gen auch weiterhin an kommende Generationen weitergegeben wird.

Nicht viel anders verhält es sich mit der Zuckerkrankheit (Diabetes Typ 2). Die Gene, die ihre Entstehung begünstigen, schützen gleichermaßen vor dem Verhungern. Diabetes Typ 2 hat, entgegen der landläufigen Meinung, nichts mit einem übermäßigen Verzehr von Zucker oder Weißmehl zu tun (siehe Kapitel 6) (54). Den Schlüssel für den Zusammenhang mit Nahrungsmangel fand man weitab von unserer übersättigten Wohlstandsgesellschaft, unter anderem in Mikronesien auf der Insel Nauru. Dort litt die Bevölkerung früher häufig unter Hungersnöten. Die Diabetesgene helfen dem Körper, in mageren Zeiten Energie zu sparen. Diabetiker sind deshalb häufig dick, weil sie besonders gute »Futterverwerter« sind. Seit auf den Atollen ausreichend Nahrung verfügbar ist, werden die Menschen älter, und ab 50 leidet jeder zweite Erwachsene an Diabetes. Das war der Preis dafür, daß man Atolle bewohnen konnte, die kaum Landwirtschaft erlauben (55).

Daß in diesen Teilen der Welt Übergewicht und Fettleibigkeit als schön gelten, versteht sich von selbst.

Jedes biologische Merkmal ist also mit Risiken und Vorteilen verbunden, je nachdem, wie gerade die Lebensverhältnisse aussehen. Dies gilt auch für die Dicken. Sie überleben in Zeiten des Nahrungsmangels besser. Leben wir in einer Zeit, in der der Hunger endgültig besiegt ist? Nein. Allein die Sorge des Getreidehandels, daß der wachsende Wohlstand in Asien sehr schnell zum Schwinden der Weltgetreidevorräte (die derzeit meist etwa dem Verbrauch von 100 Tagen entsprechen) führen könnte, zeigt, wie sehr wir uns in falscher Sicherheit wähnen (56). Es kann sein, daß die Schlanken die Dicken eines Tages wieder beneiden werden, sofern sie nicht vorher verhungert sind. Dicksein ist etwas vollkommen Natürliches, auch dann, wenn es nicht den aktuellen ästhetischen Wünschen oder dem Selbstbild des Trägers entspricht.

Erlöse uns von diesen Übeln

Inzwischen hat die Figurbesessenheit selbst den Status einer Religion erreicht: Wir opfern dem Schlankheitskult, der sich allerorten vor Gespenstern fürchtet, die der Zeitgeist erfindet. Hinter jedem Bissen lauern unsichtbares Acrylamid, versteckte Fette oder anderer Genuß voller Reue. Während sich der Klerus bemüht, seine Sprache weltlicher, lebensnäher zu formulieren, um die Gläubigen besser »dort abholen zu können, wo sie stehen«, hat sich umgekehrt der religiöse Wortschatz als Stilmittel in den Massenmedien etabliert. So fragt der *Focus* im Sommer 2004 unter dem Titelthema »Die Diätrevolution«: »Können Nudeln Sünde sein?« Bislang war Pasta und Konsorten in der Tat als Heilbringern gehuldigt worden, während alles Fettige »Teufelszeug« war, doch nun haben die Orakel den Ernährungspäpsten neue Visionen übermittelt:

»Als würde der Vatikan die Prostitution gestatten, werden fette und ölige Speisen nun als Diätetikum geheiligt.« Der *Focus* spricht von einer »neuen Diät-Religion« (Low Carb), von »bösen Dickmachern« und einem »Gottvater«, der eine neue Diät verkaufen will (57).

Zugleich hat sich ein Jugendkult entwickelt, der »natürlich« von einer schlankeren Körperform ausgeht. Man soll den Menschen schließlich ansehen, daß sie noch nicht zur älteren Generation gehören, die naturgemäß dicker ist als der Nachwuchs. Denn alt sein heißt heute, nicht mehr gebraucht werden, nicht mehr gefragt sein. Ein schlankes Äußeres signalisiert »Ich bin eigentlich noch ganz jung«. Diese veränderte Einstellung zum Alter ist neben der Gesundheitspropaganda Auslöser der Fitneßwelle, die, ausgehend von den USA, binnen kurzer Zeit Europa überschwemmte. In den USA – einem Land, von dem der Rest der Welt glaubt, dort würde sich seit der Erfindung des Automobils überhaupt niemand mehr bewegen – verdoppelte sich der Prozentsatz regelmäßig sportelnder Menschen von 21 Prozent im Jahr 1961 innerhalb von anderthalb Jahrzehnten auf 44 Prozent (24). Jane Fonda wurde kontinentübergreifend zur fitten, schlanken, attraktiven Vorturnerin, einem Vorbild vor allem für die »reifere Jugend«.

Die Propaganda hatte Erfolg, die Schlankheitsreligion ist heute allgemein verbreitet. Ärzte und Ernährungberater haben die Funktion von Priestern, die Erlösung nach ausreichend Bußfertigkeit versprechen, wobei neuerdings Bußfertigkeit nicht nur Entsagung beim Essen meint, sondern auch die Erduldung körperlicher Schmerzen. In einem Artikel über einen Schönheitschirurgen aus dem Magazin *Gesund leben* (was hat Schönheitschirurgie mit gesundem Leben zu tun?) des *Stern* findet sich denn auch die Aussage einer Patientin: »Früher heilte Gott Leprakranke. Heute hat er die Fähigkeit weitergegeben [an den Halbgott in Weiß!], Menschen zu verschönern.« (58)

Personen, die in einer enormen Kraftanstrengung ihr Leben völlig umgekrempelt haben und »es [Ernährung umstellen, abnehmen, laufen, rauchen aufhören] geschafft haben«, werden uns unter der Überschrift »Schuhe gekauft, Leben gerettet« im *Stern* als neue Menschen präsentiert (59). »Die Chronik einer Neugeburt«, bewiesen durch ein Vorher-nachher-Foto: Aus einem schlaffen Ranzenträger wird ein erfolgreicher Ironman. Das Buch *Moppel-Ich* von Susanne Fröhlich wurde ein großer Publikumserfolg. Wenn uns die Metamorphose von einer dicken Raupe zu einem schlanken Schmetterling in Aussicht gestellt wird, übt das offensichtlich einen unwiderstehlichen Reiz aus. Beweisen nicht all diese Fälle, daß Schlankheit nur eine Frage des guten Willens ist? Beweisen sie nicht, daß Dicke willenlose Gestalten sind, die der Unmoral das Wort reden?

Wer dick ist, sollte es sich zweimal überlegen, ob er dieser Art von Erlösern in die Hände fallen will. Aber wahrscheinlich sind Sie gar nicht dick, auch wenn Ihre Umwelt oder Sie selbst derzeit vielleicht noch zu einem anderen Ergebnis kommen. Rein statistisch ist die Wahrscheinlichkeit hoch, daß sich Ihre Körperform eher in der Mitte der Verteilung findet und weniger an den Rändern, dort wo die Bohnenstangen und die Wuchtbrummen angesiedelt sind. Aber die Wahrnehmung und die Interpretation des Gesehenen ist eine andere. Sie ist abhängig von den biologischen Gesetzmäßigkeiten des Sehens und der damit verbundenen Bildung eines Schönheitsideals, von religiösen Strömungen, die den Menschen vorgeben, auf welche Weise sie die Wirklichkeit zu interpretieren haben, sowie von kulturellen Gewohnheiten, so absurd sie manchmal auch sein mögen. All das ergibt dann je nach Zeitgeist ein anderes Bild vom Menschen. Doch heute haben wir mit den Medien die Möglichkeit, pathologische Bilder vom »schönen Körper« in die Köpfe zu pflanzen, ohne daß sich die Betrachter dagegen wehren können. Dieser Prozeß läuft derzeit global ab.

Der Preis ist hoch: Unglückliche Erwachsene, weil für sie das Ideal in immer weitere Ferne rückt, je älter sie werden. Seelisch kranke Kinder, weil die ihren Körper betreffenden Ermahnungen ihr Selbstwertgefühl untergraben. Verlorene Jugendliche, die in Eßstörungen abgleiten, um das gesellschaftlich erwünschte Ziel zu erreichen. Eine neue Version des Rassismus breitet sich aus, der sich dieses Mal weniger an religiösen oder ethnischen Grenzen festmacht, sondern an den Gesetzen der Biologie, die dafür sorgen, daß stets die Hälfte der Menschen dicker als der Durchschnitt ist. Dagegen helfen weder Aufklärung noch Psychotherapie oder sonst etwas finanziell Einträgliches, sondern nur ein Ändern der Bilder in den Medien, in der Werbung, in den Schulbüchern, in den Bilderbüchern. Das allerdings kostet nichts – außer ein wenig guten Willen.

4 Alles geregelt!
Wie der Körper sein Gleichgewicht hält

Die Theorie der Gewichtsregulation, die Mediziner und Ernährungswissenschaftler verbreiten, ist ein echter Klassiker, nur leider nicht so unterhaltsam wie die Märchen der Brüder Grimm. Wir sollen uns, so wird seit Jahrzehnten gepredigt, unseren Körper als Faß vorstellen. Was wir oben hineinschütten, sind die Kalorien, die wir essen. Was wir dem Faß entnehmen, sind die Kalorien, die wir verbrauchen. Das Gewicht dieses Fasses können wir demnach leicht beeinflussen: Soll es leichter werden, drosseln wir die Zufuhr, zügeln uns also bei Tisch, oder wir drehen den Ablaufhahn auf und lassen, etwa durch Sporteln, einfach mehr Kalorien entweichen. Diesem einfachen Schema folgt auch die Logik unserer Ministerin. So ziemlich jeder wisse, »dass Abnehmen möglich ist: Man muss nur weniger essen und sich mehr bewegen«, schreibt Renate Künast in ihrem Buch *Die Dickmacher* (1).

Sobald sich Aufnahme und Verbrauch von Energie nicht mehr die Waage halten, tritt zwangsläufig ein Ungleichgewicht auf. Jede Kalorie zuviel sammelt sich unweigerlich an den bekannten Stellen, jede eingesparte läßt demzufolge das Hüftgold schmelzen. Mit diesem Wissen ausgestattet, kann jeder sein Gewicht nach Belieben manipulieren. Die Dürren müssen mehr Schweinsbraten mit Knödeln essen oder wenigstens mit einer Flasche Bier und einer Tüte Chips auf der Couch herumlümmeln, damit sie endlich was auf die Rippen kriegen. Die Vollschlanken dagegen sollten sich joggend mit

Lightlimo und Rohkost bis zu ihrem Wunschgewicht vorarbeiten. Alles nur eine Frage der Mathematik und des guten Willens. Klar, Ausnahmen kennt jeder: Wie den 100jährigen Opa, der zeitlebens geraucht hat, gibt es auch den hageren Kollegen, der essen kann wie ein Scheunendrescher und trotzdem ein Strich in der Landschaft bleibt. Wir sehen es – und glauben es. Das sind die Gene, der Mann ist entschuldigt. Die Position der Dicken ist allerdings schlechter. Dick trotz Diät? Ach was, die naschen doch alle heimlich – von nichts kommt nichts.

Von Milchmädchen und Hungerkünstlern

Die Idee dieses Input-Output-Systems ist so einfach, so einleuchtend, so erfüllt von gesundem Menschenverstand, daß es beinahe der Blasphemie gleichkommt, daran zu zweifeln. Es gibt nur ein Problem: Leider funktioniert die schöne Idee im praktischen Leben nicht.

Die Geschichte der Diäten zur Gewichtsreduktion ist eine Geschichte des Scheiterns. Warum gibt es wohl jedes Frühjahr ein Dutzend neuer Diäten? Etwa, weil die alten so wunderbar funktioniert haben? Bundesweite Kampagnen wie die »Pfundskur«, getragen von Krankenkassen, Rundfunksendern und Würstchenbuden, gehen wellenförmig durchs Land, um ein paar Jahre später sang- und klanglos wieder in der Versenkung zu verschwinden. Bisher hat noch keine Diätbewegung zeigen können, daß die Teilnehmer im Schnitt schlanker statt dicker wurden. Was läuft da schief?

Es genügt bereits die normale Lebenserfahrung, um zu sehen, wo der »gesunde Menschenverstand« an seine Grenzen stößt. Stellen Sie sich vor, Ihr Mittagessen im Geschäft ist ausgefallen und Sie kommen erst spät abends müde und hungrig nach Hause. Beim Betreten der heimischen Küche verspüren

Sie einen Riesenappetit auf Leberwurstbrot. Just in diesem Moment taucht vor Ihrem geistigen Auge die gute Fee von der Ernährungsberatung auf und reicht Ihnen einen gesunden Apfel. Pflichtschuldigst disponieren Sie um und essen ihn. Preisfrage: Haben Sie nun keinen Appetit mehr auf die Stulle? In aller Regel werden Sie sich danach mit wahrem Heißhunger auf das ersehnte Leberwurstbrot stürzen.

Nun gut, ein Dicker muß sich eben beherrschen. Theoretisch würde es genügen, bei den Mahlzeiten nur noch halb soviel zu essen, um dauerhaft abzunehmen. Ganz einfach. Aber leichter gesagt als getan. Wer schlank ist und sich jeden Tag satt essen kann, dem fällt es schwer zu verstehen, was Nahrungsverzicht bedeutet – egal, ob das Hungern freiwillig oder gezwungenermaßen erfolgt.

Hunger und Durst sind sich in ihrer Wirkung sehr ähnlich. Wer hungern muß, leidet genauso wie jemand, der seinen Durst nicht stillen darf. Gewiß, der Durst wirkt schneller, aber das Ergebnis ist das gleiche. Am Ende steht der Tod. Beim Verdursten tritt er nach 10 bis 12 Tagen ein, beim Verhungern je nach Fettvorrat innerhalb von 30 bis 200 Tagen. Der Körper unterscheidet nicht zwischen Diät und Notstand. Wenn die Kalorienzufuhr zu knapp bemessen ist, setzt er auf physiologischer Ebene Himmel und Hölle in Bewegung, um sein Überleben zu sichern. Aus gesteigertem Appetit wird quälender Hunger.

Wer mit einer Diät beginnt, hat nicht nur während der Mahlzeiten »mehr Appetit«, sondern natürlich den ganzen Tag über. Dieser Hunger wird nicht mehr von ihm weichen, er wird ihn oder sie Tag und Nacht peinigen, und er wird von Tag zu Tag schlimmer. Alsbald denken die Diätwilligen nur noch ans Essen. »Diät zu halten ist grauenvoll, stressig und ungefähr so spaßig wie ein Brand im Altersheim«, so eine Kennerin der Materie, Susanne Fröhlich, Autorin des Bestsellers *Moppel-Ich* (2).

Diese Einsicht ist alles andere als neu. Erstmals wurde sie schon vor mehr als einem halben Jahrhundert im Detail wissenschaftlich dokumentiert. Im November 1944 nahmen 36 junge, gesunde Freiwillige in Minnesota, statt in den Krieg zu ziehen, an einem Versuch teil, der die Auswirkungen von Hungerperioden auf Körper und Geist untersuchen sollte. Die Teilnehmer erhielten drei Monate lang normale Kost mit durchschnittlich 3500 Kilokalorien. Dann folgten sechs Monate mit halben Portionen – also sogar noch deutlich mehr als die heute üblichen 1000-Kilokalorien-Diäten. Anschließend gab es eine dreimonatige Aufbauphase (3).

Die Folge: Das Essen wurde bald zum Dauerthema, zum zentralen Lebensinhalt. Die Teilnehmer litten unter Konzentrationsstörungen, ihr sexuelles Interesse sank, Stimmungsschwankungen zwischen Euphorie und Depression peinigten sie – alles Dinge, die wir heute von Diätgeschädigten kennen. Ihre Sättigungsregulation war gestört, zum Teil so nachhaltig, daß dieses Problem auch nach Versuchsende nicht verschwand: Es kam zu Heißhungerattacken, die Männer konnten nicht mehr mit dem Essen aufhören, sie spürten es nicht mehr, wenn sie satt waren. Einer von ihnen hackte sich gegen Ende der Diätphase sogar eine Fingerkuppe ab, um von den Versuchsleitern vom Hungern erlöst zu werden. Am Schluß befanden sich alle in tiefer Apathie. Aber sie hatten erfolgreich die Hälfte ihres Fettgewebes verloren.

In der Aufbauphase erhielten die Teilnehmer mit 4000 Kilokalorien pro Tag sogar mehr zu essen als am Anfang. Dennoch konnten sie das Ende des Versuchs kaum erwarten, sie zählten die Stunden. Trotz der reichlichen Kost hatten sie nur ein Ziel vor Augen: Endlich unbegrenzt Essen zu bekommen. Bei ihrem Abschiedsmahl aßen die Teilnehmer wie die Wölfe, vielen wurde schlecht. Nach Abschluß des Experiments konsumierten sie täglich 5000 Kilokalorien und behaupteten danach immer noch, Hunger zu haben. Es dauerte Monate, bis das

Essen für die ersten an Bedeutung verlor. Nachdem sie ihre früheren Fettpolster wiedererlangt hatten, fanden sie auch wieder zu ihrer ursprünglichen Persönlichkeit zurück.

Die Teilnehmer waren amerikanische Kriegsdienstverweigerer, die sich freiwillig für diesen Versuch gemeldet hatten, nicht zuletzt, weil sie sich schuldig gegenüber ihren Freunden fühlten, die an der Front standen. Es handelte sich also vermutlich durchaus um willensstarke Personen, die für ihre Überzeugung geradestanden. Und doch hätten sie die Diät über kurz oder lang aufgegeben, hätten sie die Möglichkeit gehabt, dies aus freien Stücken zu tun.

Hinter dem Scheitern der meisten Diäten steckt nicht »Unbeherrschtheit«, sondern eine biologische Reaktion, die sicherstellen möchte, daß das Körpergewicht erhalten bleibt. Wenn unser Körper Lebensnotwendiges wie Atemluft, Wasser oder Nahrung nicht mehr in gewohnter Weise erhält, greift er zu recht brachialen Mitteln, damit »sein Mensch« nichts unversucht läßt, um sich das Ersehnte zu verschaffen. Natürlich gelingt es, mit Diäten schnell ein paar Kilo abzunehmen. Dabei ist es kein Geheimnis, daß ein großer Teil des Gewichtsverlustes anfangs auf einer vermehrten Wasserausscheidung beruht. Dann folgt bei vielen Diätformen kurz sogar ein Abbau von Muskelgewebe, und erst danach greift der Organismus die Reservepölsterchen, sprich das Fett, an.

Doch kaum ist die Diät vorbei, legt ein Großteil der Menschen wieder zu. Die meisten erreichen binnen Jahresfrist wieder ihr Ausgangsgewicht. Mindestens. Hier liegt auch einer der fiesesten Fallstricke der Diätwelt. Denn selbst wer ab- und wieder zunimmt, weiß ja aus seinen anfänglichen »Erfolgen«, daß Abnehmen »möglich ist«. So wie Uli Hoeneß, der Ende 2004 mit Jens Jeremies und Hasan Salihamidzic wettete, daß er Anfang des neuen Jahres auf 96 Kilo »runter« sein würde. Er schaffte es und sagte der *Süddeutschen Zeitung* anschließend in einem ganzseitigen Wochenendinterview: »Vor dem Zunehmen habe ich keine Angst, weil ich weiß, daß ich das wieder in den Griff kriege.«

Wer seinen Körper aber wieder und wieder mit Diäten und eisernem Willen zu seinem Glück zu zwingen versucht, hat gute Aussichten, mit dem Jojo-Effekt Bekanntschaft zu machen: Dabei legt sich der Körper in weiser Voraussicht nach jeder Diät ein Extra-Reservepölsterchen zu (4). Schließlich kann er nie wissen, wie bedrohlich die nächste Hungersnot wird, die sein Mensch »Diät« zu nennen beliebt. Jeder Gewichtsverlust läßt bei ihm die Alarmglocken schrillen. Dabei interessiert es unseren Körper herzlich wenig, ob die aktuelle Diät von Medizinprofessoren, Schauspielerinnen oder Psychologen ersonnen wurde oder ob es für den Hunger gesundheitliche, kosmetische oder soziale Gründe gibt.

Diäten sind heute, und das schon seit Jahrzehnten, eine der wichtigsten Ursachen für »Übergewicht«. Warum gibt es keine Kampagne gegen Diäten als Dickmacher? Warum kämpft die Gesellschaft heroisch gegen den Genuß von Pralinen, Pizza und Pommes, nicht aber gegen den Kalorienverzicht, obwohl er nachweislich ein Dickmacher par excellence ist?

Messerscharfe Logik und wundersamer Mäusespeck

Vielleicht müssen wir nur etwas rabiater sein, um unserem Körper das individuelle Wunschgewicht aufzuzwingen? Da gibt es eine ganz famose Methode, wie wir aus einschlägigen Zeitschriften und TV-Magazinen wissen: Man kann das Fett einfach rausschneiden oder absaugen. »Liposuktion« heißt das auf Plastisch-chirurgisch. Dann sind die ganzen bösen Fettzellen mitsamt ihrer unerwünschten Speicherkapazität verschwunden. Was weg ist, kann logischerweise nicht wieder anschwellen. Klingt gut, funktioniert aber auch nicht.

Eine Studie an der University of Texas in Dallas ergab, daß

etwa die Hälfte der Patienten nach sechs bis 24 Monaten sogar deutlich schwerer war als vor der Fettabsaugung (5). Das »wiedergeborene« Fett tauchte allerdings weniger an den Stellen auf, an denen es vorher entfernt worden war. Es fand sich dort ein, wo es noch Fettzellen gab. Gelegentlich sogar dort, wo es viele Frauen wahrscheinlich am wenigsten stört: an den Brüsten (6). Frau sollte aber nicht allzusehr auf diese Umverteilung spekulieren. Denn oft kommt das Fett dort wieder, wo auch der kosmetische Chirurg nicht mehr viel ausrichtet, nämlich zwischen den inneren Organen.

In den allermeisten Fällen legen die Menschen nach einer Liposuktion wieder Fett zu. Fachärzte warnen jedenfalls bereits davor, sie als Mittel zur Beseitigung überflüssiger Pfunde zu benutzen: »Die Fettabsaugung ist keine Methode zur Gewichtsreduktion«, sondern lediglich zur »Konturierung« geeignet, befindet beispielsweise Ronald Goerner von der Universitäts-Frauenklinik in Heidelberg (7).

Der Körper steuert also machtvoll dagegen, wenn ihm die Pfunde und Fettvorräte plötzlich abhanden kommen. Aber woher weiß er eigentlich, daß er zu leicht ist? Was veranlaßt ihn, das entfernte Gewicht wieder auszugleichen? Haben wir einen eingebauten Gewichtsmesser? Haben wir. Für diesen und ähnlich wichtige Zwecke besitzt der Körper sogenannte Propriorezeptoren, die – wie der Name sagt – der Eigenwahrnehmung dienen (8). Dieses Know-how braucht er für jede Art der Bewegung. Wenn er nicht wüßte, wie schwer der rechte Arm ist und welche Lage dieser im Raum einnimmt, könnte er beispielsweise die Muskeln nicht so exakt bewegen, daß wir beim Autofahren die Gangschaltung betätigen können, ohne hinzusehen.

Tierversuche haben diese Form der Regulation auf eindrucksvolle Weise bestätigt. Bei Mäusen wurde das Gewicht allerdings nicht durch Liposuktion gesenkt, sondern zunächst durch Einpflanzen eines Fremdkörpers erhöht. Darauf begannen die Tiere sofort, Gewicht zu verlieren, bis sie wieder so leicht waren wie vor der Operation (9). Als man das Implantat entfernte, nahmen die Tiere so lange zu, bis sie wieder ihr Ausgangsgewicht erreicht hatten. Und wie so oft stellen die Autoren auch hier erstaunt fest: »Änderungen in der Körpermasse konnten nicht durch meßbare Veränderungen bei Energieaufnahme und Verbrauch erklärt werden.«

Interessanterweise sind es vor allem die Männchen, die das zusätzliche Gewicht durch Abbau von Fett ausgleichen (10). Weibchen dagegen verlieren zwar anfangs einiges Fett – wahrscheinlich durch den Streß, den die Operation auslöst. Nach ein paar Wochen haben sie diesen Verlust aber wieder wettgemacht. Sie behalten ihre »biologische Körpermasse« und akzeptieren sogar das Zusatzgewicht. Ist ja auch logisch: Für Weibchen wäre es ziemlich schlecht, wenn sie ein Zusatzgewicht durch Abnehmen ausgleichen würden. Schließlich passiert das vielen von ihnen mehrfach im Leben, nämlich bei jeder Trächtigkeit bzw. Schwangerschaft. Das erklärt auch die unterschiedlichen Erfahrungen vieler Pärchen, die gemeinsam abnehmen wollen. Frauen müssen aus rein biologischen Gründen häufiger scheitern als Männer, was letztere aber natürlich gern als Zeichen ihrer größeren Willenskraft deuten.

Wenn es nicht einmal hilft, die Fettzellen abzusaugen, und das Fett statt dessen an anderen Stellen wiederkommt, dürfen wir dann ernsthaft hoffen, daß es uns gelingt, mit Cola light oder Joggen unseren Body wunschgemäß zu gestalten? Welche Wunderwirkungen können wir unter diesen Voraussetzungen von Tropfen und Pillen erwarten (siehe Seite 235 ff.)? Und vor allem: Welcher Erfolg ist dann wohl einer »Plattform Ernährung und Bewegung« beschieden – außer, daß Politiker ins Fernsehen kommen und das Einkommen von Ernährungsberatern gesichert wird?

Die perfekte Geldmaschine

So langsam müßte uns klar werden, daß wir es mit einem verdammt starken Gegner zu tun haben: einem körpereigenen Regelsystem, das sich auch von Willen, Pillen und Skalpellen nicht überlisten läßt. Der Körper kriegt sein Fett, und der Geist kriegt es nicht weg. Merkwürdig ist nur: Diese Einsicht hat sich trotz millionenfacher Mißerfolge beim Abnehmen offenbar noch nicht durchgesetzt. Der Spruch »Wer dick ist, muß abnehmen« ist zum Mantra der herrschenden Gesundheitsideologie und nun auch unserer Gesundheitspolitik geworden. Wer dick ist, muß abnehmen, Wer dick ist, muß abnehmen, Wer dick ist, muß abnehmen, Wer dick ist, muß abnehmen, Wer dick ist, muß abnehmen ... Das ist natürlich Schwachsinn.

Zumindest sichert er aber eine Menge Arbeitsplätze – und dem einen oder der anderen den flotten Flitzer oder die Villa auf Mallorca. Die Diätindustrie mit ihren weit verzweigten Ablegern wie Kurkliniken, Schönheitspraxen, Frauenzeitschriften, Männerzeitschriften, Fitneßstudios, Ernährungsgesellschaften etc. ist eine Goldgrube. Jahr für Jahr sollen nach Angaben des Marktforschungsinstituts Datamonitor über 200 Millionen Europäer eine Diät beginnen. Allein der Jahresumsatz an Diätprodukten wird für Europa auf bis zu 93 Milliarden Euro geschätzt. Dabei müßte der Markt eigentlich längst in sich zusammengebrochen sein, denn Diätprodukte, Diätbücher, Diätversprechen sind bekanntlich klassische Mogelpackungen. Doch diese Branche lebt nicht vom Erfolg, sondern vom Scheitern.

Warum platzt die Blase aus falschen Versprechungen nicht wie einst das Hubba Bubba des Neuen Marktes? Warum bläst sie sich vielmehr immer weiter auf? Weil die Verkäufer, oft genug Ärzte, Ernährungswissenschaftler und Apotheker von Beruf, ständig predigen, es sei ganz einfach, abzunehmen.

Man müsse es nur wollen. Wer die freundlichen Angebote dennoch verschmäht, dem werden Krankheit und »vorzeitiger Tod« prophezeit (siehe dazu Kapitel 6). Inzwischen muß sich der Diätverweigerer auch schon mal als Kostentreiber des Gesundheitssystems beschimpfen lassen.

Wenn eine Immobilie nach dem Kauf einstürzt, nehmen wir den Verkäufer nach allen Regeln der Kunst in Regreß. Doch Diätanbieter, Schönheitschirurgen und Süßstoffhersteller bleiben trotz Produkthaftungsgesetz ungeschoren. Wer nach vergeblichen Abspeckversuchen dicker wird, gibt sich selbst die Schuld, weil ihm das von allen Seiten und wider besseres Wissen eingeredet wird. Wer sein Geld anlegen will und wen das menschliche Leid, das er anrichtet, kalt läßt, sollte das in der Diätwirtschaft tun und z. B. Abspeckkliniken betreiben. Weil ihre Produkte und Leistungen so erfolglos sind, weil die Menschen trotz oder besser wegen der Diäten immer dicker werden, brauchen sie immer neue Diätprodukte. Das klingt ein bißchen nach kollektiver Heroinsucht? Da ist was dran. Die westliche Überflußgesellschaft als Diätjunkie: Gib uns mehr! Mehr Hunger! Wir sind bereit, zu zahlen und zu leiden.

Dabei bedienen die Anbieter nur scheinbar den drängenden Wunsch vieler Kunden, wieder so schlank und attraktiv auszusehen wie mit achtzehn. Tatsächlich vermögen auch sie nichts gegen die biologischen Gesetze auszurichten, denen jeder Körper folgt. Die sehen im Lauf des Lebens eine langsame, aber stetige Gewichtszunahme vor (11, 12). Der Diätindustrie kann's nur recht sein, denn so steigt mit dem Alter die Unzufriedenheit der Menschen mit ihrem Körper – das fördert die Umsätze der Branche.

Unser Körper ist kein statisches Faß, sondern ein ziemlich vitales und zugleich auch stures System. Deshalb brauchen wir ein realistischeres Modell, um die paradoxen Reaktionen auf Diätversuche verstehen zu können.

Fehlgeleitete Regelungswut

Stellen wir uns statt eines Fasses lieber ein Haus vor, das beheizt werden muß. Über das Gebäude wissen wir nicht mehr, als daß die Zimmertemperatur deutlich über dem wünschenswerten Idealwert liegt – sagen wir mal, statt bei empfohlenen 18 bei wohligen 22 Grad Celsius. Da die Temperatur laut Regierungsbeschluß gesenkt werden soll, fragen wir einen Energieberater, wie wir das erreichen können. Der findet schnell heraus, daß die ganze Wärme in der Wohnung vom Erdöl im Tank stammt. Außerdem ist da ein Brenner, der das Erdöl in Wärme (Kalorien) verwandelt. Seine Empfehlung ist klar: Machen Sie den Tank nur halbvoll, und schon haben Sie bald Idealtemperatur in Ihrer Wohnung.

Klingt zwar logisch, nützt aber nix, außer daß der Heizöllieferant in kürzeren Abständen den Tank füllen darf. Denn wenn der ganz leer würde, fielen wir Bewohner bald in Kältestarre. Die Temperatur bleibt also bei 22 Grad. Der Berater empfiehlt als nächstes, Wasser ins Öl zu mischen, um den Kaloriengehalt des Brennstoffs zu senken. Weniger Kalorien, weniger Wärme. Aber auch das führt nicht zum Ziel: Der Brenner setzt nun zwar ab und an aus, heizt bei Betrieb dann aber um so länger. Das Thermometer zeigt weiter 22 Grad, trotz aller Anstrengungen.

Nun gut, wenn es nichts bringt, den Input zu manipulieren, müssen wir eben den Output erhöhen, sagt der Energieberater. Wir reißen ein Fenster auf, und in der Tat strömt die Wärme nach draußen – aber die Heizkörper glühen jetzt nur um so mehr in dem Bemühen, die Temperatur konstant zu halten. Der auffälligste Effekt: Die Heizkosten steigen durch das Dauerfeuer. Das einzige, was sich nicht ändert, ist die Temperatur, die das Thermometer zeigt.

Der Grund für das Scheitern ist simpel: Das Haus hat einen Thermostaten. Und wenn es sich noch dazu um einen »in-

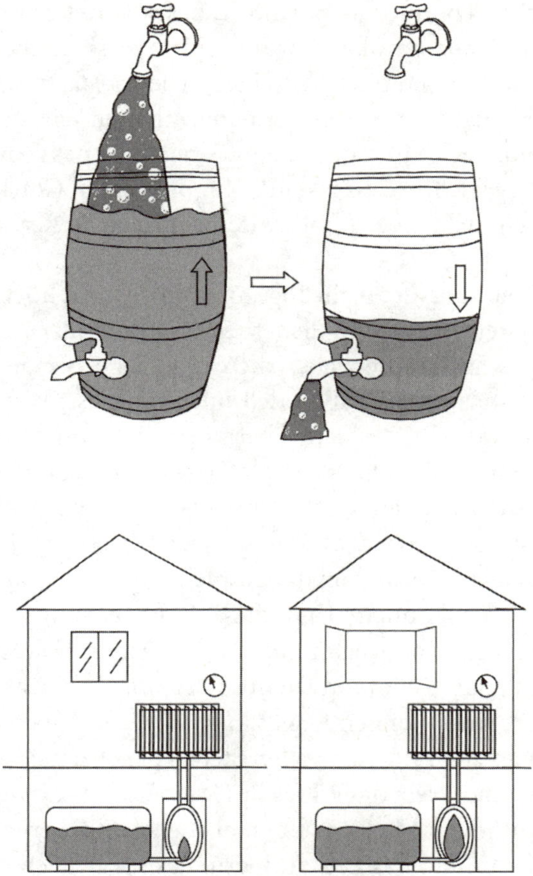

Abbildung 7 Zwei Modelle zur Gewichtsregelung. Oben: Das Faßmodell. Will man das Gewicht senken, muß man den Zulaufhahn zudrehen (weniger essen) und/oder den Ablaufhahn öffnen (sich mehr bewegen). Unten: Das Thermostatmodell: Es nützt nichts, den Tank nur halb mit Öl zu füllen (Energie sparen) oder die Fenster sperrangelweit aufzureißen (Energieverbrauch erhöhen), der Thermostat sorgt dafür, daß die Raumtemperatur (Gewicht) stets gleich bleibt.

telligenten« Thermostaten handelt, beantwortet er jeden Versuch, das Haus abzukühlen, mit einer vorsorglichen Erhöhung der Temperatur. Wer einen Thermostaten in seiner Wohnung hat, kann leicht Abhilfe schaffen: Er dreht den Temperaturregler herunter. Beim Gewicht ist das schwieriger, denn unser Körper hat keine Knöpfe. Zum Glück. Dann kann auch nicht jeder Idiot an der zentralen Steuerung rumfummeln.

Die Steuerung der Nahrungsaufnahme ist ein höchst komplexes System. Sie ist mit Sicherheit weit komplizierter als die Heizung eines Hauses, aber dieses einfache Beispiel macht deutlich, warum das Faßmodell ungeeignet ist. Wenn es im Körper etwas gibt, das dem Thermostaten in unserem Hausmodell entspricht, dann ist glasklar, warum all diese therapeutischen Ansätze (Kalorienreduktion = weniger Öl im Tank, Süß- oder Fettersatzstoffe = Wasser ins Öl, Sport = Fenster aufreißen), warum all die Empfehlungen auf Dauer nicht funktionieren können. Und diese Entsprechung hat sogar einen Namen: In Anlehnung an den Thermostaten nennt man sie Ponderostat (von lateinisch *pondus*, Gewicht) (13).

Wir alle tragen diesen Regler in uns. Wie er aussieht, wo er sitzt, ob an einer oder an vielen Stellen gleichzeitig, weiß bislang niemand. Neben der Idee des Ponderostats existiert auch die Hypothese eines Lipostaten, also eines Körperfettreglers. Wenn wir uns an das Fett erinnern, das sogar nach dem Absaugen wiederkam, erscheint auch das ziemlich logisch. Da die körpereigene Gewichtsregulation ein komplexes, tief gestaffeltes System ist, wären wir nicht überrascht, wenn die Wissenschaft eines Tages neben Ponderostat und Lipostat noch weitere hormonelle und sensorische Systeme finden würde, die unser Körpergewicht regeln. Selbst wenn es uns gelingt, eins dieser Systeme zu überlisten, werden die verbleibenden dafür sorgen, daß sich am Gewicht nicht allzuviel ändert.

Biologische Systeme nehmen keine Rücksicht auf die gerade aktuellen Schönheits- oder Gesundheitsideale. Sie »interessieren« sich nur für eines: das Wohl des Körpers, in dem sie arbeiten. Deshalb sollten wir ihnen ein bißchen mehr vertrauen – zumindest wenn es uns darum geht, gesund zu bleiben. Es liegt nicht an mangelnder Selbstbeherrschung, wenn Abnehmaktivitäten auf Dauer nichts bringen. Im Gegenteil, wir haben es mit einer beneidenswerten Selbstbeherrschung zu tun: der des Körpers über sich selber. Der Geist ist zwar willig, aber das Fleisch ist stärker. So hat es der Schöpfer eingerichtet, auch wenn seine modernen Interpreten manchmal anderes verkünden. Unser Körper ist zudem auch viel »cleverer« als unser Verstand. Schließlich stecken in ihm viele Millionen Jahre an evolutionärer Erfahrung. Die Ernährungswissenschaft dagegen blickt gerade mal auf anderthalb Jahrhunderte zurück. Da darf es nicht wundern, wenn die Experten regelmäßig den kürzeren ziehen.

Das Unbewußte in der Ernährung

Es ist nun aber nicht so, daß man über diese Regulation gar nichts wüßte. Machen wir uns auf die Suche nach den Gründen, warum es so schwierig ist, unseren Speiseplan stets rational nach den Empfehlungen der Fachleute zusammenzustellen. Warum funktionieren all die vielen Programme und Ernährungsvorschriften nicht? Welcher Teil unserer Natur ist schuld, daß die wohlmeinenden Tips in den Frauenzeitschriften nicht funktionieren? Nehmen wir die Regelung unserer Nahrungsauswahl.

Viele Mediziner und Gesundheitsaufklärer scheinen zu übersehen, daß der Mensch als erstes – und in weit größerem Maße, als wir es als »Krone der Schöpfung« tatsächlich zugeben möchten – ein Organismus ist wie jeder andere auf dieser

Erde. Bewußtsein und Kultur sind zeitlich, verglichen mit den Äonen, in denen unsere Vorfahren offenbar blendend ohne sie auskamen, gerade mal einen Wimpernschlag alt. Ihr Einfluß auf grundlegende Lebensfunktionen ist kaum relevant. So hält der Körper seine Temperatur selber konstant, weder Pelzmantel noch Bikini werden ihn davon abbringen. Zur Energiegewinnung braucht er neben dem »Brennstoff« aus den Nahrungsmitteln auch den Sauerstoff aus der Luft für die Verbrennung. Dafür haben wir eine sehr wirksam regulierte Atmung, die ganz ohne unser Bewußtsein funktioniert. Natürlich können wir – analog zur Nahrungsverknappung bei einer Diät – auch die Luft anhalten. Wie lange dieses bewußte Sauerstoffsparen und klimafreundliche Verringern des eigenen Kohlendioxidausstoßes funktioniert, können Sie ja jetzt gleich mal probieren …

Sind Sie noch da? Das nehme ich doch stark an. Denn in den allermeisten Fällen wird Ihr Organismus seine Bedürfnisse durchsetzen. Auch das Herz weiß selbst um den richtigen Takt, der nötig ist, um unsere Organe in den unterschiedlichsten Situationen mit der genau richtigen Menge Blut zu versorgen. Wer sagt der Niere, welche Salze sie gerade jetzt filtern soll, morgen aber nicht, damit zu jeder Zeit ein »vernünftiger« Salzhaushalt gewährleistet ist?

Selbst das Blut fließt bei den meisten Menschen noch immer mit dem gerade angemessenen Druck, unter Belastung ist er etwas höher, in Ruhe etwas niedriger. Jedenfalls weiß der gesunde Körper besser als die Mediziner, wie die Regulierung funktioniert – und behält das Geheimnis seiner Störungen bisher für sich. »Wer die Ursache des Bluthochdrucks findet«, sagt Peter Sawicki vom Kölner Institut für Qualität und Wirtschaftlichkeit im Gesundheitswesen, »der bekommt dafür den Nobelpreis.«

Diese wenigen Beispiele sollen als Beleg dafür genügen, daß unser Organismus ganz ohne bewußte Kontrolle durch unseren Verstand stets für das notwendige innere Gleichgewicht sorgt, für die sogenannte Homöostase. Sie regelt Temperatur und Sauerstoffzufuhr, Atmung und Herzschlag perfekt. Warum sollte die Nahrungsaufnahme anders funktionieren? Ihre Regulation gehört zu den ältesten und fundamentalsten Mechanismen überhaupt. Sie funktioniert selbst bei den einfachsten Lebewesen, wie etwa der Hefe in der Weizenbierflasche.

»Ich esse, also bin ich«

Ob Kugelalge oder Fadenwurm, sie alle schlagen sich seit vielen Millionen Jahren ganz ohne Ernährungsberater erfolgreich durchs Leben. Wie konnte die gesamte belebte Natur überhaupt so lange ohne ständig aktualisierte Ernährungsempfehlungen existieren?

Bisher gedeiht sie damit jedenfalls vorzüglich. Jedes Lebewesen auf diesem Globus weiß auch ohne »Plattform« aus Berlin, welches Futter in welcher Menge gerade gut für seine Bedürfnisse ist – und zwar besser und effizienter als jeder Ökotrophologe. Aus der Auffassung, die Grundbedürfnisse und Ansprüche des Organismus besser zu verstehen als der Organismus selbst, spricht eine seltsame Anmaßung. Warum sollten für den Menschen andere Regeln gelten? Oder ist tatsächlich jemand der Meinung, daß wir uns so grundlegend vom Rest der Natur unterscheiden, daß wir nicht auch ohne Beratung essen und trinken können? In den letzten paar Millionen Jahren haben wir es jedenfalls ganz gut alleine geschafft.

Energieaufnahme und Stoffwechsel sind grundlegende Eigenschaften. Sie dienen als Kriterium dafür, ob wir einer Erscheinung in der Natur das Prädikat »Leben« verleihen. Egal, ob Bakterium oder Pilz, Farn oder Eiche, Maus oder

Mensch: Für Wachstum und Vermehrung, Bewegung, Transport und Kommunikation, für alle Lebensprozesse werden Baumaterial und Energie gebraucht. Die Erschließung und Nutzung von Nährstoffquellen hat immer höchste Priorität, jeder Organismus verfügt deshalb über ein bewundernswertes Repertoire von Werkzeugen und Strategien, um seine Ernährung in optimaler Weise zu sichern und zu gestalten. Angesichts unserer bruchstückhaften Erkenntnisse sind wir weit davon entfernt, alle Komponenten und vor allem das erfolgreiche Zusammenspiel der beteiligten Moleküle, Zellen, Organe und Lebewesen zu verstehen. Wer mit diesem mangelhaften Wissen ständig wechselnde Ernährungsempfehlungen verbreitet, unterstützt nicht die Lebensfunktionen, sondern gefährdet sie.

Schon Bakterien können sich auf ein verändertes Nahrungsangebot einstellen (14). Insekten mit Hirnen, so groß wie ein Stecknadelkopf, bemerken in kürzester Zeit, wenn der Nährstoffgehalt ihrer Nahrung nicht ihrem Optimum entspricht und verändern sofort ihr Ernährungsverhalten. So mögen Heuschrecken sowohl Eiweiß als auch Kohlenhydrate, aber jede Art hat ihre eigenen Bedürfnisse. Die Wanderheuschrecke mag mehr Eiweiß, die Wüstenheuschrecke mehr Kohlenhydrate. Beide wählen ihre Nahrung immer so aus, daß das Verhältnis stimmt. Präsentiert man ihnen im Labor zwei »unausgewogene« Futterquellen, so wählen sie genau die richtige Menge von jeder einzelnen. Sie ernähren sich demnach also »gesund«. Steht ihnen zeitweilig nur eine einseitige Quelle zur Verfügung, werden sie zum Ausgleich bei nächster Möglichkeit zuerst ausschließlich das fressen, was ihnen bei der letzten Mahlzeit gefehlt hat (15).

Der Ernährungsinstinkt von Wolfsspinnen ist ähnlich gut austariert: Sie bekamen in Experimenten Fruchtfliegen vorgesetzt, die über eine entsprechende Zwangsdiät besonders fett- bzw. proteinreich gemacht worden waren. Die Spinnen konnten den Nährstoffgehalt ihrer Beutetiere unterscheiden und »einseitige« Fliegendiäten kompensieren. Selbst Netzspinnen sind wählerisch: Sie saugen aus ihrer Beute mal mehr Fett und mal mehr Protein, ganz nach ihren aktuellen Bedürfnissen (16).

Woher kennen die Tiere den Fettgehalt ihrer Beutetiere, so ganz ohne Zutatenliste? Sie riechen es, schmecken es, nehmen es sogar mit Nervenzellen in ihrem Darm wahr. Natürlich stehen Säugetiere in dieser Hinsicht den Insekten nicht nach. Ratten haben in vielen Experimenten ihre Fähigkeit unter Beweis gestellt, ihre Nahrungsbestandteile extrem fein auszuwählen und sich so immer mit einer »optimalen Diät« zu ernähren. Bei einer Mangeldiät finden Ratten sogar dann die richtigen Speisen heraus, wenn diese nur 0,1 Prozent mehr von einem einzigen Eiweißbaustein (in diesem Falle der Aminosäure Lysin) enthalten (17). Zwischen den Mahlzeiten findet ein steter Ausgleich statt. Ist die erste Mahlzeit kohlenhydratbetont, bevorzugen sie danach eher fett- oder eiweißreiches Futter usw. (18).

Gleiches gilt natürlich erst recht für die Zufuhr an Kalorien. Wird der Nährstoffgehalt fester Nahrung mit unverdaulicher Zellulose um bis zu 75 Prozent verdünnt, behalten die Nager ihre Zufuhr bei, indem sie einfach mehr fressen. Süßt man das Futter mit Traubenzucker, fressen die Tiere entsprechend weniger. Fügt man flüssiger Nahrung Wasser hinzu, wird die Aufnahme bis zu einer Verdünnung der Nährstoffe auf zwei Prozent konstant gehalten (19). Die Korrektur setzt erst aus, wenn Magen oder Nieren überfordert werden.

Die Regulation der Nahrungsaufnahme funktioniert selbst dann, wenn die Versuchstiere weder riechen noch schmecken können. Nachdem man Ratten die Geschmacks- und Geruchsnerven chirurgisch durchtrennt hatte, stellte man erstaunt fest, daß sie sich trotzdem »vernünftig« ernährten. Es muß sich daher um eine Regulation handeln, die nicht über die bewußten Sinne, sondern unwillkürlich über den Körper vermittelt wird (19). Vermutlich funktioniert sie nur deshalb so perfekt.

Der Darm denkt mit

Funktioniert diese intuitiv richtige Nahrungsauswahl auch beim Menschen? Vielleicht ist uns ja im Laufe der Zivilisierung der Instinkt abhanden gekommen? Keineswegs! Wer seine natürlichen Regelungsmechanismen nicht durch strenge Diäten und kontrolliertes Essen ruiniert hat, darf auch weiterhin auf seinen Körper vertrauen. Wir alle kennen Situationen, in denen uns der Sinn nach ganz bestimmten Lebensmitteln steht. Mal ist es die Lust auf Süßes, mal das Verlangen nach Saurem oder der Appetit auf Deftiges. Nach einer anstrengenden Wanderung zielt der Appetit meist eher auf ein kräftiges Mahl ab als auf süße Törtchen. »Le ventre emporte la tête« (Der Bauch regiert den Kopf), sagt ein französisches Sprichwort.

Woher weiß der Körper – egal ob der einer Heuschrecke oder der eines *Homo sapiens* –, was in der Nahrung steckt, wenn es der Verstand nicht weiß? Gibt es noch andere Stellen als Zunge und Gaumen, die uns über die Zusammensetzung unserer Nahrung informieren? Lange bevor das Gehirn zur leistungsfähigen Steuer- und Verarbeitungszentrale ausgebaut war, mußten Lebewesen für die »richtige« Ernährung sorgen. Zu diesem Zweck entwickelte sich ein komplexes Nervensystem rund um den Verdauungstrakt. Dieses sogenannte Darmhirn hat etwa genauso viele Nervenzellen wie das gesamte Rückenmark. Das »Kopf-Gehirn« ist eine relativ späte Erfindung, wenn man so will, eine Ausstülpung des Darmhirns, das hilft, die großen Datenmengen, die unsere Sinnesorgane liefern, effektiver zu verarbeiten. Wissenschaftlich wird das Darmhirn als ENS bezeichnet (*Enteric Nervous System*, enterales Nervensystem).

Der Neurogastroenterologe Peter Holzer von der Universität Graz: »Das ENS funktioniert wie ein Gehirn im Darm, da es unabhängig vom Zentralnervensystem die Verdauungsvorgänge programmiert…« Wie unsere Zunge enthält auch der Darm Sensoren, die die Zusammensetzung der Nahrung analysieren, um dann die erforderlichen Arbeitsschritte einzuleiten. Das ENS konzentriert sich nach den Worten von Holzer »auf die intelligente Verwertung der gefundenen Nahrung und auf die sichere Ausscheidung unbrauchbarer und toxischer Nahrungskomponenten«. Zugleich gibt es einen regen Informationsaustausch zwischen Hirn und ENS, wovon natürlich auch der Appetit des Menschen profitiert (20, 21).

Das ENS spielt nicht nur bei Darmkrankheiten eine zentrale Rolle, sondern könnte auch erklären, warum diese oft zusammen mit neurologischen Erkrankungen auftreten. Die Wechselwirkungen zwischen ENS und Gehirn erklären zudem, warum emotionale Einflüsse wie Streß nachhaltige Wirkung auf die Darmfunktion haben – egal ob jemand »Schiß« hat oder »Flugzeuge im Bauch«. Auch andere Kulturen kennen das sogenannte »gut feeling« (englisch *gut*, Eingeweide).

Essen ist ein Kinderspiel

Besonders eindrucksvoll ist die Fähigkeit von kleinen Kindern, ganz allein die richtige Nahrungswahl zu treffen. Das haben jedenfalls Experimente gezeigt, die schon in den zwanziger und dreißiger Jahren des letzten Jahrhunderts gemacht wurden (22, 23). In diesen Versuchen konnten gerade abgestillte Kinder ihre Nahrung über viele Monate frei wählen – allerdings wurden alle sozialen Einflüsse auf ihr Eßverhalten von ihnen ferngehalten: Weder sahen sie andere Kinder beim

Essen, noch durften ihnen die Betreuer irgendetwas aufdrängen. Und siehe da: Die Kleinen entwickelten sich prächtig.

Die einzelnen Kinder ernährten sich recht unterschiedlich, aber jeweils goldrichtig. Die Nahrungsauswahl erfolgte offenbar spezifisch für den jeweiligen Stoffwechsel, denn die Vorlieben der Kleinen orientierten sich an den physiologischen Eigenheiten ihres Körpers: So aß zum Beispiel ein Kind mit wenig Magensäure vorzugsweise saure Produkte, die von dem Kind mit dem sauersten Magensaft gemieden wurden. Ein rachitiskranker Junge fand Lebertran in der Auswahl auf seinem Tablett. Von diesem aß er ab und zu, aber nur so lange, bis seine Rachitis ausgeheilt war. Wie sich zeigte, war diese von den Kindern ohne Kalorimeter und Fettaugenzähler frei und »aus dem Bauch heraus« gewählte Zusammensetzung besser und kindgerechter als offizielle Empfehlungen. Denn nach Angaben der Versuchsleiterin gediehen die Kinder, die frei wählen durften, sogar besser als jene, die in der gleichen Einrichtung das aus Sicht der Experten optimale Essen vorgesetzt bekamen.

Ein wichtiger Aspekt darf hier allerdings nicht übersehen werden: Diese Kinder bekamen relativ wenig verarbeitete Produkte und vor allem keine Aromen, Geschmacksverstärker oder Süßwaren. Wir wissen leider nicht, wie das Experiment ausgegangen wäre, hätten die Kinder zwischen Knochenmark, Milch und Früchten eine Tüte Gummibärchen vorgefunden. Andererseits sollte auch bei Kindern die Bedeutung des Geschmacks nicht überschätzt werden. In neueren Versuchen wurde das Essen von Kindern heimlich manipuliert, um ihnen eine fettarme Variante mit Fettersatzstoffen unterzuschieben. Die Jungen und Mädchen schmeckten den Unterschied nicht, trotzdem kompensierten sie (ohne daß ihnen dies bewußt war) im Lauf des Tages, was ihnen an Kalorien entgangen war (24). Ihr Körper hatte den Mangel erkannt und stillschweigend ausgeglichen. Inzwischen konnte auch für Eiweiß eine unbewußte Regulation des Appetits nachgewiesen werden. Versuchspersonen waren in diesem Fall Erwachsene (25).

Dieser automatische Ausgleich kann gestört werden, z. B. dann, wenn sich Menschen dazu zwingen, weniger Fett zu essen. Logische Folge: Ihr Appetit konzentriert sich auf solche Produkte, die Fett liefern, ohne daß der Kopf davon weiß. Das ist der physiologische Grund für den Siegeszug von Croissants und Ciabatta auf deutschen Frühstückstischen nach Einführung der Halbfettmargarine. Gewiß, manch einem gelingt es, diesem Ausgleich einen Riegel vorzuschieben, indem er sich »ganz bewußt« ernährt. Aber er sollte sich nicht zu früh über seinen Erfolg freuen, denn der Körper nimmt den erzwungenen Verzicht nicht untätig hin. Er sucht sich dann eben andere Nährstoffe, um sein Defizit auszugleichen; gewöhnlich werden anschließend mehr Kohlenhydrate, also Kartoffeln, Nudeln, Reis und natürlich Süßigkeiten, verzehrt (26).

In der populären Empfehlung, weniger Fett zu essen, sehen viele Experten den Grund für die Zunahme der Übergewichtigen in den USA (27). Jahrzehntelang waren die Kardiologen gegen »zuviel Fett« zu Felde gezogen, bis die nationalen Angstkampagnen endlich Erfolg zeigten. Der Fettverzehr sank tatsächlich – mit der Folge, daß der Konsum von Kohlenhydraten einschließlich Zucker zwangsläufig anstieg. Es wurde offenbar überkompensiert. Der Schuß ging nach hinten los.

Die Anti-Fett-Bewegung hat inzwischen zu kämpfen. »Was ist, wenn das alles eine dicke fette Lüge war?« fragte eine große Schlagzeile der *New York Times* (28). Als Kronzeugen führt die Zeitung Walter Willet aus Harvard an, der sich nicht nur jahrelang für die Fettarm-Bewegung stark gemacht hatte, sondern mittlerweile für die größte epidemiologische Studie in den Vereinigten Staaten verantwortlich zeichnet. Die Daten von 300 000 Teilnehmern brachten ihn zu der bitteren Erkenntnis, daß »die Fixierung allein auf die negativen Auswirkungen von Fett zur Fettleibigkeits-Epidemie beigetragen haben könnte«. Willets Kollege John Farquhar von der Universität Stanford wird da noch deutlicher. Er glaubt, die Zunahme des Übergewichts in den USA sei die Folge der »Zwangsernährung einer Nation«, ein Resultat der Low-fat-Ernährungspropaganda also.

Fassen wir kurz zusammen: Bei einer einigermaßen freien Nahrungsauswahl unter natürlichen oder traditionell verarbeiteten Lebensmitteln holt sich der Körper genau das, was er braucht. Manipulationen am Essen und noch mehr des Ernährungsverhaltens nimmt er übel.

Ausnahmen bestätigen die Regelung

Trotzdem kommt es vor, daß Menschen mehr oder weniger plötzlich deutlich zunehmen. Viele Ärzte fordern ihre Kundschaft dann reflexartig zu Diäten und mehr Bewegung auf, wie jene britischen Mediziner am Royal-Berkshire-Krankenhaus in Reading, die ihrem Patienten Trevor Smithson zehn Jahre lang immer wieder zum Abspecken rieten, bis ein aufmerksamer Kollege endlich einen mittlerweile 25 Kilo schweren Tumor in seinem Bauch fand (29).

Kluge Ärzte suchen lieber nach den Ursachen, als an den Symptomen herumzudoktern, so etwa der Österreicher Alfred Fröhlich. Ende des 19. Jahrhunderts ermittelte er als Auslöser für eine schnell auftretende Fettsucht einen Tumor im Hypothalamus, einem Teil des Zwischenhirns (30). Heute definiert das *Roche-Lexikon Medizin* als »Fröhlich-Syndrom« eine »sich kurzfristig entwickelnde Fettsucht ... ausgelöst durch hormonelle Störungen aufgrund von Zerstörung verschiedener Hypothalamuskerne«.

Fröhlichs amerikanischer Freund Harvey Cushing wollte es

ebenfalls genauer wissen und entdeckte bei einer Patientin mit ausgeprägtem Bauchfett ebenfalls einen Tumor im Kopf, allerdings in der Hypophyse. Diese Art Tumor führt zu einer Überproduktion von Streßhormonen, letztendlich zu einem Anstieg von Cortisol. Heute steht das gar nicht so seltene »Cushing-Syndrom« für jegliche krankhafte Überproduktion von Cortisol. Es kann aber auch während einer Cortisonbehandlung auftreten, denn das Medikament wird im Körper zu Cortisol umgewandelt.

Rainer Pankau, Chefarzt der Kinderklinik in Stralsund, kennt »mehr als 75 unterschiedliche Syndrome«, die mit Fettsucht einhergehen können (31). Syndrome sind Krankheiten, gerade so wie eine Grippe, Diabetes oder Gaumenspalte. Dicke, die an einem solchen Syndrom leiden, sind mit einer Ernährungsberatung denkbar schlecht beraten. Ebensogut könnte man einem Querschnittsgelähmten zureden, er müsse nur aufstehen und loslaufen. Bei solchen Patienten liegt an einer entscheidenden Stelle ein Defekt vor. Manchen von ihnen kann man medizinisch gut helfen, anderen leider weniger. Die Kampagne gegen das Übergewicht ist bei ihnen völlig fehl am Platz, zumal sie dazu beiträgt, daß alle Dicken als unbeherrschte Esser abgestempelt werden und dadurch manch eine Chance zur Therapie der zugrundeliegenden Krankheit vertan wird.

Einige Syndrome, wie das Fröhlich-Syndrom, haben ihre Ursache im Gehirn – nicht in jenen Bereichen, in denen unser Bewußtsein angesiedelt ist, sondern viel tiefer in entwicklungsgeschichtlich uralten Arealen wie dem Hypothalamus. Ihn gab es schon lange, bevor die Menschheit zu denken anfing. Bereits 1940 erkannte man, daß diese Hirnregion eine Bedeutung für die Gewichtsregulation besitzt: Wenn bei Versuchstieren der mittlere Hypothalamusbereich zerstört wurde, verdoppelten sie ihr Gewicht und legten enorme Fettpolster an. Waren dagegen die Randbereiche betroffen, ma-

Im Rausch der Botenstoffe

Cannabis Der Wirkstoff von Haschisch heißt Tetrahydrocannabinol. Seine appetitsteigernde Wirkung wird auch therapeutisch, z. B. während einer Chemotherapie, genutzt (35, 36). Der Körper selbst produziert eigene, »endogene« Cannabinoide wie Anandamid (37), die beim Vergessen negativer Ereignisse eine Rolle spielen (38). Anandamid ist auch in Schokolade enthalten (39).

Kokain Die Droge wird aus den Blättern der Kokapflanze gewonnen. Kokain wirkt schmerzlindernd und betäubend auf Haut und Schleimhäute. Außerdem hemmt es den Appetit. Deshalb wird Kokain gerne von Models konsumiert, die ihr Gewicht halten wollen.

Opium, Morphium Eine uralte Droge aus Schlafmohn. Sie stillt den Schmerz, löst Krämpfe in Darm und Bronchien und sorgt für eine Euphorie. Auch sie unterdrückt den Appetit, was langfristig zu Abmagerung und Auszehrung führt.

gerten die Tiere ab. Mit den Hunger- und Sättigungszentren nimmt dieses Hirnareal eine zentrale Position in der Regulation von Eßverhalten und Gewicht ein (30). Hier gehen die Signale ein, die über die Situation des Energiebedarfs Auskunft geben, von hier aus werden entsprechende Signale ausgesandt, die das jeweils erforderliche Verhalten in die Wege leiten. Die Schaltzentrale Hypothalamus spielt noch bei weiteren lebenswichtigen Vorgängen eine zentrale Rolle, etwa bei der Regelung der Körpertemperatur und der Atmung.

Damit der Informationsaustausch zwischen Kopf und Körper klappt, verfügt auch das Fettgewebe über ein Nachrichtensystem. Dort entdeckten Jeffrey Friedman und seine Kolle-

Endorphine Vom Körper selbst produzierte Opiate wie Beta-Endorphin, Enkephaline oder Dynorphine werden bei starker körperlicher Belastung (z. B. von Leistungssportlern) ausgeschüttet. Sie sind für das sogenannte Runner's high mitverantwortlich, eine Euphorie bei Überschreiten der eigenen Leistungsgrenzen (40).

Exorphine Ein Überbegriff für Eiweiße in Nahrungsmitteln, die opiatähnliche Wirkungen entfalten. Sie werden bei der Verdauung zahlreicher Lebensmittel freigesetzt, u. a. Getreide, Milch oder Fisch (41). Exorphine sind ähnlich potent wie Morphium; die Menge eines bestimmten Exorphins, das über Milch und Weizenprodukte aufgenommen wird, reicht aus, um bei depressiven Patienten Stimmungsänderungen auszulösen (42). Jonathan Brostoff vom King's College in London: »Diese Nahrungsmittel könnten ein Gefühl der Gemütlichkeit und des Wohlbehagens herbeiführen.« (43)

gen Mitte der neunziger Jahre das Hormon Leptin (32) – andere Forscher konnten die entsprechenden »Empfänger« im Hypothalamus ausfindig machen (33, 34). Das nach dem griechischen *leptos* (schlank) benannte Eiweiß signalisiert: Körper, du hast genug Energievorrat – und deshalb keinen Appetit mehr! Es bekam sofort den vielversprechenden Beinamen »Schlankhormon«.

Die Entdeckung wurde als wissenschaftlicher Durchbruch gefeiert – und sogleich wurden Wetten auf die Anwendung zur Behandlung von Übergewicht abgeschlossen. Ein bißchen zu früh, wie sich herausstellte. Die anfängliche Hoffnung, den ersehnten Schalter am Gewichtsregler gefunden zu haben, machte inzwischen Ernüchterung Platz. Denn außer ein paar wenigen Dicken, die einen Erbschaden im Leptin-Gen haben (und denen man, ähnlich wie Diabetikern, die Insulin spritzen, mit Leptingaben helfen kann), bringt es den allermeisten Übergewichtigen rein gar nichts. Bitter enttäuscht waren vor allem die Aktionäre der Biotechnikfirma Amgen. Denn Amgen hatte Jeffrey Friedmans Arbeitgeber, der New Yorker Rockefeller-Universität, schon mal 20 Millionen Dollar für die Rechte an dem Wundermittel gezahlt.

Eigentlich hätte man sich von Anfang an darüber klar sein müssen, daß der Mensch (oder die Maus) nicht so einfach gestrickt sein kann. So komplexe und tiefverankerte Verhaltensweisen wie Nahrungssuche und -aufnahme werden wohl kaum von nur einem Faktor, ja nicht einmal von zweien oder vieren in einer derart simplen Regelungsordnung gesteuert. Tatsächlich gibt es Dutzende, vielleicht Hunderte von Komponenten, die in einem Netzwerk zusammenspielen. Dazu gehören neben spezifischen Botenstoffen wie dem appetitanregenden Hormon Ghrelin auch körpereigene Opioide und Cannabinoide – also nahe Verwandte handelsüblicher Drogen.

Diese Substanzklassen wirken nicht nur auf Appetit und Nahrungsaufnahme, sondern beeinflussen bekanntlich auch das sonstige Verhalten. Allein daran läßt sich erkennen, wie riskant Medikamente sind, die in die Sättigungsregulation eingreifen. Auch andere Botenstoffe, die bei Sucht, Glück und Wohlbehagen eine Rolle spielen, etwa Dopamin und Serotonin, steuern Appetit, Sättigung und Nahrungswahl. Die große Bedeutung psychotroper Stoffe wird besonders deutlich an Drogenabhängigen oder Alkoholikern, die gewöhnlich gertenschlank sind. Wer high ist – egal ob durch Liebe oder Kokain –, empfindet keinen Hunger mehr.

Das genetische Roulette

All die vielen Regulatoren von Nahrungsaufnahme und Körpergewicht haben ihre Grundlage natürlich letztendlich im Erbgut. Je mehr Komponenten eine Rolle spielen, desto mehr Defekte an den entsprechenden Genen oder deren Produkten sind möglich, desto mehr Möglichkeiten gibt es für Störungen. Bisher werden bereits mehr als hundert verschiedene Gene mit dem Phänomen Fettleibigkeit in Verbindung gebracht (44). Nur in wenigen Fällen ist ein einzelnes defektes Gen die Ursache. Wesentlich häufiger wirken mehrere Gene zusammen, wie man das für die meisten »Phänotypen« kennt.

Zu den seltenen Beispielen für Defekte, die auf einem einzigen Gen beruhen, gehören Kinder mit einer Mutation im Gen für den Neurotrophin-Rezeptor TrkB. Sie entwickeln beim Essen einen ungewöhnlichen Appetit (45). Ein gesunder Fünfjähriger hört bei ungefähr 240 Kilokalorien auf zu essen. Ein gleichaltriges – aber inzwischen doppelt so schweres – Kind mit Gendefekt verschlingt 2400 Kilokalorien bei einer Mahlzeit. Also das Zehnfache. Das entspricht dem Tagesbedarf eines Erwachsenen. Ähnlich reagieren Kinder mit einer Mutation im Leptin-Gen oder im Melanocortin-4-Rezeptor-Gen (45).

Soll und kann man solche Kinder zur Mäßigung anhalten? Natürlich hat man das versucht. Aber die kleinen Patienten reagieren oft sehr aggressiv, wenn Ärzte oder Eltern sie auf Diät zu setzen versuchen. Hier werden alle Aufklärungs- und Motivationskampagnen auch wenig bringen. Sie haben einfach Hunger – eines unserer archaischsten, tiefsitzendsten Gefühle, das kaum zu bändigen ist. Diese Kinder *leiden* Hunger, auch wenn sie eigentlich mehr als genug zu essen bekommen. Sie reagieren genauso wie ein Gesunder, der auf eine ziemlich restriktive Diät gesetzt wird. Sie werden unleidlich, aggressiv, manchmal sogar panisch. In diesem Gefühlszustand befinden sich solche Kinder permanent!

In der Regierungserklärung von 2004 mußte ein Kind mit einem genetischen Defekt als »Beweis« für ungehemmte Freßsucht und ihre furchtbaren Folgen herhalten. Sehr wahrscheinlich leiden auch viele andere extrem fette Kinder, die gern im Fernsehen oder in Illustrierten zum Zwecke der Volkserziehung vorgezeigt werden, an solchen Krankheiten. Nach Einschätzung der Kinder-Adipositasexpertin Annette Grüters von der Berliner Charité sind mindestens fünf Prozent der stark übergewichtigen Kinder von einem schwerwiegenden Gendefekt betroffen (46). Mindestens. Niemand weiß, wie viele es wirklich sind.

Solche Kinder als Beweis dafür vorzuführen, daß sich junge Menschen mit Hamburgern zu Tode futtern, zeigt, daß diese Branche keine, aber auch gar keine Skrupel kennt, um sich wichtig zu machen oder um sich persönliche Vorteile zu verschaffen. Für Quote oder Bilanz werden kranke Minderjährige öffentlich gedemütigt. Und diejenigen, die diese emotional bewegenden Bilder sehen und dafür noch bezahlen, werden für dumm verkauft. Nach dem gleichen Strickmuster könnte man auch ein geistig behindertes Kind öffentlich als Versager brandmarken und seine Eltern als verantwortungslose Zeitgenossen charakterisieren, weil sie mit ihm nicht ordentlich lesen und schreiben üben. Statt eine angemessene Therapie zu erhalten, muß sich das Opfer verhöhnen und mit nachweislich nutzlosen Verhaltensempfehlungen abspeisen lassen. Wo bleiben da eigentlich die Wächter der Menschenwürde?

Das beschwerliche Erbe

Extremfälle aufgrund einer Erbkrankheit machen aber nur einen Teil der übergewichtigen Kinder aus. Was ist mit dem Rest? Hier gibt es doch bestimmt ein weites Feld zur Korrektur von falschem Eß- und Bewegungsverhalten?

Leider nein. Denn man muß nicht an einer Erbkrankheit leiden, die genetische Veranlagung spielt auch bei allen anderen, gesunden Menschen – egal ob schlank oder dick – eine bedeutende Rolle. Der größte Risikofaktor für ein Kind ist – das Gewicht der Eltern (47). Es ist äußerst selten, daß in einer Geschwisterreihe sowohl richtig dünne als auch richtig dicke Kinder auftauchen. Falls doch, könnte das an einer Krankheit liegen – oder eben doch an den Genen. Für diesen Fall raten Experten wie Johannes Hebebrand von der Uniklinik in Essen »zu überprüfen, ob es sich um den gleichen leiblichen Vater handelt« (48). In Deutschland ist immerhin jedes zehnte Kind ein »Kuckuckskind«.

Schon viele Mediziner und Genetiker haben sich darüber Gedanken gemacht, wie hoch der Anteil des Erbguts beim Körpergewicht ist. Die Bandbreite der Schätzungen liegt zwischen 40 und 90 Prozent. Nach Berechnungen des Stanford-Genetikers Gregory Barsh und seiner Kollegen sind es 50–90 Prozent (49), Stephen O'Rahilly und seine Mitarbeiter aus Cambridge kommen auf 40–70 Prozent (50), Johannes Hebebrand aus Essen und seine Koautoren geben 50–80 Prozent an (48). Außer den beiden deutschen Vorzeige-Ernährungsministerinnen Künast und Lautenschläger ist jedenfalls niemand der Meinung, man sollte die Gene ganz vergessen.

Wie läßt sich eigentlich feststellen, ob der Einfluß des Erbguts nun bei 40, 70 oder mehr Prozent liegt? Zum Beispiel, indem man Adoptivkinder beobachtet. Was passiert, wenn Kinder schlanker leiblicher Eltern zu dicken Adoptiveltern kommen, oder umgekehrt? Während es statistisch eine »starke Beziehung« zwischen dem Gewicht der leiblichen Eltern und dem ihrer Kinder gibt, findet sich zum BMI der Adoptiveltern »keine Beziehung« (51). Der Einfluß der Pflegefamilie auf das Gewicht ist so gering, daß er nicht einmal meßbar ist!

Damit hat sich so ganz nebenbei auch die populäre Vorstellung erledigt, die Eßgewohnheiten einer Familie entschieden über die Gewichtsentwicklung. Mit ihrer Einschätzung, »wenn also mit dem Essverhalten des Nachwuchses etwas nicht stimmt, läuft wohl generell am Esstisch der Familie einiges schief« (52), liegt Ministerin Lautenschläger voll daneben. Die vorliegenden Befunde zum Thema Gewicht erlauben jedenfalls nur eine Schlußfolgerung: Erziehung und das Ernährungsumfeld in der Familie spielen, wenn überhaupt, nur eine geringe Rolle für die Gewichtsentwicklung des Nachwuchses.

In der Diskussion um die angeblich dramatische Zunahme der Zahl der dicken Kinder wollen auch manche Fachleute den bestimmenden Einfluß der Gene nicht gelten lassen. So hält beispielsweise der Münchner Kindermediziner Rüdiger von Kries genetische Faktoren als Ursache für unwahrscheinlich, »da kaum angenommen werden kann, daß sich der genetische Pool innerhalb einer Generation verändert. Eine wahrscheinlichere Ursache sind Veränderungen des Lebensstils« (53). Doch auch wenn das auf den ersten Blick plausibel klingt, der Genpool kann sich sehr wohl innerhalb einer Generation ändern, beispielsweise durch Migration oder wenn bestimmte Bevölkerungsgruppen mit einer Veranlagung zu höherem Körpergewicht mehr Kinder haben als der schlankere Rest (54, 55). Heute sind Menschen aus niedrigeren sozialen Schichten im Durchschnitt nicht nur dicker, sie haben oft auch mehr Kinder als die Wohlhabenden. Migranten – bei uns meist aus der Türkei, in den USA aus Lateinamerika – gehören nicht nur häufig zur Unterschicht, sie haben oft auch einen höheren BMI als Einheimische (56). Das mündet dann schnell in einen statistischen Anstieg der vordefinierten Dickleibigkeit von Kindern. (Übrigens haben sich in Deutschland die Geburtenraten in Migrantenfamilien inzwischen vollkommen denen der Ureinwohner angeglichen und liegen bei etwa 1,4 Kinder pro Frau (55). Auch das ist wohl ein Grund dafür, daß die dicken Kinder inzwischen nicht mehr in dem

Maße mehr werden, wie es in manchem höchst offiziellen Szenario vorhergesagt wurde.)

Die Vorstellung, daß eine Zunahme des durchschnittlichen BMIs der Bevölkerung nichts mit den Genen zu tun haben kann, ist aber auch noch aus einem zweiten Grunde falsch. Denn natürlich können die Lebensbedingungen eine Rolle spielen. Ein indischer Bettler mit einem Gendefekt, der normalerweise zu krankhaftem Übergewicht führt, wird trotz dieser Veranlagung notgedrungen sein (meist kurzes) Leben lang relativ schlank bleiben. Sein Enkel, der im Wohlstand aufwächst, wird dank guter Nahrungsversorgung nicht nur wesentlich älter, sondern wegen des vom Großvater geerbten Gens auch dicker. Das Gen ist immer noch das gleiche, nur die Umweltsituation hat sich geändert. Gegen diese Veranlagung ist der junge Mann beim besten Willen machtlos.

Hier stößt die auf den ersten Blick so einleuchtend klingende Idee von der »fett machenden Umwelt« – Originalton Renate Künast: »Im Schlepptau von Fast Food und Snacks an jeder Straßenecke setzt Deutschland Speck an« (1) – schnell an ihre Grenzen. Es nützt nun mal nichts, Trinkhallen durch Buttermilchbars zu ersetzen, Dönerbuden in Rohkostbistros umzuwandeln sowie Hähnchenbratereien und Konditoreien zu schließen, um ein schlank machendes Umfeld zu erzeugen. »Umwelt« beschränkt sich nicht auf die Schnellgastronomie von Fußgängerzonen und Volksfesten. Essen liegt in jedem Kühlschrank. Und trotzdem wird nicht jeder dick. Zunächst müssen wir also klären, welche Faktoren welche genetische Veranlagung zur Ausprägung kommen lassen. Und dazu gehört beileibe nicht nur das Essen. Das Zählen von »Kalorien« oder »Pommesbuden« greift so oder so zu kurz. Da gibt es ganz andere Kandidaten (siehe Kapitel 5).

Solche Überlegungen und Einsichten interessieren manche politischen Entscheidungsträger offenbar herzlich wenig. Sie sind sicher, daß Übergewicht garantiert nichts Erbliches ist.

So verkündet die hessische Sozialministerin in ihrem Buch *Dicke Kinder* im Brustton der Überzeugung: »Wenn ein Kind gerne und viel zu viel nascht, ist der Vater gewiss kein Asket« (52). Also ein klarer Fall elterlichen Versagens.

Für Frau Lautenschläger spricht alles gegen »biologische Faktoren«. Und warum? Das einzige, was diese zu bieten hätten, sei »allenfalls eine bequeme Entschuldigung. Denn wenn biologische Ursachen wirklich die Schurkenrolle hätten, wäre man fein raus. Man könnte sich bequem und unschuldig zurücklehnen. Von wegen.« Damit ist die Katze aus dem Sack: Es geht gar nicht so sehr darum, Menschen zu helfen. Im Gegenteil, es geht darum, sie und ihre Eltern als »Schuldige«, als Sündenböcke abzustempeln. Das christliche Menschenbild läßt grüßen! In der Politik hat ein gepflegtes Feindbild schon manche Wahl gerettet. Nach dem Fall der Mauer stellen wir nun den Feind im Inneren an den Pranger – die Eltern und die Gastronomen. Vielleicht kommen noch ein paar Forscher dazu, die sich weigern, die »passenden« Ergebnisse zu liefern.

Denkt man diese Logik einen Schritt weiter, so stellt sich die Frage: Muß man Eltern, deren Kinder sich nicht normgerecht entwickeln, wegen Verletzung der Fürsorgepflicht bestrafen und ihnen ihre Söhne und Töchter wegnehmen, um diese in vergitterten Abspeckkliniken zur Raison zu bringen? Eine etwas polemische Frage? In einigen Fällen ist sie schon gestellt und mit der harten Hand der Justiz mit Ja beantwortet worden. Die Mutter der im Alter von 13 Jahren verstorbenen Christina Corrigan wurde 1997 von einem kalifornischen Gericht wegen Kindesmißbrauchs verurteilt, weil Christina 309 Kilo gewogen hatte. Und das obwohl sie bis dahin bei den verschiedensten Stellen um Hilfe gebeten, unter anderem etwa 90mal einen Kinderarzt aufgesucht hatte, der ihr aber sagte, daß »dem Kind nichts fehle, was Diät und Bewegung nicht beheben könnten« (57). Christina litt wahrscheinlich am Prader-Willi-Syndrom, einer Erbkrankheit, die zu Heißhunger und einem extrem verlangsamten Stoffwechsel führt. Sie litt nicht an Überernährung oder Mißbrauch. Womöglich war das Schlimmste nicht das Gewicht, sondern die Brutalität einer Gesellschaft, die glaubt, Menschen nach Lust und Laune erniedrigen zu können, die zufällig an einer Krankheit leiden, die geächtet ist.

5 Das Fetträtsel
Woher kommen die Extra-Pfunde?

Jeder Mensch hat sein ureigenstes Gewicht, bestimmt durch seine Physiologie. Der eine ist schwerer als der Durchschnitt, der andere leichter. Das persönliche Normalgewicht läßt sich nicht aus einer mathematischen Formel ableiten, es ist so individuell wie unsere Körpergröße, die Zeichnung unserer Iris, unser Lächeln. Alle Menschen sind auf ihre Weise normal, alle sind liebenswert. Einem Menschen aufgrund erblicher oder erworbener biometrischer Merkmale Schuld zuzuweisen hat zwar in Deutschland eine gewisse Tradition, es wird diese Person aber weder gesünder noch schöner, schlanker oder glücklicher machen, wenn sie versucht, unrealistischen Anforderungen gerecht zu werden. Da hilft auch kein Rückgriff auf alte Schlagworte wie »Volksgesundheit« oder neue wie »Gesundheitskosten«, die beide letztlich auf das gleiche hinauslaufen.

Im Normalfall halten wir unser Gewicht einigermaßen konstant, mit zunehmendem Alter werden wir etwas schwerer. Das ist völlig normal, es kann sogar mit besserer Gesundheit einhergehen (siehe Kapitel 6). Falls wir das Glück oder Pech haben, sehr, sehr alt zu werden, werden wir auch wieder leichter. Solange wir leben, bleiben Körpergewicht und BMI im Regelfall auf einem altersgemäßen, individuellen Niveau. Das heißt, jeder Körper hat sein ureigenstes »Normalgewicht«, und er verteidigt diesen »Setpoint« mit allen ihm zur Verfügung stehenden Mitteln gegen äußere Veränderungen.

Allerdings muß er sich gelegentlich geschlagen geben wie im Fall von seltenen Tumoren (siehe Kapitel 4). Manchmal hält er es auch nicht für opportun, auf dem bewährten Gewicht zu beharren und stockt beispielsweise nach einer Diät ein paar Pfund auf, um für die nächste Nahrungsverknappung besser gerüstet zu sein. So kann es außerplanmäßig zu deutlichen Gewichtszunahmen kommen. Das war schon immer so und gehört zu den Fährnissen des Lebens.

Seit jeher nehmen Menschen zu, manchmal in kurzer Zeit und unabhängig von ihrer ethnischen Zugehörigkeit, ohne Erbdefekt und ohne Diät. Wir dürfen davon ausgehen, daß es über die Jahrhunderte und quer durch die unterschiedlichen Gesellschaften im Gewicht der Menschen immer Schwankungen gegeben hat – so wie bei allen natürlichen Phänomenen. Wer die Zusammenhänge kennt, der wird die normalen biologischen Veränderungen seines Körpers mit Fassung tragen und sich auch dann nicht ängstigen, wenn unsere Gesellschaft glaubt, von einer »Epidemie des Übergewichts« befallen zu sein. Es ist anzunehmen, daß manche Faktoren, die für außerplanmäßige Pfunde verantwortlich sind, in den vergangenen Jahrzehnten an Bedeutung verloren, andere jedoch gewonnen haben. Dabei gibt es weitaus spannendere Kandidaten als Chips, Cola und Hamburger.

Dickmacher der ganz anderen Art: alles ein Infekt?

Wenn Übergewicht stereotyp als »Epidemie« bezeichnet wird, was liegt näher, als an die Verursacher echter Epidemien zu denken, also Krankheitserreger wie Bakterien oder Viren? Hängebauch, Reiterhosen, Hüftgold – alles ein Infekt? Auch wenn die meisten Ernährungsfachleute eine so bizarr klingende Vorstellung weit von sich weisen: Sie ist viel besser untermauert als die Wiederkäuerthese von den Kalorien.

Bei vielen Krebsforschern dürfte dieser Gedanke ein Déjà-vu-Erlebnis auslösen. In ihren Kreisen ließ ein Keim namens *Helicobacter pylori* Teile des Lehrgebäudes einstürzen. Als die Mikrobe Anfang der achtziger Jahre in den Verdacht geriet, Magenkrebs zu verursachen, lachte die Fachwelt. Das hat sich mittlerweile geändert. Heute weiß man, daß ungefähr die Hälfte der Weltbevölkerung infiziert ist. Den meisten Menschen scheint die Infektion nichts auszumachen, bei anderen kommt es zu Magengeschwüren, aus denen sich manchmal Krebs entwickelt (1). Magengeschwüre werden heute erfolgreich mit Antibiotika behandelt (2). Sie töten den Keim ab und können so die Entstehung von Tumoren verhindern (3).

Die hübsche Therapie hat nur einen Schönheitsfehler: Manche Patienten bekommen danach plötzlich einen Bärenhunger und nehmen in der Folge kräftig zu (4). Wahrscheinlich haben sie einfach mehr Appetit, weil ihre Magenschleimhaut wieder in Ordnung ist und endlich in angemessener Menge appetitregulierende Hormone bilden kann (5,6). Das Gewicht, das die geheilten Patienten erreichen, mag zwar nicht die Idealnormen der Gesellschaft erfüllen, entspricht dafür aber vielleicht dem Wunschgewicht eines endlich gesunden Körpers.

Übertragen wird Helicobacter beispielsweise durch Küsse, Erbrochenes und Fliegen (7,8). In Gesellschaften, die unter schlechten hygienischen Bedingungen leben, ist der Keim weiter verbreitet als in modernen Industrieländern. Könnte das einer der Gründe sein, weshalb letztere im Durchschnitt mehr Dicke aufzubieten haben (9)? Wollte man den Befund überspitzt formulieren, dann wären nicht Kartoffeln und Nudeln die Kilotreiber, sondern Fliegenfänger und Zahnbürsten. Im Umkehrschluß könnte man auf die Idee kommen, Helicobacter als »die ideale Bazille für die schlanke Linie« zu vermarkten.

Ebenfalls Anfang der achtziger Jahre wurde erstmals ein

Virus mit Fettleibigkeit in Verbindung gebracht: Überträgt man nämlich die von Hunde- oder Katzenbesitzern gefürchtete Staupe auf Mäuse, nehmen diese zu (10). Natürlich mutet es reichlich merkwürdig an, wenn eine gefährliche Infektion ihre Opfer nicht durch Auszehrung tötet, sondern statt dessen verfetten läßt. Heute weiß man jedoch, daß das Virus, übrigens ein naher Verwandter des Masernvirus, bei jungen Tieren das Gewichtszentrum im Hypothalamus schädigt (11).

Eine ähnlich verblüffende Beobachtung machten indische Veterinäre während einer Geflügelseuche, die die Hühnerbestände dahinraffte. Hier sorgte ein Virus namens SMAM-1 für massive Fettansammlungen zwischen den Organen. Wurden die kranken Hühner mit gesunden in einen Käfig gesteckt, entwickelten diese ebenfalls Fettsucht (12). Derselbe Effekt tritt aber auch bei einem anderen Virus auf, dem Adenovirus-36. Als die Forscher neben den üblichen Testkandidaten wie Mäusen und Hühnern Rhesus- und Pinseläffchen damit infizierten, legten diese innerhalb von sechs Monaten dreimal mehr an Gewicht zu als die Kontrolltiere; ihr Fettgewebe vermehrte sich um 60 Prozent (13). Das Adenovirus-36 wurde zuvor bereits bei Menschen nachgewiesen (14).

Anders als der Staupeerreger scheint dieses Virus nicht das Gehirn zu befallen, sondern direkt im Fettgewebe zu wirken. Dort stimuliert es die Neubildung von Fettzellen (15). Dieser Effekt führt zu einem ungewöhnlichen Phänomen: Trotz wachsender Fettpolster nehmen die Fette im Blutplasma nicht zu, sondern ab. Denn die größere Kapazität des Fettgewebes führt dazu, daß es die Fette besser aus dem Blut herausfischen kann. Auch dicke Menschen mit Antikörpern gegen das Virus (ein Beweis für eine überstandene Infektion) zeigen oft bemerkenswert niedrige Cholesterin- und Blutfettwerte. Nach konventioneller Lesart müßten sie damit sogar besonders gut gegen Herz-Kreislauf-Krankheiten gewappnet sein. Schließlich gelten diese Werte als die Risikofaktoren schlechthin.

Das Adenovirus-36 ist eines von fünfzig bekannten Adenoviren, die gewöhnlich Schnupfen und Husten, aber auch Darmgrippe oder Bindehautentzündungen verursachen. Wer sich das Virus eingefangen hat, überträgt den Erreger zu Beginn der Infektion wahrscheinlich auch auf seine Mitmenschen – also solange er noch schlank ist. Bei einer Untersuchung in den USA stellte sich heraus, daß 30 Prozent der fettleibigen Menschen Antikörper gegen Adenovirus-36 gebildet hatten, aber nur 11 Prozent der Schlanken (16).

Ob die Viren beim Menschen tatsächlich Fettleibigkeit auslösen, weiß man nicht mit letzter Sicherheit. Dafür müßte man Menschen vorsätzlich infizieren, und das wäre unethisch. Aber es gibt gute Gründe, von einem ursächlichen Zusammenhang auszugehen: Eine noch laufende Zwillingsstudie zeigte bereits, daß von unterschiedlich schweren Zwillingen die dickeren oft eine Infektion mit dem Virus durchgemacht hatten (12). Ein weiterer deutlicher Hinweis: Unter fetten Zeitgenossen sind diejenigen, die Antikörper gegen das Virus im Blut aufweisen, deutlich dicker als Übergewichtige ohne Antikörper (16).

Im Verdacht, heimliche Dickmacher zu sein, stehen auch Chlamydien, eine weitverbreitete Gruppe von Bakterien, die die Schleimhäute an Augen und Genitalien infizieren und beispielsweise im Schwimmbad übertragen werden. Ihre mögliche Rolle bei der Entstehung von Herzkrankheiten wird seit einigen Jahren untersucht (17). Während die Resultate in dieser Frage allerdings noch widersprüchlich sind, fand sich ein deutlicher Zusammenhang mit Übergewicht (18, 19). Menschen mit Antikörpern gegen Chlamydien waren signifikant dicker als Personen, die keine solche Infektion durchgemacht hatten.

Wenn man bedenkt, daß die Forschung auf diesem Gebiet noch ganz am Anfang steht, daß wir es bisher fast nur mit Zufallsfunden zu tun haben, kann man dem führenden Experten in diesem Fach, dem Inder Nikhil Dhurandhar von

Probiotik im Mäusedarm

Wie lückenhaft die Kenntnisse von Medizin und Biochemie auf dem Gebiet des Übergewichts sind, und wie groß die Einflüsse gewöhnlicher Mikroorganismen sein können, läßt eine jüngere Publikation der Akademie der Wissenschaften der USA erahnen (20). Forscher hatten Mäuse zunächst keimfrei aufgezogen und ihnen dann eine für Mäuse typische Mixtur von Mikroben verabreicht, um ihren Darm mit Darmflora zu besiedeln. Innerhalb von 14 Tagen nahmen die Tiere massiv zu (57 Prozent mehr Körperfett) und auch ihre Insulinresistenz stieg an. Allerdings haben die Tiere, die verfetteten, in dieser Zeit nicht etwa mehr, sondern weniger gefressen (20). Bis heute gibt es keine befriedigende Erklärung für diese paradoxen Effekte. Denn theoretisch hätte die Darmflora zusätzlich zu Kalorienverbrauch und damit zu Gewichtsverlust führen müssen.

der Wayne State University in Detroit, nur beipflichten, der sagte: »Wir kennen heute bereits sieben Erreger, die bei Tieren Fettleibigkeit auslösen können … Wie viele warten wohl noch darauf, entdeckt zu werden?« (12)

Es gibt also eine solide Grundlage für die These von der »Infectobesity«, der Fettleibigkeit mit infektiösem Ursprung (21). Wenn man es recht überlegt, ist sie eigentlich gar nicht so bizarr. Auch für andere »chronische Krankheiten« konnten bereits Infekte als Auslöser oder Verstärker ausgemacht werden. Oder sie geraten zumindest immer stärker unter Verdacht, etwa bei Morbus Crohn, Herzkrankheiten oder Krebs (22–24).

Niemand weiß, welchen Einfluß zunehmender Reiseverkehr und Welthandel in den vergangenen Jahrzehnten auf die Verbreitung solcher Keime genommen haben. Vielleicht haben die Winzlinge als blinde Passagiere der Globalisierung dafür gesorgt, daß – wie der Fall der eineiigen Zwillinge zeigt – gerade Menschen ohne Veranlagung zu Übergewicht dick werden. Es ist sogar gut möglich, daß langfristige Trends in der Entwicklung des Gewichts mit solchen ansonsten »stummen« Infektionen zu tun haben. Fragt sich, warum dieses spannende Feld weder in der deutschsprachigen Fachliteratur noch in den Medien thematisiert wird. Fragt sich auch, warum Millionen Euro in offensichtliche Sackgassen investiert werden, während Infektionen als Ursache von Fettsucht nach wie vor ein Stiefkind der Forschung sind.

Dabei wären die Erfolgschancen hier ziemlich gut. Denn damit, wie man Infektionen bekämpft, haben wir seit Robert Koch hinreichend Erfahrungen – im Gegensatz zu Eingriffen in komplizierte körpereigene Regulationssysteme mit Hunderten oder Tausenden von Komponenten, Interaktionen und Rückkoppelungen. Jenen, die an den Dicken verdienen wollen, dürfte es allerdings das Geschäft verhageln, wenn eine Packung Antibiotika ausreichen würde, um das Problem zu lösen. Um wieviel lukrativer sind Aufenthalte in Kurkliniken, Ernährungs-, Bewegungs- und Verhaltenstherapien? Um wieviel lukrativer wäre ein Medikament, das der oder die Dicke ein Leben lang nehmen müßte?

Pölsterchen für die Seele

Wenden wir uns von den Krankheitserregern nun solchen äußeren Ursachen zu, die etwas subtiler auf die inneren Regulationsmechanismen einwirken. Daß Lebenskrisen, Trennung, Verlust eines geliebten Menschen vielfach eine Gewichtszunahme zur Folge haben, weiß eigentlich jeder. Kummerspeck nennen wir das. Aber sollen wir deshalb einem Jüngling, der gerade von seiner großen Liebe verlassen wurde, oder einem Familienvater, der seinen Arbeitsplatz verloren hat, einen Ernährungsberater zur Seite stellen? Die werden sich herzlich bedanken. Auch dann, wenn der Ernährungsberater zu wissen glaubt, wo der Kummerspeck herrührt: von Pralinen und Likör! Dagegen bietet er gewöhnlich seine Allzweckwaffe Rohkost mit Joghurtdressing auf. Mahlzeit!

Wenn Sie glauben, Nährwertempfehlungen und Pralinenverbote seien keine wirklich überzeugenden Ideen, dem Kummerspeck Paroli zu bieten, dann folgen Sie uns doch einfach bei der Suche nach den Zusammenhängen zwischen innerer Verfassung und Gewichtszunahme, zwischen Körper und Seele. Denn unsere Stimmungen, unsere seelischen Zustände sind von jeweils typischen hormonellen Aktivitäten gekennzeichnet. Diese Hormone sind nicht nur Ausdruck unseres Lebensgefühls, sie wirken sich gleichermaßen auf den Körper, seine Funktionen und sein Erscheinungsbild aus.

Zum Beispiel das Streßhormon Cortisol. Wenn wir Streß ausgesetzt sind, steigt der Cortisolspiegel im Blut. Das ist ein uraltes Lebensrettungsprogramm, denn dadurch erhält der Organismus sofort Blutzucker, also mehr »Power« für Situationen, in denen schnell viel Energie benötigt wird, wie Flucht oder Kampf. In Form von Cortison wird es auch als Medikament verordnet. Allerdings nicht, um schneller aus der Arztpraxis fliehen zu können, sondern um das bei Allergien und Rheuma überaktive Immunsystem zu dämpfen. Obwohl es sich um ein natürliches, körpereigenes Hormon handelt, möchte sich dennoch niemand dauerhaft damit behandeln lassen. Wir fürchten die Nebenwirkungen, vor allem die sichtbaren: »Bierbauch« und »Mondgesicht«. Die gleichen Symptome weisen Patienten mit Cushing-Syndrom auf, deren Körper zuviel Cortisol produziert (siehe Kapitel 4). Nicht sichtbar, aber mindestens ebenso gravierend ist das metabolische Syndrom.

Aus diesen Gründen ist »Streß«, vertreten durch sein materielles Äquivalent Cortisol, einer der Hauptverdächtigen bei

Syndrom X oder metabolisches Syndrom

Der Begriff »Syndrom X« wurde 1988 von dem US-Mediziner Gerald Reaven geprägt, um eine Reihe von Symptomen unter einen Hut zu bekommen, die mit einem erhöhten Risiko für Herz-Kreislauf-Krankheiten verbunden sind (25). Dazu zählen Insulinresistenz, erhöhte Insulinspiegel, erhöhte Blutfettwerte und erniedrigte HDL-Cholesterinwerte (»gutes« Cholesterin).

Reaven wählte den Buchstaben »X«, weil der Zusammenhang zwischen den Einzelfaktoren noch offen war (26). Das änderte sich in den folgenden Jahren, als die zentrale Rolle der Insulinresistenz erkannt wurde. Die Zellen in Muskel-, Fett- und anderen Geweben reagieren nicht mehr richtig auf Insulin und nehmen deshalb weniger Glucose aus dem Blut auf. Dadurch bleibt der Zucker im Blut. Um die erhöhten Blutpegel zu senken, produziert die Bauchspeicheldrüse mehr Insulin. Daraufhin steigen auch die Blutfette, weil Insulin die Leber zur Produktion von Triglyceriden anregt.

Inzwischen sind weitere »metabolische Anomalien« entdeckt worden, die im Zusammenhang mit einer Insulinresistenz auftreten. Dazu gehört das erhöhte Risiko für Bluthochdruck, Schlaganfall und Fettleber. Wenn die Insu-

der Entwicklung von Fettleibigkeit (29). Zumindest von jener Variante, die mit viszeralem Fett, d.h. mit Fetteinlagerung zwischen den Organen verbunden ist und zur sogenannten »Apfelform« führt. Charakteristisch für diese Form ist der stark hervortretende Bauch. Sie geht wesentlich häufiger mit dem metabolischen Syndrom einher als die »Birnenform«, die sich durch eine dicke Speckschicht und ein voluminöses Hinterteil auszeichnet.

Cortisol gilt als wichtiger Regulator im Ponderostat (siehe

linproduktion irgendwann komplett versagt, kommt es schließlich zu Diabetes. Reaven selber schlägt heute »Insulin Resistance Syndrome« (IRS) als neuen Namen für das Syndrom X vor (26). Er betont jedoch, daß es sich nicht um eine Krankheit, sondern um einen »physiologischen Status« handelt. Mit diesem Status steigt das Risiko für die genannten Erkrankungen, sie müssen aber nicht zwangsläufig eintreten.

Bei fettleibigen Menschen wird das metabolische Syndrom häufiger beobachtet als bei »Normalgewichtigen« – ein Grund, warum man Dicken rät abzunehmen. Trotzdem sind auch Dünne nicht davor gefeit (27). Menschen, die unter Lipodystrophie leiden, also an einem krankhaften Mangel an Körperfett, erkranken noch viel häufiger an Diabetes als Dicke (28). Deshalb ist es zweifelhaft, daß das Übergewicht selbst die entscheidende Ursache ist. Viel wahrscheinlicher ist, daß es dieselben Faktoren sind, die dick machen und das metabolische Syndrom auslösen. Übergewicht und Fettleibigkeit wären somit nur Nebenwirkungen. Ein gutes Beispiel ist Schlafmangel (siehe Seite 157 ff.). Eine solche Belastung des Körpers bewirkt schon kurzfristig eine Insulinresistenz und langfristig auch eine Zunahme des Körpergewichtes.

Seite 106) (30). Seine Schlüsselrolle wird durch Tierversuche bestätigt. Unterdrückt man beispielsweise mit Ketoconazol, einem Medikament gegen Pilzinfektionen, die Cortisolproduktion, dann nehmen die Tiere trotz besonders fettreicher Laborkost nicht zu (31). Verabreicht man hingegen den Geschmacksverstärker Glutamat, steigt das Cortisol im Blut, und es kommt zur Fettsucht (32). Außerdem zeigte sich, daß erhöhte Cortisolspiegel die Wirkung von Sättigungshormonen wie Leptin aushebeln (33).

Streß – ein System im Alarmzustand

Sinn jeder natürlichen Streßreaktion ist es, den Organismus in Gefahrensituationen optimal reagieren zu lassen, und Cortisol ist ein zentraler Vermittler dieser Reaktion. Erster Schritt ist die schnelle Bereitstellung von Energie, in der Natur normalerweise für Kampf oder Flucht. Dafür wird Zukker aus Speichern freigesetzt, seine Aufnahme jedoch überall im Körper, wo er gerade entbehrlich ist, gehemmt (34). Außerdem werden Fette aus Fettzellen freigesetzt und der Abbau von Eiweiß initiiert. Bei Gefahr mobilisiert der Körper also die Reserven.

Wenn Cortisol aber Fettzellen entleert, warum kommt es bei langfristig erhöhten Cortisolwerten, etwa bei Cushing-Patienten, zur zentralen Fettsucht? Hier kommt Insulin ins Spiel, denn Cortisol führt mit einer zeitlichen Verzögerung zu Insulinausschüttung. Das ist höchst sinnvoll, denn nach Beendigung der unmittelbaren Streßreaktion muß der hohe Blutzuckerspiegel dringend wieder gesenkt werden, sonst droht ein Zuckerkoma. Das Insulin veranlaßt die Zuckeraufnahme in die Zellen und stellt letztendlich den Normalzustand wieder her.

Bei chronischem Streß können die Zellen aber auf Dauer nicht mehr soviel Zucker aufnehmen – Fett dagegen schon. Das führt letztendlich sogar dazu, daß das gesamte Körperfett umverteilt wird: Von den Speichern unter der Haut und an Hüften und Beinen wandert es in den Bauchraum. Von hier ist es viel schneller abrufbar und kann so in Gefahrensituationen schneller und mehr Energie bereitstellen. Bei häufigem Streß wird die Entwicklung von Bauchfett noch aus einem anderen Grunde zum Selbstläufer: Cortisol stimuliert die Produktion eines Enzyms im Bauchfell, das inaktives Cortison aus dem Blut in der Zelle in aktives Cortisol umwandelt. Das sorgt auch ohne erhöhte Cortisolwerte im Blut für hohe Cortisolwerte im Bauchbereich (35).

Ständige schwere psychische Belastungen bringen den Körper also dazu, sich auf Dauerstreß einzustellen. Jetzt wird aus dem Bauchfett nicht nur in akuten Streßsituationen Fett freigesetzt, sondern dieser Prozeß läuft nun ständig ab, wodurch sich die Blutfettwerte erhöhen. Diese Blutfette stehen allen Geweben, vor allem den Muskeln, zur Verfügung. Das wiederum bewirkt dort eine zunehmende Insulinresistenz, denn wenn genügend Fettbrennstoff in der Zelle ist, nimmt diese keinen Zucker mehr auf (36).

Nicht Körperfett als solches, schon gar nicht ein hoher BMI, sondern die massive Freisetzung von Fett ist also für die Insulinresistenz, den Vorläufer des Diabetes, verantwortlich. Schnelle Freisetzung von Fetten findet aber vor allem aus dem Fettgewebe im Bauchraum statt.

Da man nach der ärztlichen Logik dringend etwas gegen die hohen Blutfettwerte tun muß, begann die Suche nach einem »Schwamm«, einem Puffer im Körper, der die Fette aus dem Blut saugt. Bestens dafür geeignet ist: Fett. Genauer gesagt peripheres Fettgewebe überall unter der Haut, an den Beinen, am Po etc. Denn das nimmt Blutfette ganz gerne auf, gibt sie aber längst nicht so freigebig wieder ab wie die allzeit bereiten Polsterzellen am Bauch.

Tatsächlich beruht die Wirkung einer ganzen Klasse von Medikamenten zur Behandlung von Diabetes darauf, daß sie zum *Aufbau* von Fettgeweben anregen (37). Jawohl, diese Medikamente führen zu einer *Gewichtszunahme.* Damit einhergehend wird die Insulinresistenz gemildert, weil die Muskelzellen jetzt nicht mehr so voller Fett stecken und wieder besser auf das »Nimm-Zucker-auf«-Signal des Insulins reagieren können. Der Zucker kann wieder besser aus dem Blut in die Zellen aufgenommen werden, folglich sinken die Blutzuckerwerte. Alle Symptome des metabolischen Syndroms verbessern sich also.

Bei den ersten Untersuchungen am Menschen wurden nur die Cortisolwerte im Blut bestimmt, was jedoch zunächst keine aussagekräftigen Ergebnisse lieferte (38). Erst als man jeweils mehrere über den Tag hinweg genommene Proben analysierte, ließen sich klare Unterschiede erkennen (39, 40): Bei schlanken Männern fand man morgens eine hohe Cortisolkonzentration, danach einen steilen Abfall mit Wiederanstieg beim Essen und einem Minimum am Abend. Dicke (mit zentraler Fettsucht, Apfelform, Cushing) hatten dagegen beim Aufstehen niedrige Cortisolspiegel, die über den Tag hinweg kaum schwankten und auf Essen nur schwach reagierten. Streß führte bei den Schlanken zu moderatem, bei den Dicken jedoch zu starkem Cortisolanstieg. Offensichtlich gibt es also wesentliche Unterschiede in der Dynamik der Cortisolproduktion (41).

Mehr Licht! – Oder wenigstens was Süßes …

Normalerweise steuert das Tageslicht unsere hormonellen Rhythmen. Die nötigen Informationen wie Helligkeit und Tageslänge gelangen von den Augen über einen kleinen unscheinbaren Nerv, die energetische Sehbahn, zum Hypothalamus. Der informiert sowohl die Zirbeldrüse als auch die Hypophyse. Sozusagen nach »Rücksprache« mit diesen beiden Drüsen steuert und taktet der Hypothalamus das hormonelle System unseres Körpers (42, 43). Dazu gehören insbesondere die Nebennieren, wo die Streßhormone produziert werden.

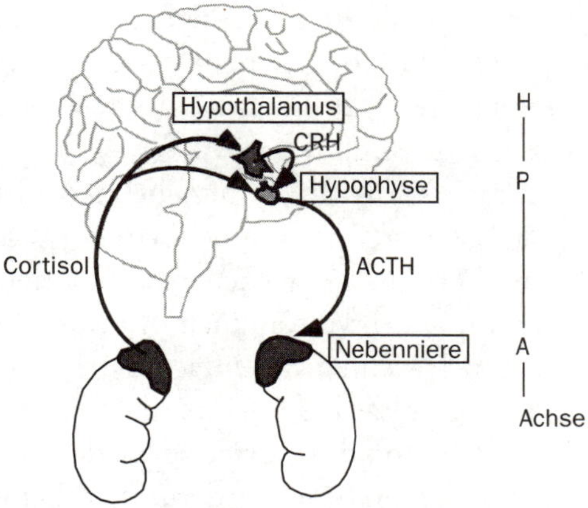

Abbildung 8 Die HPA-Achse. Aus dem Hypothalamus wird CRH *(corticotropin-releasing hormone)* freigesetzt, dieses stimuliert die Freisetzung von ACTH aus der Hypophyse *(pituitary gland)*, das wiederum führt zur Freisetzung von Cortisol aus der Nebenniere *(adrenal gland)*. In einer negativen Rückkopplung hemmt Cortisol nun die Freisetzung von CRH und ACTH. Wem das bekannt vorkommt: ganz ähnlich funktioniert die Regulation von Sexualhormonen.

Das Licht ist also nicht nur zum Sehen da, sondern es justiert auch die innere Uhr – und zwar jeden Tag aufs neue – wie ein Funkwecker. Entwicklungsgeschichtlich handelt es sich bei der Zirbeldrüse um ein uraltes Sinnesorgan, das sogenannte dritte Auge. Bei Amphibien ist es noch am Kopf sichtbar, es reguliert bei ihnen den Tag-Nacht-Rhythmus. Im Laufe der Evolution zog sich das Organ ins Innere des Schädels zurück, gab seine Fähigkeit, Licht zu empfangen, an die Augen ab und beschränkte sich darauf, Hormone zu produzieren (44).

Drei der genannten Organe, Hypothalamus, Hypophyse (englisch *pituitary gland*) und Nebennieren (englisch *adrenal gland*), werden als sogenannte HPA-Achse bezeichnet. Diese Achse sorgt für eine direkte Verbindung zwischen Licht, Appetit und Cortisol (44–46). Deshalb kann der Cortisolrhythmus durch Änderungen der Schlafphase (d.h. der Dunkelzeiten) nachhaltig geändert werden (47). Künstliches Licht hat übrigens nicht die gleichen Wirkungen wie Tageslicht. Die Spektren, die Intensitäten und vor allem die zeitlichen Rhythmen sind ganz andere (48).

Weitere Lichtinformation bezieht der Körper über die Haut – der UV-Anteil im Sonnenlicht sorgt für die Bildung von Vitamin D. Dieses wiederum senkt den Cortisolspiegel (49). Damit wird verständlich, warum ein Spaziergang oder auch Sport, wenn er im Freien betrieben wird, für viele Menschen so erholsam ist; namentlich dann, wenn er hilft Streß abzubauen und die Hormone wieder ins Gleichgewicht zu bekommen. Damit kommt dem Licht bei der Regulation des Gewichts vermutlich eine wesentlich wichtigere Rolle zu als dem Essen.

Wenn das Licht wirklich so wichtig ist, dann müßten Menschen mit Augenkrankheiten wie grauem Star, bei dem die Linsentrübung den Lichteinfall verringert, eigentlich dicker sein als andere. Genau das ist der Fall. Doch die Fachwelt, ganz fixiert auf den Teufel Übergewicht, zieht daraus den umgekehrten Schluß: Übergewicht macht blind! (50–52)

Über die HPA-Achse üben Tageslicht und Streß einen erheblichen Einfluß auf unseren Appetit aus. Zum Beispiel steigt im Spätherbst, wenn die Lichtmenge abnimmt, der Konsum von Süßigkeiten, um während der dunkelsten Tage des Jahres – an Weihnachten – im Rahmen einer Zucker- und Lichtorgie seinen Höhepunkt zu erreichen. Im Frühjahr läßt die Süßlust in der Regel wieder nach. Daß im Winter der Appetit auf Süßwaren und nicht auf saure Gurken steigt, hängt damit zusammen, daß Licht und Zucker zufälligerweise den gleichen Botenstoff im Gehirn triggern. Er heißt Serotonin und wirkt stimmungsaufhellend. Bei jahreszeitlich bedingtem Lichtmangel läßt sich der niedrige Serotoninspiegel im Gehirn mit Zucker pushen, aber halt nicht mit kalorienreduziertem Joghurt (53).

Den Zusammenhang zwischen Streß und Appetit kennt jeder aus eigener Erfahrung. Aber die Menschen reagieren unterschiedlich, und Streß ist nicht gleich Streß. Während den einen massiver Dauerstreß auf den Magen schlägt und sie eher sogar noch an Gewicht verlieren, sorgt bei anderen die streßbedingte Insulinausschüttung für mehr Hunger. Wie wir auf Streß reagieren, wieviel Streß wir überhaupt vertragen und ob die Körperzellen dann vermehrt Cortisol anreichern und dadurch insulinresistent werden, darüber entscheiden unsere Erbanlagen (54). Sie entscheiden offenbar auch darüber, wo wir Speck ansetzen. Denn »Übergewicht« ist nur ein Sammelbegriff für viele unterschiedliche Formen von Muskel- und Fettansatz.

Ab einer gewissen Streßbelastung (und dazu gehört, wie wir später sehen werden, nicht nur der psychische oder soziale Streß, sondern in gleichem Umfang auch physiologischer Streß) dekompensiert das System. Wenn Menschen über lange Zeit negativem Streß ausgesetzt sind, ist ihre HPA-Achse irgendwann ausgebrannt (55, 56). Sie reagiert nicht mehr flexibel auf Streß und Entspannung. Irgendwann beginnen die Zellen, vermehrt Cortisol und Cortison aus dem Blutstrom aufzunehmen. Damit sind die Weichen für die Insulinresistenz und damit für das metabolische Syndrom gestellt (57).

Natürlich ist der menschliche Körper darauf ausgelegt, mit Anspannung und Streß zurechtzukommen. Solange er Herr des Geschehens ist, solange der Manager die Kontrolle über seine Firma hat, der Lehrer über seine Schüler, die Mutter über Haushalt und Kinder, richtet der Streß wenig Schaden an, im Gegenteil, er trägt zum Lebensgefühl bei, zum Gefühl, seinem Leben gewachsen zu sein. In einer völlig anderen Situation befindet sich derjenige, der dem Streß hilflos ausgeliefert ist, wenn Kinder mit ansehen müssen, wie sich ihre Eltern gegenseitig fertigmachen, der Firmeninhaber, dessen Firma trotz voller Auftragsbücher pleite geht, die Mutter, die vom

Vater ihrer Kinder verlassen wird, ja alle Menschen, die sich hilflos in ihre Not fügen müssen. Diese Art von Streß hinterläßt Spuren, läßt Menschen manchmal in kurzer Zeit altern.

Angst, Trennung oder Kummer sind Erfahrungen, die fast alle Menschen irgendwann machen. Sie gehören ebenso zum Leben wie Krankheit oder Freude. Zum Glück haben die Beladenen bisher noch Schokolade und Likör, um ihre Trauer erträglicher zu machen und den Streß zu senken. Wie würde sich ihr Gewicht wohl entwickeln, fehlten diese Ausgleichsmöglichkeiten? Und was würde wohl passieren, wenn sie auch noch strapaziöse Diätpläne einhalten müßten? Nebenbei bemerkt deuten diese Einsichten darauf hin, daß für die Betroffenen Tageslicht (egal ob die Sonne scheint oder nicht) von erheblich größerem Nutzen ist als eine Ernährungsberatung, die einen Verzweifelten bestenfalls dem Suizid ein gutes Stückchen näherbringt.

Versteckte Fette im Ehering

Streß laß nach: Bei Erwachsenen ist die Heirat der wichtigste Risikofaktor für Übergewicht! Das kann man einer ganz offiziellen Statistik entnehmen, dem Mikrozensus des Statistischen Bundesamtes (58). Nach dessen Erhebungen sind Ehegatten deutlich korpulenter als Singles. Wenn man sich nicht zur Annahme durchringen mag, daß nur Dicke in den Ehestand treten, bleibt als Erklärung allein die Möglichkeit, daß die gewesenen Singles nach dem Ja-Wort ordentlich zulegen. Klingt ziemlich komisch, hat aber einen simplen Grund. Es sind meist nicht die famosen Kochkünste der Gattin oder der ewige Familienkrach, dahinter steckt etwas ganz anderes, das zur Paarung gehört wie der Honig zur Biene: die Hormone.

Die meisten Frauen kennen den Effekt von der Antibabypille. Sie sorgt vielfach für ein paar Extrapfunde auf der

Waage. Aber nicht, weil die Damen nun mit Bärenhunger den Kühlschrank plündern, sondern weil der Körper die Nahrung effizienter nutzt, um ein paar Fettpölsterchen anzulegen. Schließlich täuscht die Pille dem Körper eine Schwangerschaft vor, und da sind Reserven vorteilhaft. Allerdings werden diese an anderen Stellen deponiert als bei der Streßfettsucht. Sie gehen weniger ins viszerale Fett am Bauch (»Apfelform«) als in die typisch weiblichen Rundungen (»Birnenform«). Bei Fett an der Peripherie des Körpers besteht in gesundheitlicher Hinsicht kein Grund zur Sorge.

Wer dennoch glaubt, das mit den »Hormonen« sei nur eine billige Ausrede, um unkontrollierten Kalorienkonsum zu kaschieren, sei an die zahlreichen Kälbermastskandale der Landwirtschaft erinnert. Damals spritzten die Mäster ihren Schützlingen illegale Hormoncocktails, um die Futterverwertung zu verbessern. Zeitweise drohte deshalb zwischen den USA und der EU ein Handelskrieg, weil die Amerikaner die Hormongaben legalisiert hatten, nicht aber die EU. Würden die Landwirte mehr Futter kaufen müssen, würde man nirgendwo auf dieser Welt hormonelle Masthilfsmittel verwenden. Die meisten Präparate bringen aber bis zu 10 Prozent Mehrgewicht, unter bestimmten Umständen sind es stolze 50 Prozent – ohne zusätzliches Futter (59).

Zurück zum Menschen und seinen natürlichen Hormonen: Jeder weiß, daß hormonelle Veränderungen im Lebenszyklus der Frau deutlich sichtbarer sind als beim Mann. Bis zur Pubertät unterscheiden sich Mädchen im Körperbau nur wenig von Jungen. Die Wandlung zur sexuell reifen Frau bringt die Kurven, die Männerherzen höher schlagen lassen. Dann hinterlassen die Geburten ihre »hormonellen Spuren« auf den Hüften und in anderen Fettspeichermedien des Körpers. Da ist es nur logisch, daß gesellschaftliche Gruppen, die eine höhere Geburtenrate aufweisen, auch dickere Mamas haben, als die Ein-Kind-Mütter der deutschen Oberschicht.

Die Hopfenmast

Hormonelle Mechanismen stecken auch hinter manch einem gepflegten Bierbauch. Ganz im Ernst, nicht nur die »Pille« enthält Sexualhormone, auch allerlei Lebensmittel sind von Natur aus damit gesegnet. So enthält der Hopfen relativ viele Substanzen, die weiblichen Hormonen sehr ähnlich sind, was bei passionierten Biertrinkern zu einer gewissen Verweiblichung (mit typischen Brüstchen) führen kann. Als der Hopfen noch mit der Hand geerntet wurde, bekamen die Hopfenzupferinnen vom Pflücken der Dolden ihre Regel.

Die Hormonwirkung von Hopfen ist so deutlich, daß er früher Jünglingen als Tee verabreicht wurde, um »nächtliche Pollutionen«, »Onanie« und andere sexuelle Aktivitäten zu unterbinden. Bevor die Kalorien zum Lebensinhalt unserer Gesellschaft wurden, kämpfte sie – vertreten durch Experten der Gesundheitserziehung wie Pfarrer, Ärzte und Lehrer – heroisch gegen sexuelle Regungen, vor der sie die pubertierende Jugend mit allen Mitteln zu bewahren trachtete (60).

(Am Rande bemerkt: Die sinkende Kinderzahl ist einer der Faktoren, der zu einer schlankeren Gesellschaft beitragen müßte.) Später, im Klimakterium, wenn die Hormone ein neues Gleichgewicht suchen, nehmen viele Frauen nochmals deutlich zu. Nicht umsonst sprach man früher bei dieser Lebensphase vom Matronenalter.

Merkwürdigerweise bekommen Männer in der Ehe – auch ohne Schwangerschaft und manchmal sogar trotz Gerstensaftabstinenz – einen »Bierbauch«. Der Grund sind jene Veränderungen im Hormonhaushalt, die die feste Beziehung und der Nachwuchs im Kinderzimmer mit sich bringen. Junge

Väter haben deutlich weniger Testosteron im Blut als gleichaltrige Junggesellen. Warum? Weil sie dann, um den Volksmund zu bemühen, lieber »daheim essen«, will sagen, sich nicht für andere Frauen interessieren. Dem liegt ein einfacher evolutionärer Mechanismus zugrunde: Eine Mutter mit einem neugeborenen Säugling ist kaum in der Lage, die Bedürfnisse von Mann und Kind zu befriedigen, also sorgt die Natur dafür, daß sich auch der Vater engagiert – als Beschützer und Ernährer. Zu diesem Zweck sinkt sein sexuelles Interesse (61, 62).

Unvermeidliche Folge des sinkenden Testosteronspiegels ist beim Mann die Gewichtszunahme. Damit ist die Heirat ein Risikofaktor ersten Ranges. Fragt sich nur, warum dicke Ehemänner älter werden als schlanke Junggesellen. Aus dem gleichen Grund: weil das Testosteron sinkt. Die einzige wirklich lebensverlängernde Maßnahme, die bis heute bekannt ist, ist die Kastration (63). Sie bringt die Testosteronversorgung zum Erliegen und den betreffenden Herren nicht nur einige Kilo, sondern auch satte zehn bis 13 Lebensjahre mehr. Übrigens: Wenn Frauen im Durchschnitt einige Jahre älter werden als Männer, so liegt das mutmaßlich (unter anderem) daran, daß sie von Natur aus knapp an Testosteron sind.

Warum erzählt uns eigentlich niemand, daß Heiraten dick macht? Heiraten wäre ein sehr leicht vermeidbarer »Risikofaktor«, und die Statistiken sind eindeutig. Es gibt nichts daran zu deuteln. Paßt das Ergebnis etwa nicht in unser Weltbild? Schade. Das würde nämlich manch einem schlankheitsversessenen Zeitgenossen die Ja-Nein-Entscheidung auf dem Standesamt erleichtern und vielleicht beide Partner vor einer schweren Enttäuschung bewahren. Es könnte aber auch vielen Nörgeleien über das Gewicht des anderen die moralische Grundlage entziehen und dazu beitragen, das gemeinsame Leben etwas streßfreier zu gestalten. Außerdem würden viele Männer begreifen, warum sie nach der Geburt ihrer Kinder runder und ruhiger geworden sind. Sie könnten dann im Kreise ihrer Lieben zu Kartoffelsalat und Würstchen ein gepflegtes Pils trinken, statt sich klebriges Cola light einzuflößen und einsam um den Häuserblock zu joggen – in der vergeblichen Hoffnung, wieder so schön zu werden wie einst im Mai.

Eine »Plattform Alleinleben und Nicht-Fortpflanzen« hätte bei reichlicher Resonanz jedenfalls gute Chancen, die Deutschen schlanker zu machen. Die, die dann noch übrigblieben.

Fette Schichten

»Frau Künast sitzt im falschen Ministerium. Wie viele dicke Kinder wir haben, hat im Grunde wenig mit Ernährung zu tun.« So äußerte sich Dietrich Delekat von der Berliner Senatsverwaltung gegenüber der *Süddeutschen Zeitung* (64). Nach seinen Erhebungen sind die weitaus meisten dicken Kinder in Familien aus sozial benachteiligten Schichten zu Hause. Mit dieser Ansicht steht er nicht allein. Nicht nur in Deutschland, auch andernorts kommen Epidemiologen zu demselben Schluß: Übergewicht und Fettleibigkeit korrelieren stark mit dem sozialen Status. Das gilt auch für Erwachsene. Nach den offiziellen Zahlen des Robert-Koch-Instituts sind in Deutschland Frauen zu 10 Prozent adipös, wenn sie zur »Oberschicht« zählen, 20 Prozent sind es in der »Mittelschicht« und über 30 Prozent in der »Unterschicht« (65).

Ernährungsfachleute haben keine Schwierigkeiten, dieses Ergebnis zu interpretieren: Die Menschen in der Unterschicht scheren sich nicht um ihre Empfehlungen zur Nährstoffzufuhr. Davon wird man zur Strafe dick. Allerdings kommt eine Studie aus Gießen zu einem gänzlich anderen Resultat: »Auf Grund der finanziellen Engpässe können die Armutshaushalte die Angebotsvielfalt nicht ausnutzen. Dies schlägt sich in einem engeren Spektrum der gekauften Lebensmittel nieder. Vorrangig werden Grundnahrungsmittel wie Brot, Kartoffeln und Teigwaren gekauft, da sie einen hohen Sättigungswert aufweisen.« (66)

Komisch, gerade diese Lebensmittel werden doch von der DGE, der obersten Eß- und Trinkautorität dieses Landes, empfohlen: »Getreideprodukte – mehrmals am Tag und reichlich Kartoffeln. Brot, Nudeln, Reis, Getreideflocken, am besten aus Vollkorn, sowie Kartoffeln enthalten kaum Fett, aber reichlich Vitamine, Mineralstoffe, Spurenelemente sowie Ballaststoffe und sekundäre Pflanzenstoffe.« (67) Speziell dikken Kindern sollen die leckeren Teigwaren einen ranken Leib garantieren: »Du wirst erfahren, wie gut Nudeln schmecken. Weil die nicht dick machen!« so die Versprechung bei www.powerkids.de, einem Programm, das führende Ernährungsministerinnen empfehlen.

Doch sind Untersuchungen wie die Gießener mit Skepsis zu betrachten, schließlich sorgt das Darmhirn für den nötigen Ausgleich der Nährstoffe. Wenn in großer Menge Kartoffeln gegessen werden, darf man getrost davon ausgehen, daß dazu auch Bratkartoffeln zählen, die für die nötige Fettzufuhr sorgen – und die ist im Haushalt höher als bei industriellen Fritten. Wer mittags Nudeln mit Ketchup ißt, verdrückt abends Käsetoast mit Mayo, bis die Fettbilanz wieder stimmt. Bis heute hat noch niemand zu zeigen vermocht, daß Menschen, die sich an die Empfehlungen halten, auf lange Sicht tatsächlich schlanker sind als solche, die sich nicht um die vielen guten Ratschläge scheren (68).

Wenden wir uns lieber anderen Faktoren aus dem Reich des Sozialen zu. Schließlich ist die Botschaft eindeutig: Wer »sozial benachteiligt« ist, sprich wer zur Unterschicht gehört, verfettet allmählich. Die *Süddeutsche Zeitung* erkannte sofort die Lücken in der »Plattform Bewegung und Ernährung«: »Aufklärung allein reicht nicht aus, um auch sozial schwache Kinder schlanker zu machen.« (64) Als Beleg zitiert das Blatt

Petra Kolip von der Universität Bremen: »Die Ursachen von Übergewicht sind in der sozialen Struktur einer Gesellschaft verwurzelt.« Ist »soziale Gerechtigkeit« tatsächlich eine Wunderwaffe gegen das »Übergewicht«? Um diese Frage zu beantworten, müßte man zunächst einmal klären, wie die ursächliche Beziehung zwischen Sozialstatus und Übergewicht eigentlich aussehen soll.

Eine Studie aus Aachen, durchgeführt von der Elite der deutschen Fettforschung, versuchte sich an dieser Aufgabe. Die Studie verglich die Übergewichtshäufigkeit bei deutschen und ausländischen ABC-Schützen, nachdem man von deren Eltern diverse mutmaßliche Risikofaktoren für kindliches Übergewicht erfragt hatte (69). Nach den Auswertungen der Forscher sollen nicht die Gene über das Gewicht entscheiden, sondern vor allem der Sozialstatus. Migranten gehören mehrheitlich der Unterschicht an, und ihre Kinder sind doppelt so oft übergewichtig wie die deutscher Eltern (siehe Kapitel 2). Als entscheidenden sozialen Faktor für kindliches Übergewicht präsentieren die Forscher den Bildungsgrad der Mütter. Hatte man erst einmal den Bildungsgrad der Mutter im mathematischen Modell, dann spielten die BMIs von Mutter und Vater kaum noch eine Rolle. Auch die Nationalität, also der ethnische Hintergrund, verlor deutlich an Einfluß. Ist die Biologie hier völlig außer Kraft gesetzt? Die Gene sind gewiß nicht alles, aber beim Gewicht wird ihnen in vielen anderen Studien ein Einfluß von 40 bis 90 Prozent zugebilligt (siehe Kapitel 4).

Und wie soll das mit der Bildung als Fettfaktor überhaupt funktionieren? Was hat die Zahl der Jahre, die eine Mutter die Schulbank drückte, mit dem Übergewicht ihrer Kinder zu tun? Schließlich vergehen zwischen Schulabschluß und Mutterschaft meist noch ein paar Jährchen. Oder ist es gar nicht die Zeit, die in der Schule vertrödelt wurde, die die nächste Generation verfetten läßt, sondern die Mathenote, die Lateinzensur oder die Beteiligung am Religionsunterricht? Machen musische oder hauswirtschaftliche Gymnasien schlanker? Die Experten verfolgen eine andere Spur: Ungebildete Mütter lesen die Schriften unserer Ernährungsaufklärer nicht, sie sind beim Kalorienzählen überfordert und kaufen Junk food. Wäre es dann nicht sinnvoller, man nähme statt der Schuljahre das Ernährungswissen als Maßstab? Darauf haben die Autoren wohlweislich verzichtet, schließlich ist allseits bekannt, daß das Ernährungswissen keinen Einfluß auf das Gewicht hat (70).

Unbeeindruckt fordern die Autoren mehr Aufklärung: »Es ist notwendig, die Ansichten der Mütter über Ernährung zu verändern oder die Vorstellung, nur dicke Kinder seien gesunde Kinder. Insbesondere Mütter mit geringer Bildung müssen Informationen zu gesunder Lebensweise erhalten.« Solche Interpretationen enthalten ganz nebenbei eine gefährliche Botschaft: Ausländerkinder werden fett, weil ihre Mütter ungebildet sind. Damit stellen die Ernährungsexperten nicht nur die dicken Kinder an den Pranger, sondern auch ihre angeblich dummen Mamis. Ein guter Grund, hier ganz besondere Vorsicht bei der Analyse der Daten walten zu lassen.

Stutzig macht bei der zitierten Untersuchung ein weiteres Detail: Der Bildungsgrad des Vaters hat rechnerisch keinen Einfluß auf das Gewicht der Kinder! Da aber der Sozialstatus der meisten Familien auch heute noch vom Einkommen des Vaters – und damit von seiner Ausbildung – abhängt, sind Zweifel am Bildungsgrad als Verfettungsursache der Unterschicht angebracht. Um so mehr als die gleichen Autoren eine zweite Studie aus ihren Daten destilliert haben, in der ihre Aufmerksamkeit übergewichtigen, deutschsprachigen Kindern galt (71). Und siehe da, dieses Mal ist es der Bildungsgrad des Vaters, aber nicht der der Mutter, der am stärksten mit dem Übergewicht der Kinder korreliert. Mit dem wichtigsten »sozialen« Faktor, dem Einkommen der Eltern, fand sich dagegen kein Zusammenhang. Widersprüche, wohin man schaut!

Dennoch muß es eine Erklärung für die angeführten Befunde geben. Einen wertvollen Hinweis enthält die erste der beiden genannten Studien: Während weniger als 10 Prozent der deutschen Kinder täglich mehr als zwei Stunden fernsehen, sind es bei den Migranten über 30 Prozent. Das lange Fernsehgucken hat sicherlich auch Einfluß auf die Zubettgehzeit und den Schlaf, die allerdings hier nicht erfaßt wurden. (Die Faktoren Fernsehen und Schlafen spielen eine wichtige Rolle bei der Gewichtsentwicklung, mehr dazu ab Seite 157.) Angesichts der Lebensgewohnheiten in der meist südlichen und wesentlich wärmeren Heimat der Eltern, in der sich das gesellschaftliche Leben in der Regel abends und auf der Straße abspielt, ist es kein Wunder, wenn die Lebensrhythmen dieser Familien andere sind und die Kinder länger aufbleiben dürfen.

Aus anderen Ländern liegen ähnliche Studien vor, beispielsweise aus Nordfrankreich (72). In Lille zählen die zahlreichen Zuwanderer aus Nordafrika, namentlich aus Marokko, aber zu den Gebildeteren: Bei den jungen Immigranten haben 20,8 Prozent einen Universitätsabschluß, während es bei den Söhnen der einheimischen Bevölkerung nur 16,6 Prozent sind. Über die gezielte Förderung der Ausbildung von Zuwanderern hatte die französische Ausländerpolitik versucht, die Integration voranzutreiben. Das Konzept gilt heute als gescheitert, denn trotz ihres hohen Bildungsstandes blieben die allermeisten arbeitslos (73). Entscheidend für unsere Ausgangsfrage ist folgender Aspekt: Die Kinder der Migranten machen heute etwa die Hälfte der Schüler in der nordfranzösischen Industriestadt aus. Parallel zur Zuwanderung *und* zur Zunahme des Bildungsstandes in der Unterschicht nahmen die dicken Kinder zu. In diesem Fall spricht vieles gegen die Bildung als ausschlaggebenden Faktor und einiges für die ausweglose Situation der Betroffenen (zum möglichen Mechanismus, siehe Seite 154 ff.). Die ethnische Herkunft der Migranten darf jedoch nicht außer acht gelassen werden (siehe unten).

Versuchen wir die verwirrenden Einzelergebnisse zu ordnen. Als Ursache des beobachteten Effektes auf das Gewicht kommt – neben der ererbten Gewichtsklasse – etwas in Frage, das Menschen mit geringer Bildung und solche mit fehlenden Beschäftigungsmöglichkeiten eint, beispielsweise das Fernsehen (siehe dazu Seite 161 ff.). Wer sich mit dem Lesen schwertut, der nutzt notgedrungenermaßen das Fernsehen als Informations- und Unterhaltungsmedium. Wer seine Kinder auf bequeme Weise ruhigstellen will, setzt sie vor die Glotze. Wer zur Untätigkeit verurteilt ist, sieht mehr fern als jemand, dessen Terminkalender aus allen Nähten platzt. Die mangelnde Befähigung zum Lesen kann *ein* Grund sein, warum Menschen mehr Zeit vor dem Fernseher verbringen. Aber es sind weder die Höhe des Schulabschlusses noch das Ernährungswissen der Eltern, die das Gewicht der Kinder beeinflussen. Wäre die Zahl der absolvierten Schuljahre tatsächlich so entscheidend, wie die Experten behaupten, dann müßte die Verkürzung der Schulzeit von 13 auf 12 Jahre zur allseits beklagten Übergewichtsepidemie beitragen.

Ein weiterer Beleg, daß Dickleibigkeit nicht von sozialer Benachteiligung herrührt, kommt aus dem arabischen Raum. Hier bevölkern die Dicken mehrheitlich die Oberschicht. Eine ägyptische Studie aus dem Jahre 1997 fand Übergewicht bei 49 Prozent der Oberschicht, aber nur bei 37 Prozent der Unterschicht (74). Also genau umgekehrt wie in den westlichen Industriestaaten! Schon das widerlegt das beliebte Vorurteil von der leidenden Unterschicht, die aufgrund ihrer zahlreichen sozialen Benachteiligungen zwangsläufig fett werden muß. Es kommt vielmehr ein ganz anderes soziales Phänomen zum Tragen: Korpulenz als erstrebenswertes Symbol des Wohlstands. Wo mollige Frauen gefragt sind, wie vielfach noch in islamischen Ländern, bedeutet Leibesfülle sozialen Aufstieg. In Deutschland und den USA gilt das strikte Gegenteil, hier muß man dünn sein, um Karriere zu machen und sozial aufzusteigen. Allein schon die Ächtung der Dicken trägt dazu bei, daß sie sozial absteigen. Auch auf diese Weise kommen schichtspezifische Unterschiede zustande. Außerdem führen ethnisch und kulturell bedingte Unterschiede dazu, daß es in Staaten mit einem hohen Anteil von Migranten aus Ländern, die Körperfülle positiv bewerten, zu Zuwächsen bei der Zahl der Dicken kommt – in der Schicht, in der die Zuwanderer am häufigsten anzutreffen sind.

Fett durch sozialen Streß

Der Sozialstatus als solcher macht nicht dick, trotzdem gibt es soziale Einflüsse auf das Gewicht, und zwar keine geringen. Es sind aber andere als die Schlagworte, die in der öffentlichen Diskussion im Vordergrund stehen. Personen, die mit dicken Kindern zu tun haben, betonen im Gespräch immer wieder, daß vor allem solche Kinder unerwartet zunehmen, die in emotional nicht intakten Familien aufwachsen. Es ist nicht das Geld, nicht der Wohlstand und auch nicht die soziale Schicht, die über die Emotionen entscheiden, sondern das Zusammenleben, das Gefühl des Aufgehobenseins, die Kohärenz. Wenn Kinder, die bei ihrer Oma aufwachsen (müssen), dick werden, dann liegt das nicht unbedingt daran, daß die Oma sie zu sehr verwöhnt oder ungebildeter ist als ihre Tochter. Kinder leiden anders als die »Großen«. Für sie sind andere emotionale Faktoren ausschlaggebend. Oft kommen solche Kinder aus geschiedenen Ehen, aus zerrütteten Familien. Zur Geborgenheit gehört für viele Kinder mehr als nur ein »Ansprechpartner«.

Menschen wachsen besser, wenn es ihnen gutgeht. Neben der Nahrung und der Gesundheitsversorgung spielen auch die Lebensumstände eine Rolle. So sind Kinder von arbeitslosen Vätern deutlich kleiner, der Unterschied kann bis zu vier Zentimeter ausmachen. Bei englischen Kindern wurde beobachtet, daß sie im Internat kaum wachsen, das aber in den Ferien zu Hause nachholen. Umgekehrt machen Waisen nach dem Wechsel vom Kinderheim zu liebevollen Pflege- oder Adoptiveltern oft einen regelrechten Wachstumsschub (75). Offenbar wirken Angst, Alleinsein, Aussichtslosigkeit wachstumshemmend (76). Wer nicht in die Länge wächst, wächst trotzdem – und diesmal in die Breite. Und der BMI steigt. Das gilt auch für Erwachsene.

Psychischer Streß wie Scheidung oder Verlust des Arbeitsplatzes führt (vor allem bei Männern) nicht selten zur Fettsucht, und zwar zur unerwünschten bauchbetonten Form (77). Beobachtungen an Affen belegen, daß bereits begrenzter psychosozialer Streß, etwa ein Sinken in der Gruppenhierarchie, zu depressiven Reaktionen, vergrößerten Nebennieren und einer Schädigung der HPA-Achse führt. Folgen sind viszerale Fettsucht, das metabolische Syndrom, Diabetes und Arteriosklerose (78). Ähnliche Effekte treten überall auf, wo Menschen, um ihren Platz in sozialen Gefügen kämpfen müssen – sei es die Familie, der Arbeitsplatz oder die Gesellschaft.

Negativer Streß oder Distreß ist kein auf eine Schicht beschränktes Phänomen. Alle Schichten sind Sozialsysteme, die auch sozialen Streß produzieren (zum Beispiel in Form von Konkurrenz oder Mobbing). Wenn natürlich in der Unterschicht Arbeitslosigkeit und schwierige Familienverhältnisse häufiger auftreten, ist auch die Wahrscheinlichkeit für negativen Streß größer. Grundsätzlich kann es aber jeden treffen: Selbst in der Oberschicht kann man sozial absteigen. Die Scham und die Angst, vor Familie und Freunden als Versager dazustehen, sind hier nicht geringer. Und Migranten, die sich fern der Heimat und der vertrauten Strukturen um Arbeit und einen Platz in der Gesellschaft bemühen, stehen unter großem Druck: oft lastet neben der Unsicherheit in der Fremde die Verantwortung für Angehörige zu Hause auf ihnen.

Ob Streß in einer bestimmten Situation als negativ empfunden wird, hängt davon ab, inwieweit sie dem Betroffenen ausweglos oder lösbar erscheint. Dabei spielt nicht nur die objektive Lage eine Rolle, sondern auch die Lebenseinstellung und das private Umfeld. Existenzängste treiben in schlechter wirtschaftlicher Lage jeden um, egal wieviel er verdient.

Sorgen und Ängste der Menschen sind absolut ernst zu nehmen und ihre realen Effekte nicht zu unterschätzen. Für einen physiologischen Effekt auf die HPA-Achse und die Cortisolproduktion ist es nämlich unerheblich, ob es sich um konkreten Schmerz handelt oder um psychosoziale Faktoren, ob die Ängste berechtigt sind oder völlig unrealistisch, so jedenfalls der Großmeister der Cortisol- und Streßforschung E. Ronald de Kloet aus Leiden (79). Dabei ist zu bedenken, daß der aus Angst, Verzweiflung, Hilflosigkeit erwachsende Distreß nicht in erster Linie den BMI erhöht, sondern das Taille-Hüfte-Verhältnis (*waist-to-hip-ratio*, WHR). Solange wir Herr der Situation sind, kann Streß als solcher durchaus als anregend empfunden werden (Eustreß), dann motiviert er uns, uns neuen Herausforderungen zu stellen.

Den deutlichsten Beleg für diese Zusammenhänge erbrachte wieder einmal die Zwillingsforschung. Bei Untersuchungen zum Bewegungsverhalten waren bei eineiigen Zwillingen kaum Unterschiede hinsichtlich Bewegungsfreude und Körpergewicht auszumachen. Ganz andere Ergebnisse lieferte dagegen die Analyse des Distreß': Der Zwilling, der unter psychosozialem Streß litt, trug bis zu 17 Kilo mehr Bauchfett mit sich herum als der Bruder (die Schwester), der (die) in befriedigenderen Verhältnissen lebte. Die hormonellen Unterschiede waren augenfällig. So schieden die Dickeren, also die mit dem dickeren Bauch, mehr Cortisol über den Urin aus. Sie hatten mehr Schlafprobleme, neigten eher zum metabolischen Syndrom, und ihr Leben war gekennzeichnet von Angst, Anspannung, Depression und einem Gefühl der Leere, des Ausgebranntseins (80).

Schlafen macht schlank

Das Lamento ist wohlbekannt: Eine Generation von Schlaffis verfettet, weil der einzige Frühsport einer verweichlichten Jugend im Abhorchen von Luxusmatratzen liegt. Keine Bewegung, kein Kalorienverbrauch. Den Seinen gibt's der Herr bekanntlich im Schlaf. Ob das wohl auch für Extra-Pfunde gilt? Betrachten wir also die Datenlage zur Frage: Sind Langschläfer dicker als »aufgeweckte« Kinder?

Die erste Überraschung ist, daß die etwa zwei Dutzend Studien, die es gibt, fast ausnahmslos zum gleichen Ergebnis kommen. Die zweite ist das Ergebnis selbst: Kinder, die spät ins Bett kommen und früh aufstehen müssen, neigen viel eher zu Übergewicht als Gleichaltrige, die früh zu Bett gehen und morgens länger liegenbleiben dürfen. Das ergab eine Untersuchung an 8200 japanischen Schülern im Alter von sechs bis sieben Jahren (81). Vergleichbare Ergebnisse liegen aus aller Welt vor, auch aus Deutschland (82–84). Ein Team der Universität München kommt anhand der Daten von 7700 Kindern im Alter von fünf bis sechs zur gleichen Schlußfolgerung: »Mit der Schlafdauer sank die Häufigkeit von Übergewicht«, stellten die Autoren fest. Außerdem scheint dieser Effekt »unabhängig von anderen Risikofaktoren für Übergewicht im Kindesalter« aufzutreten. Und er ist (zumindest statistisch) beeindruckend: Zwei Stunden mehr Schlaf bedeuten zwei Drittel weniger dicke Kinder (84).

Dabei hatten die Forscher kaum einen denkbaren Einflußfaktor außer acht gelassen. Sie überprüften nicht nur die verspeisten Kalorien und die sportlichen Aktivitäten, sondern auch ganz gezielt den Chipsverzehr vor dem Fernseher, die Anzahl von Mahlzeiten, die das Kind alleine essen mußte, das Alter, in dem es das erste Gläschen bekommen hatte, das Stillen usw. Am Ende blieben als Risikofaktoren das Gewicht der Eltern übrig, gefolgt vom Geburtsgewicht und den Stunden vor dem Fernseher. Auf den hinteren Plätzen landeten die Chips vor der Glotze sowie die Zigaretten, die die Mutter während der Schwangerschaft geraucht hatte. Aus Sicht der Autoren erlaubt das nur den Schluß, daß »die Wirkung der Schlafdauer auf das Übergewicht mit keinem der vielen genetischen, soziodemographischen, konstitutionellen oder Lebensstil-Risikofaktoren für Übergewicht im Kindesalter erklärt werden kann« (84).

Was für Kinder zutrifft, gilt auch für junge Erwachsene: Die Wahrscheinlichkeit für Übergewicht war bei den Twens mit dem kürzesten Schlaf um den Faktor sieben (!) erhöht (85). Auch andere Untersuchungen an Erwachsenen bestätigen, daß das Gewicht proportional zur sinkenden Schlafdauer steigt (86–88). Woran könnte das liegen? Schließlich bewegt man sich während des Schlafens ja kaum. Wer länger aktiv ist, sollte auch mehr Kalorien verbrauchen. Glaubt man der Theorie, müßten »Schnarchnasen« davon »wie im Schlaf« drall werden. Oder liegt es umgekehrt vielleicht daran, daß Übergewicht müde macht? Also das Schlafbedürfnis mit steigendem Gewicht ebenfalls steigt?

Den entscheidenden Hinweis liefert ein kleines Detail: Bei Kindern besteht nicht nur ein Zusammenhang zwischen Schlafdauer und Gewicht, sondern auch zwischen dem Zeitpunkt des Zubettgehens und dem Gewicht. Je früher die Kids in die Falle kommen, desto schlanker sind sie. Dieser Effekt trat unabhängig von der Schlafdauer auf. Also: Kinder, die früh zu Bett gehen und lange schlafen sind im statistischen Mittel schlanker als solche, die früh ins Bett gehen und früh aufstehen, oder solche, die nicht ins Bett kommen, aber dafür lange schlafen. Am dicksten sind die mit zwei Risikofaktoren: spät ins Bett und kurzer Schlaf.

Wie soll das funktionieren? Ganz einfach: Der Cortisolspiegel unterliegt bekanntlich einer Tag-Nacht-Rhythmik. Insofern erscheint es durchaus plausibel, daß – wie in der eingangs zitierten japanischen Arbeit gezeigt – der Zeitpunkt des Zubettgehens eine Rolle spielt. Die Schlafdauer beeinflußt die Cortisolproduktion. Wie ein Experiment mit jungen, gesunden Männern zeigte, genügen bereits wenige Tage mit verkürzten Schlafzeiten, damit das Cortisol seine Tagesrhythmik verliert und Störungen des Blutzucker- und des Insulinspiegels auftreten (89). Über diesen Mechanismus ließe sich auch erklären, warum Schichtarbeiter und Menschen, denen anhaltende Probleme den Schlaf rauben, häufiger unter gesundheitlichen Problemen leiden (90, 91). Auch für andere gewichtsbeeinflussende Hormone wie das Wachstumshormon, das appetitzügelnde Leptin und das appetitsteigernde Ghrelin wurden bei Kindern Zusammenhänge mit der Schlafdauer gefunden (86–88, 92).

Warum, um Himmels willen, müssen Kinder in Deutschland eigentlich oft schon um halb acht in der Grundschule zum Unterricht antreten? Angesichts peinlicher PISA-Studien ist es vielleicht nicht uninteressant zu hören, daß darunter auch der Unterricht leidet. Ein späterer Schulbeginn, das haben Versuche in den USA gezeigt, erhöht Konzentration und Lernerfolg der Kinder (93). Statt dessen führt man hierzulande die Sommerzeit ein, damit die biologischen Rhythmen von Mensch und Nutzvieh noch ein bißchen mehr zu knabbern haben. Und was bitte haben Sechsjährige im Winter zu nachtschlafender Zeit auf der Straße verloren? Sollen sie vielleicht auf die Frühschicht bei VW oder Daimler vorbereitet werden? Lesen und Schreiben können sie offenbar noch später auf dem zweiten Bildungsweg in der Abendschule lernen.

Wenn die Ernährungsministerinnen auf der nächsten Bildungsministerkonferenz den versammelten Damen und Herren in knappen Worten die Zusammenhänge zwischen Schlaf, Gewicht und Lernerfolg erklären würden, wären ihnen viele Menschen im Lande dankbar – und die Damen selbst müßten sich nicht mehr soviele Sorgen um den Pommeskonsum unserer Kinder machen.

In den USA soll die Schlafdauer in den letzten Jahrzehnten um zwei Stunden abgenommen haben (94). Daten für Deutschland fehlen, dürften aber in der Tendenz den amerikanischen Erfahrungen entsprechen. Fragt sich nur, warum heute mehr Kinder als früher Schlafprobleme haben. Bei aller Kritik am frühen Schulbeginn und den langen Schulwegen: die Schule hat auch schon vor 30 Jahren zu nachtschlafender Zeit begonnen.

Aber etwas anderes hat sich verändert, das Nachmittags- und Abendprogramm der Kinder und Jugendlichen. Hier ist der Zusammenhang evident: Diejenigen, die sich täglich im Freien aufhalten, schlafen deutlich besser als Stubenhocker. Ist es also die Bewegung an der frischen Luft, toben, die müde macht und gut schlafen läßt? Klingt zwar plausibel, trifft es aber wieder einmal nicht. Erinnern Sie sich noch an das dritte Auge und die Bedeutung des Tageslichts für die gesamte hormonelle Regulation des Körpers? Das Licht, das über die HPA-Achse Cortisol, Sexualhormone und das Gewicht des Menschen steuert?

Das Lebewesen Mensch ist an das natürliche Tageslicht mit seinem Spektrum und seiner Rhythmik angepaßt; es bringt uns gut durch Tag und Nacht. Wer sich den ganzen Tag im Freien aufgehalten hat, ist am Abend anders müde, als jemand, der zerschlagen aus dem halogenhellen Büro kommt. Wer den Tag im Haus verbringen muß, mit künstlicher Beleuchtung, wer seine tägliche Arbeit ohne Tageslicht am Bildschirm verrichtet, wer in seiner Freizeit oder als Schichtarbeiter die Nacht zum Tage macht, dessen Rhythmusgeber kommt durcheinander, dessen innere Uhr tickt nicht mehr richtig. Und das bringt die Cortisolregulation durcheinander.

In die Röhre geschaut

Warum schlafen unsere Kinder heute schlechter? Wenn jetzt viele Eltern ratlos in die Röhre schauen, sind sie der Lösung schon ziemlich nahe. Die Braunsche Röhre, der Fernseher, raubt tatsächlich den Schlaf (95). Je länger Kinder oder Jugendliche vor der Glotze hängen, desto mehr Schlafprobleme haben sie. Dieser Aspekt wird selten erwähnt, wenn es um die Hintergründe für die seit langem und oft gezeigte Beobachtung geht, daß Fernsehkonsum zu Übergewicht führt.

Zahlreiche Untersuchungen kamen immer wieder zur selben Schlußfolgerung: Wer viel vor der Flimmerkiste hockt, ist dicker als derjenige, der den Verlockungen der Programmmacher nicht erliegt. Dabei kann das Ausmaß des Effekts schon überraschen: So erhöhte in einer spanischen Studie jede Stunde Fernsehkonsum pro Tag das relative Risiko, übergewichtig zu werden, um 30 Prozent (83). In Australien stieg es bei vier Stunden TV am Tag – und das kommt gar nicht so selten vor – gar um das Vierfache (96). Nicht viel anders sehen die Ergebnisse großer amerikanischer Studien aus, wie die der *Nurses Health Study* mit 50 000 Krankenschwestern oder die der *Health Professionals Study* mit ebenso vielen Ärzten (97, 98): Je mehr Zeit das medizinische Personal vor der Flimmerkiste verbrachte, um so schneller setzte es Speck an und – das wurde speziell bei den Krankenschwestern untersucht – um so häufiger erkrankten diese an Diabetes. In der Unterschicht, wo deutlich mehr ferngesehen wird als in der Oberschicht, findet man auch einen höheren Anteil an Übergewichtigen (99–101). Ist das Fernsehen also der heimliche Motor einer Epidemie?

Mit Verlaub, daß Fernsehen dick macht, ist doch eine Binse! werden die wohlinstruierten Leser nun gewiß einwenden. Sich erst nicht bewegen, dann fleißig Chips einwerfen und am Ende das Programm für die angesammelten Pfunde verantwortlich machen, das ist dreist! Zugegeben, die Speisenfolge vor dem Pantoffelkino ist eine andere als im Restaurant. Aber ißt der Esser deshalb auch mehr? Richtig ist auch: Wer fernsieht, bewegt sich in dieser Zeit nicht. Und wer abends nicht fernsieht, sondern ein gutes Buch liest oder klassische Musik hört? Wird der auch dick? Vielleicht spielt es eine Rolle, wieviel Bewegung sich der Fernsehzuschauer (Leser oder Musikfreund) den Rest des Tages verschafft? Auch das nicht: Großangelegte prospektive Studien kommen zu dem überraschenden Ergebnis, daß – mit statistischen Methoden auseinandergefieselt – das Fernsehen allein einen größeren Einfluß auf das Gewicht hat als Knabberzeug und Sport.

Nun könnten übergewichtige Kinder oder Erwachsene ja einfach mehr Spaß am Fernsehen haben, statt dick zu werden, *weil* sie vor dem Fernseher sitzen. Doch dieses Gegenargument läßt sich mit den Ergebnissen von prospektiven Studien widerlegen, denn solche über einen längeren Zeitraum durchgeführten Beobachtungen erlauben eine Unterscheidung von Ursache und Wirkung. So belegt eine prospektive Studie aus den USA, daß es nicht am Speise- oder Trainingsplan liegt, sondern am Fernsehen selbst: Aus dem Übergewicht der Teilnehmer ließ sich nicht die Zahl der Fernsehstunden in den folgenden Jahren vorhersagen, sehr wohl jedoch das spätere Übergewicht aus der Zahl der Fernsehstunden. Dasselbe Ergebnis fand man in Neuseeland. Dort wurden Kinder 26 Jahre lang regelmäßig untersucht und befragt. Auch hier korrelierte der Fernsehkonsum in der Kindheit mit dem BMI im Jugend- und Erwachsenenalter, aber nicht der BMI in der Kindheit mit späterem Fernsehkonsum (102).

Noch beweiskräftiger ist eine Interventionsstudie mit neunjährigen Schülern einer amerikanischen Grundschule. Im Unterricht wurden sie zu »bewußterem« Fernseh- und Videokonsum angehalten, und die Fernseher daheim mit einem elektronischen Zusatzgerät zur Erfassung der Glotzzeit versehen. Während des Versuchs hatten die Schüler ihren TV-Konsum tatsächlich deutlich reduziert und innerhalb eines halben Jahres nachweislich weniger an Speck (gemessen am BMI) zugelegt als ihre Mitschüler in den Vergleichsklassen. Zur Überraschung der Experten hatte der reduzierte Fernsehkonsum aber keinerlei Auswirkungen auf die sportlichen Aktivitäten oder den Fettverzehr. Es muß also etwas anderes dahinterstecken als die blöden Kalorien (103).

In diesem Zusammenhang sei eine sehr ähnliche Studie mit Schülern zitiert, in der nicht der Fernsehkonsum eingeschränkt, sondern die Ernährung umgestellt wurde. Diese Kinder erhielten zwei Jahre lang mittags eine fettarme, ballaststoffreiche und kalorienreduzierte Kost. Außerdem wurden sie sportlich gefordert und gefördert. Dennoch mißriet das Projekt. Die gutgemeinte Intervention wirkte sich *nicht* auf das Gewicht aus. Die Kalorien, die ihnen in der Schule vorenthalten worden waren, glichen die Kinder unbemerkt daheim wieder aus. Gleiches beim Sport: Die pädagogisch eingeforderte Mehrbewegung wurde durch größere Passivität in der übrigen Zeit ausgeglichen. Alles in allem ein Nullsummenspiel (104).

Wenn für den Fernseheffekt weder Kalorien noch Bewegung ausschlaggebend sind, was in aller Welt ist es dann? Geht von der Flimmerkiste etwa eine geheimnisvolle Strahlung aus, die die Fettzellen schwellen läßt? Die Antwort ist möglicherweise viel simpler, denn es gibt einen wenig beachteten Effekt des Fernsehkonsums auf den Stoffwechsel: Er sorgt für eine Erhöhung des Cortisolspiegels. Schließlich soll das Programm den Zuschauer emotional berühren, es soll ihn aufregen und derart fesseln, daß er nicht anfängt, durch die Kanäle zu zappen. Das bleibt nicht ohne Folgen für das hormonelle Gleichgewicht. Während Gewaltdarstellungen und Actionfilme das Cortisol auf jeden Fall nach oben treiben, hatten heitere Sendungen zumindest bei einem Teil der Studien den gegenteiligen Effekt (105, 106).

Was zu knabbern

Wagt es wirklich noch jemand ernsthaft zu bestreiten, daß die vielen fetten Fernsehknabbereien die Rettungsringe der Zuschauer weiter wachsen lassen? Wenn Kinder dabei auch noch andauernd mit Werbung für Naschereien überschüttet werden, ist es doch kein Wunder, wenn sie verfetten. Wissenschaftler der Universität Stanford überprüften diese naheliegende These an Grundschülern. Ergebnis: Die Kids futtern in der Tat ordentlich vor der Glotze. Wie zu erwarten sind es auch eher Snacks als Selleriestangen. Doch die Fernsehwerbung hatte keinen Einfluß darauf, was sie während der Sendungen aßen. Auffällig war, daß die Kinder an Wochenenden besonders viele Kalorien vor der Glotze vertilgten. Aber wider Erwarten lag an diesen Tagen die Gesamtkalorienzufuhr niedriger als unter der Woche. Endgültig ernüchternd war die Einsicht, daß die Nahrungsmittel, die die Kinder während des Fernsehens zu sich nahmen, nicht mit

Aber wahrscheinlich spielt das Programm selbst nur eine untergeordnete Rolle. Wichtiger dürfte sein, daß das konzentrierte Auf-den-Bildschirm-Starren unsere Augen massiv beansprucht. Vor allem, wenn es sich um unruhige oder flimmernde Bilder handelt. Außerdem werden den Zuschauern seit Jahren immer schnellere Schnittfolgen präsentiert. Wie unnatürlich schnell Bilder, Farben und Helligkeit wechseln, merkt man, wenn man nachts durch ein Fenster einer fremden Wohnung auf einen laufenden Fernseher blickt. Diese Hektik auf der Mattscheibe strapaziert das bildverarbeitende System ganz unabhängig von den Programminhalten. Das Auge vermittelt die Streßsignale an das Gehirn und sorgt über die HPA-Achse für eine vermehrte Cortisolproduktion.

Bis heute liegen nur sehr wenige Untersuchungen über die

ihrem BMI korrelierten. Jetzt haben die Experten was zu knabbern (107).

Praktisch zeitgleich erschien eine ähnliche Studie aus Harvard: Dort hatte man das Snackverhalten von 15 000 Kindern und Jugendlichen über mehrere Jahre beobachtet und mit dem BMI verglichen. Dabei war der Begriff »Snacks« bewußt weit gefaßt worden, neben Naschwerk aller Art zählten auch Limos dazu. Die Forscher kommen zu einem eindeutigen Ergebnis: »Unsere Daten unterstützen die Hypothese nicht, daß der Snackkonsum die Gewichtszunahme fördert.« (108) Damit bestätigen sie drei ähnliche Studien, die kurz vorher publiziert worden waren, und die weder für Limonaden noch für Snacks einen signifikanten Einfluß auf den BMI nachweisen konnten (109–111). Übrigens: Mit den Wunderwirkungen von Obst und Gemüse war es auch nicht weit her. Nach der Harvard-Studie konnten sie dem Übergewicht nicht vorbeugen (112). Enttäuscht?

Wirkung des Fernsehens auf den Hormonspiegel vor, eigentlich überraschend angesichts der Bedeutung dieses Mediums. Die gründlichsten Untersuchungen zum Thema Licht und Gesundheit stammen vom Augenarzt Fritz Hollwich von der Uni Münster. Er konnte nachweisen, daß der Cortisolspiegel von Menschen, die unter Neonröhren arbeiten mußten, kontinuierlich anstieg. Nach 14 Tagen hatte er sich bei den meisten Probanden verdoppelt. Als sie anschließend normalem Tageslicht ausgesetzt wurden, normalisierte sich der Cortisolpegel innerhalb von 14 Tagen wieder (46). Wie eine Untersuchung an der Uniklinik in Frankfurt am Main zeigt, reagieren die Menschen sehr unterschiedlich auf Neonröhren: »Einige Probanden zeigten einen steilen Anstieg der Cortisolwerte kurz nach Beginn der Beleuchtung«, aber nicht alle (113).

Neben dem psychosozialen Streß gibt es offenbar einen physiologischen, auch wenn wir ihn meist nicht bewußt wahrnehmen. Selbst wer die physiologischen Effekte am eigenen Leibe spürt, nimmt sie selten ernst, schließlich haben wir gelernt, daß »Streß« rein »psychisch« ist. Ein Beispiel: Wer nach Einbruch der Dunkelheit eine längere Strecke mit der Bahn fahren muß, fühlt sich danach wie gerädert, eine Erfahrung, die bei Tageslicht ausbleibt. Die Beleuchtung ist in den meisten Zügen zwar hell, aber die Leuchtmittel strahlen verzerrte Spektren ab. Andere physiologische Stressoren wie beispielsweise Hunger oder Durst nehmen wir eher wahr, da sie elementarer sind, trotzdem ist uns ihre Streßfunktion oft nicht bewußt.

Welche Konsequenzen sind aus solchen Erkenntnissen zu ziehen? Sollten wir den oder die Fernseher aus den Wohnungen verbannen? So weit muß niemand gehen. Die meisten Studien fanden eine merkliche Steigerung des Körpergewichts frühestens ab einer Stunde pro Tag, in aller Regel jedoch ab zwei Stunden. Den Fernsehkonsum auf fünf bis zehn Stunden pro Woche zu beschränken und dabei eine gewisse Auswahl zu treffen, sollte keine große Kunst sein. Diese Maßnahme ist im Gegensatz zu Sport und Diäten bei Kindern nachweislich wirksam – und bedeutet keine Einschränkung der Lebensqualität, kein Kalorienzählen, keine miefenden Turnsäle. Und wenn in Schulen statt ermüdender Neonröhren echte Glühbirnen verwendet würden, wäre dies sicher auch kein Schaden.

Schon 1985 haben amerikanische Wissenschaftler die Frage »Lassen wir unsere Kinder vor dem Fernseher verfetten?« mit einem klaren »Ja« beantwortet (99). Nach Aussagen des Ulmer Psychiatrie-Professors Manfred Spitzer hat sich »der Fernsehkonsum in Deutschland ... in den Jahren von 1970 bis 2003 nahezu verdoppelt«. Von circa 120 Minuten pro Tag im Jahr 1985 stiegen die Sehzeiten auf knapp 220 Minuten im Jahr 2003 (114). Eine beeindruckende Grafik zeigt dem Leser eindrücklich die gefährliche Entwicklung.

Schon wieder eine Epidemie – und noch dazu aus berufenem Munde! Prüfen wir vorsichtshalber die Quelle des Professors (115). Seltsamerweise enthält sie etwas andere Daten: Da ist der Konsum des Durchschnittsdeutschen von 1970 bis 2000 von 113 Minuten auf 185 gestiegen. Für den Anstieg sind mehrere Faktoren verantwortlich: Erstens hatte 1970 nicht jeder Haushalt einen Fernseher, zweitens wurde der fernsehreiche Sonntag erst ab 1990 miterfaßt. Und drittens gab es auch demographische Veränderungen: Es leben heute viel mehr alte Menschen, und bei vielen von ihnen läuft die Flimmerkiste auch nachmittags. Berücksichtigt man diese Faktoren, fällt der Anstieg wesentlich weniger dramatisch aus als dargestellt.

Und wie ernst ist die Lage bei den Kindern? Nun, da zeigt eine ziemlich detaillierte Studie, die 1992 begonnen wurde, daß sich bei den Drei- bis Dreizehnjährigen so gut wie nichts geändert hat: »Die Zuwendungszeit ... hat sich in den vergangenen zwölf Jahren sogar von 156 Minuten im Jahr 1992 um zehn Minuten im Jahre 2004 reduziert.« (116) Das Ergebnis kommt wenig überraschend – schließlich nutzen Jugendliche zunehmend den Computer und das Internet für ihre Freizeitaktivitäten. Computer bzw. Computerspiele wirken nach den vorliegenden Daten anders als der Fernseher. Dafür sind mehrere Erklärungen denkbar: Die Computerbildschirme sind heute besser als die der meisten TV-Geräte und stressen die Augen weniger. Außerdem bestimmt nicht der Cutter im Schneideraum die Bildgeschwindigkeit, der Computernutzer kann sie meist selbst regeln, und – last not least – kann er reagieren und ist den Filmereignissen nicht »ausgeliefert«.

Halten wir fest: Ebensowenig wie eine Fettleibigkeitsepidemie gibt es eine Fernsehglotzepidemie bei Kindern. Doch das soll wahrlich kein Grund sein, die Effekte des Fernsehers kleinzureden, vor allem, wenn er sich im Kinderzimmer befindet. Vor dem Zubettgehen hängen viele Kinder vor der Mattscheibe. Kein Wunder, wenn sie danach schlecht schlafen. Kein Wunder, wenn sie aufgrund des kürzeren Schlafs dicker werden. Und wie es der Zufall so will, findet man eine Zunahme der Zahl dicker Kinder vor allem in den Bevölkerungsgruppen, in denen wesentlich mehr ferngesehen wird als im Durchschnitt (69).

Die ursächliche Verbindung zwischen Fernsehen und Übergewicht wird inzwischen kaum noch angezweifelt. Insofern eine erfreuliche Situation: Eine wichtige Ursache von Fettleibigkeit bei Kindern ist erkannt, die Abhilfe ebenso simpel wie wirksam. Warum aber schreiben sich die »Plattformen«, »Bewegungen« und »Initiativen« dieses erstrebenswerte Ziel nicht auf die Fahnen? Etwa weil man aufeinander angewiesen ist? Auch das ist die Macht der Medien.

Man ist versucht, den immer schlanken »Löwenzahn«-Moderator Peter Lustig zu zitieren: »Ausschalten!« Und zur Verstärkung die klaren Worte von Manfred Spitzer: »Elektronische Bildschirm-Medien – Fernsehen und Computer – machen dumm, dick und gewalttätig.« (114) Spitzer ist fest davon überzeugt, daß Fernsehen dick macht – allerdings glaubt er noch an überzählige Kalorien und mangelnde Bewegung. Offenbar haben selbst erfahrene Neurologen Schwierigkeiten, sich vom Zeitgeist zu befreien.

Spitzer sollte sich vertrauensvoll an die Kollegen von der Uni Kiel zu wenden. Dort wird am Institut für Humanernährung und Lebensmittelkunde gerade eine großangelegte Studie zum kindlichen Übergewicht durchgeführt. Die dortigen Forscher bestätigen, was mittlerweile alle wissen, daß die Kinder am dicksten sind, die am längsten vor der Glotze sitzen. Aber auch sie finden wieder einmal keinen Zusammenhang zwischen Gewicht, Nahrungsaufnahme und Energieverbrauch (117). Offensichtlich ist der Mensch kein wandelndes Faß, sondern ein komplexes neurologisches Netzwerk.

6 Risikofaktor Übergewicht
Killer oder Kassenschlager?

Wer in Deutschland Beamter werden will, muß sich medizinisch durchchecken lassen: Sehtest, Blutwerte, Blutdruck, Lunge abhören oder was der Amtsarzt sonst noch für nötig erachtet. Außerdem ermittelt der bereits verbeamtete Mediziner sachkundig die aktuelle Größe sowie das Lebendgewicht des Anwärters. Aus beiden Werten kalkuliert er anschließend an seinem Computer den Body-Mass-Index.

Auch ein Anwärter auf das Richteramt, der ungenannt bleiben will, unterzog sich willig dieser Prozedur. Seine Werte waren alle ausgezeichnet – bis auf den BMI. Der lag über 26. Beim abschließenden Gespräch spielten die insgesamt guten Werte keine Rolle mehr. »Sie sollten abnehmen!« riet der Amtsarzt reflexartig. Wie das zu bewerkstelligen sei, hat er nicht verraten. Aber die Botschaft war klar: Leute wie Sie können wir in unserem Staat nicht gebrauchen, Ihr Körper entspricht nicht den DIN-Normen des deutschen Berufsbeamtentums.

Das Gewicht ist zu einem erheblichen Teil erblich. Sind also Erbfaktoren bei der Verbeamtung entscheidender als Qualifikation oder Loyalität? Dann könnte man die Eignung ebensogut an der Haarfarbe des Vaters oder an der ethnischen Zugehörigkeit der Mutter festmachen. Wie anachronistisch diese Art des Eignungstests ist, zeigt das Vorhaben der Bundesregierung, per Gesetz jeden anderen Arbeitgeber zu zwingen, nachzuweisen, daß er bei der Auswahl seiner Mitarbeiter jegliche Diskriminierung vermieden hat. Auch die Nichteinstellung wegen »Übergewicht« oder Fettleibigkeit ist eine Diskriminierung, da es sich dabei um willkürliche Definitionen handelt (siehe Kapitel 2).

Aber natürlich wird stets mit den »gesundheitlichen Risiken« argumentiert, die bei einem erhöhten BMI vorliegen sollen. Die Gretchenfrage lautet daher, ob »Übergewicht« tatsächlich für Krebs, Diabetes und Herz-Kreislauf-Krankheiten verantwortlich ist und das Leben verkürzt bzw. ob Menschen, die abgenommen haben, dadurch gesünder werden und länger leben. Dem wollen wir im folgenden auf den Grund gehen.

Harte Daten, weiche Schlüsse

Prinzipiell gibt es zwei Möglichkeiten zu testen, ob etwas krank macht – egal ob es ums Rauchen, um Tabletten oder böse Schwiegermütter geht. Man traktiere Laborratten oder Versuchspersonen mit blauem Dunst oder bunten Pillen und beobachte, was passiert. So aussagekräftig diese Methode ist, sie hat einen Haken. Viele Fragestellungen lassen sich schlecht am Menschen untersuchen, weil die Versuche unethisch oder aber zu teuer sind. Dann greift man in die Trickkiste der Epidemiologie: Man vergleicht beispielsweise, ob Menschen, die auf die böse Schwiegermutter schimpfen, häufiger krank sind. Bei einem positiven Ergebnis ist trotzdem Vorsicht geboten: Denn wir wissen nicht, was Ursache und was Folge ist. Es könnte ja auch sein, daß jemand gerne krankfeiert und dafür einen Sündenbock sucht.

Epidemiologische Studien lassen sich also oft ziemlich frei interpretieren. Das bietet Interessenvertretern gute Chancen, die Öffentlichkeit irrezuführen. Da wirkt auf den ersten Blick vieles logisch, was bei genauer Nachprüfung genau andersherum funktioniert. Angenommen, dicke Menschen erkran-

Korrelationen, die sich lohnen

Was für den einzelnen die Lebenserfahrung, ist für die Medizin das systematische Sammeln und Interpretieren von Daten von Menschen und Krankheiten. Das Fachgebiet nennt sich Epidemiologie.

Für epidemiologische Studien werden Menschen beispielsweise nach ihrem Lebensstil befragt, ob und wieviel sie rauchen, ob und wieviel sie nachts arbeiten, was sie essen, wieviel sie sich bewegen, welche Krankheiten ihre Eltern hatten etc. Und man fragt sie, wie es ihnen geht. Das kann man über viele Jahre machen, man kann rückwirkend fragen, man kann aber auch Menschengruppen über Jahre und Jahrzehnte mit Fragebögen, Stethoskop, Waage und Blutentnahmespritze begleiten.

Die große, letzte Frage lautet dann: Wie viele Studienteilnehmer sind im Untersuchungszeitraum gestorben? In welchem Alter und woran? Auf diese Weise sucht man nach möglichen Zusammenhängen, sogenannten Korrelationen, zwischen einzelnen Faktoren, zum Beispiel Gewicht und bestimmten Erkrankungen.

Was bei der öffentlichen und öffentlichkeitswirksamen Präsentation solcher Daten oft völlig unter den Tisch fällt, ist, daß solche Korrelationen zunächst nur ein reines Nebeneinander von zwei Phänomenen aufzeigen, nicht aber, daß das eine das andere bedingt.

ken häufiger an Diabetes. Dann folgert die Fachwelt, Dicksein macht krank. Auch wenn der Gedanke schwerfällt, es könnte ebensogut umgekehrt sein: Der Diabetes ist schuld am Übergewicht. Oder hinter Diabetes und Übergewicht steckt ein und dieselbe Ursache. Viele dieser Studien vermögen so gut wie nichts über Ursache und Wirkung zu sagen, sie finden eben nur Korrelationen. Aber je »besser« eine Interpretation zum Zeitgeist paßt, desto bereitwilliger glaubt der Zeitungsleser an einen ursächlichen Zusammenhang. Nicht weil er naiv ist, sondern weil das menschliche Gehirn so funktioniert.

Statistiker haben natürlich Beispiele parat, die diese Art von Logik schnell ad absurdum führen. Typischer Fall: Die Schuhgröße der Deutschen korreliert mit ihrem Einkommen. Würde man hier die ernährungsmedizinische Logik anwenden, dann sollten Sie vor dem nächsten Gespräch mit Ihrem Chef in Riesenlatschen schlüpfen, damit der die Gehaltserhöhung ohne Wimpernzucken abnickt. Leider ist der Zusammenhang kein ursächlicher: Männer haben die größeren Füße, und sie verdienen mehr. Daher die Korrelation und daher der Trugschluß (1).

Wenn es um mögliche Zusammenhänge zwischen Gewicht einerseits und Krankheiten andererseits geht, sind wir hauptsächlich auf epidemiologische Studien angewiesen. Solche Studien kann man durchaus so gestalten, daß sie aufschlußreiche Ergebnisse bringen – mit ausgeklügelten Fragebögen, möglichst vielen Probanden, möglichst langen Zeiträumen, durch Einbeziehen möglichst vieler Parameter. Man kann nach Faktoren suchen, die das Ergebnis zusätzlich beeinflussen, und versuchen, diesen Einfluß dann »herauszurechnen«. In den vorliegenden epidemiologischen Studien steckt manchmal durchaus mehr als nur wertloser Schrott. An den Ergebnissen wurde allerdings häufig so herumgehämmert, daß sie eigentlich nur noch diesen Namen verdienten. Die spannende Frage ist, welche Antworten das wertvolle Rohmaterial – nämlich die nackten Daten – trotz aller »Bearbeitung« liefern können.

Bekommen Dicke häufiger Krebs?

Fangen wir am besten mit einem Angstgegner an, mit dem Krebs. Das wichtigste Beweisstück auf diesem Gebiet ist derzeit die *Cancer Prevention Study II*. Sie hat 900 000 Teilnehmer 16 Jahre lang beobachtet und will aus deren Daten ableiten, daß mit dem Gewicht auch das Krebsrisiko steigt. Ihre Schlußfolgerung besteht aus einem knappen Satz: »Erhöhtes Körpergewicht ging mit erhöhter Sterblichkeit einher, und zwar sowohl für alle Krebsarten zusammengenommen als auch für einzelne Krebsformen.« (2) Die Studie selbst liest sich in der Tat beängstigend: Im Vergleich zu Normalgewichtigen hatten die Männer mit dem höchsten BMI ein 52 Prozent höheres Risiko, an Krebs zu sterben, bei den Frauen lag das Risiko sogar 62 Prozent höher.

Die eindeutige Aussage hatte es auch der Deutschen Gesellschaft für Ernährung angetan, zeigte sie doch einmal mehr, wie wichtig es ist, daß die einschlägigen Organisationen die Kalorienzufuhr ihrer Mitbürger kontrollieren: »Bleibt zu hoffen, dass die ... Studie ein weiterer wichtiger Baustein sein wird, die Motivation aller Beteiligten zur Einleitung wirksamer Maßnahmen einer Körpergewichtskontrolle zu erhöhen.« (3)

Schade, hat die DGE doch wieder eine Chance vertan, sich als Fachgesellschaft zu profilieren. Hätte sie die Studie gründlich gelesen, wäre ihr sicherlich aufgefallen, daß die Daten ein völlig anderes Bild zeichnen als die warmen Worte in der Zusammenfassung. Denn die Übergewichtigen, jene also mit einem BMI zwischen 25 und 30, hatten ein geringeres (!) Krebsrisiko als die Leichtgewichte in der Kategorie von 18,5 bis 25. Erst ab BMI 30 stieg die Sterblichkeit ein kleines bißchen an. Die Differenzen in den absoluten Zahlen waren jedoch so gering, daß die Autoren sie in Promille statt wie sonst üblich in Prozent angeben mußten.

Wo kommen dann die grauslichen Zahlen mit den Steigerungen um 52 oder gar 62 Prozent her? Erstens trat das erhöhte Krebsrisiko erst ab einem BMI von 40 auf, also bei den extrem Dicken, und zweitens sind zumindest die 52 Prozent auch nicht sehr vertrauenswürdig, basieren sie doch auf gerade mal 43 von insgesamt 32 000 Krebsfällen (= 1,3 Promille). Stutzig macht vor allem der Tatbestand, daß die Handvoll Krebsfälle nur bei den Superdicken ausgewertet wurden, die Krebsfälle der Schlanken mit einem BMI unter 18,5 aber aus der Statistik gestrichen wurden! So bekommen die Dikken ihr Fett weg. Und so läßt sich trefflich das Loblied aufs Untergewicht singen.

Das ist noch nicht das Ende der mit bloßem Auge erkennbaren Manipulationen. Und was im Vorfeld der Datenerhebung, bei der Auswertung und bei der Präsentation an den Daten »gedreht« wurde, entzieht sich unserer Kenntnis. Die Autoren teilen aber mit, sie hätten alle ausgeschlossen, die erfolgreich eine Diät absolviert hatten. Warum eigentlich? Die wären doch ein wunderbares Beispiel dafür gewesen, daß man durch Abnehmen gesünder und älter wird. Hat auch hier das Ergebnis nicht gepaßt? Wurde etwa das gleiche beobachtet wie in vielen anderen Studien auch. Daß die erfolgreichen Abspecker eher starben als diejenigen, die mit ihrem prallen Luxuskörper zufrieden waren (siehe dazu Seite 190 ff.)? Leider fehlen die Daten zur Gesamtsterblichkeit, der wichtigste Maßstab, um die Seriosität einer derartigen Studie beurteilen zu können. Denn entscheidend ist letztendlich, wer länger lebt.

Natürlich gibt es noch viele weitere Studien, die der Frage nach dem Zusammenhang von Krebs und Gewicht nachgegangen sind. Die meisten von ihnen kommen zu folgendem Ergebnis: Ein höherer BMI ist mit einem geringeren Krebsrisiko verbunden (4). Selbst dann, wenn man die leichtgewichtigen Raucher und krankheitsbedingte Gewichtsverluste herausrechnet.

Das kann nicht gut fürs Herz sein

Wie sieht es nun mit Herzinfarkt und Arteriosklerose aus, dem zweiten großen Schreckgespenst? Merkwürdigerweise ist ja die Sterblichkeit durch Herz- und Gefäßerkrankungen just in jener Zeit nachhaltig gesunken, in der das Übergewicht angeblich so stark zugenommen hat (5,6). Was für sich allein betrachtet schon Beweis genug ist, daß der immer wieder behauptete Zusammenhang zwischen Übergewicht und Herz-Kreislauf-Krankheiten kein ursächlicher sein kann.

Natürlich gibt es auch hier detaillierte Studien, die nach den Zusammenhängen zwischen Körperfett einerseits und Herz- und Gefäß-Krankheiten andererseits gesucht haben. Allerdings konnten sie kaum welche finden, und zwar bis hinein in die fettesten Kategorien (7). Im Gegenteil: Eine aktuelle Studie der Yale University mit fast 8000 Herzpatienten belegt, daß die Dickeren sogar besser davonkommen, ein Ergebnis,

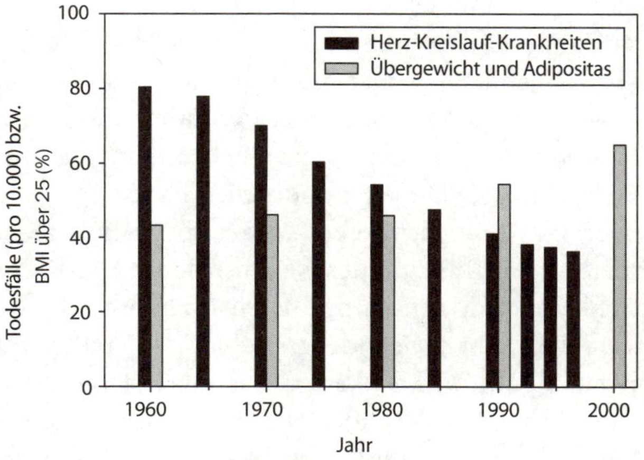

Abbildung 9 Die schwarzen Säulen zeigen den Rückgang der Todesfälle aufgrund von Herz-Kreislauf-Krankheiten, die grauen die Zunahme des Anteils der erwachsenen US-Bürger mit einem BMI über 25 zwischen 1960 und dem Jahr 2000 (Daten nach (8, 9) *und* (5)).

das den Autoren »paradox« erscheint: »Übergewichtige und fettleibige Patienten hatten ein niedrigeres Sterberisiko als solche mit Normalgewicht. Die Mechanismen und die Auswirkungen dieses ›Fettleibigkeits-Paradoxons‹ bei Herzpatienten müssen geklärt werden, ehe weitere Empfehlungen bezüglich Gewicht und Gewichtskontrolle an Betroffene ausgesprochen werden können.« (10)

Bei Bluthochdruckpatienten liegen die Sterberaten bei sogenannten Übergewichtigen ebenfalls deutlich niedriger als bei »Normalgewichtigen« (11). So das Ergebnis einer Studie der Düsseldorfer Klinik für Stoffwechselerkrankungen und Ernährung. Hier hatte man mehr als 6000 »Dicke« aus Nordrhein-Westfalen mit BMIs zwischen 25 und 74 (!) untersucht. Dabei zeigte sich, daß bei Männern mit Bluthochdruck die Sterblichkeit um so niedriger lag, je fetter sie waren. Ganz im Ernst: Der Schutzeffekt nahm mit steigendem Übergewicht zu. Bluthochdruck ist vor allem für schlanke Männer riskant. Allerdings galt das nicht für Frauen mit Bluthochdruck, in dieser Gruppe stieg die Sterblichkeit mit dem Gewicht etwas an (11).

Aber zumindest wer schon einen Infarkt hatte, sollte auf jeden Fall abnehmen, wenn er das Leben liebt – so die gängige Meinung. Eine große amerikanische Studie, die *Physicians' Health Study*, räumte unlängst ziemlich widerwillig mit diesem Vorurteil auf: »Diese Befunde legen nahe«, so die Autoren, »daß es womöglich keine starke Korrelation zwischen einem erhöhten BMI und der Gesamt- oder Herz-Kreislauf-Sterblichkeit von Männern mit bereits manifester koronarer Herzkrankheit gibt«. Gelinde gesagt ist das eine ziemliche Untertreibung. In Wirklichkeit kam nämlich heraus, daß vor allem die Schlanken Grund zur Sorge haben müssen: Bei einem BMI *unter* 22 lag die Sterblichkeit um 50 Prozent höher im Vergleich zu den Dicken mit einem BMI von 25 bis 28. Wohlgemerkt, es handelt sich dabei um Patienten, die bereits herzkrank waren! Selbst bei einem BMI von über 28 war die

Sterblichkeit nicht höher als bei BMI 22 bis 25. Diese Daten stammen nicht aus irgendeiner Popelstudie, sondern aus einer der größten, umfangreichsten und wichtigsten Langzeituntersuchungen in den USA. Und was macht die Fachwelt, die stets um unser Wohl besorgt ist? Sie nahm die Ergebnisse mit größerer Gleichgültigkeit zur Kenntnis als ein Loch im Socken (12).

Gewiß, viele Studien sind auch mit gewissen Unsicherheiten behaftet. Gerade wenn auf dem Totenschein »Herzinfarkt« steht, sind Fehldiagnosen nicht unüblich. Deshalb entschied sich eine japanische Forschergruppe zu einer solideren Methodik: Sie obduzierte über 500 Personen, um bei der Feststellung arteriosklerotischer Veränderungen auf Nummer sicher zu gehen. Sie fanden, wie erwartet, bei den dicken Japanern etwas verkalktere Gefäße als bei den dünnen. Unerwartet war hingegen, daß »es in den Gruppen keinen Unterschied in der Herzinfarkthäufigkeit [gab]«. Und ganz besonders folgendes Detail sollte zu denken geben: »Das durchschnittliche Sterbealter war in der Gruppe der Übergewichtigen signifikant höher als bei den Schlanken.« (13)

Was »gesund« ist, hängt oft genug von den Lebensumständen ab. Sie können einen gefürchteten Nachteil sogar in einen Vorteil verwandeln. Forscher der Universität Ulm verfolgten viereinhalb Jahre lang den Gesundheitszustand von 8000 Bauarbeitern im Alter zwischen 25 und 65 Jahren. Wie fast zu erwarten, hatten die dicksten Arbeiter am häufigsten Bluthochdruck, Diabetes und erste Anzeichen für eine koronare Herzkrankheit (KHK). Überraschend war hingegen, daß die Beleibten dennoch eine höhere »gesundheitliche Stabilität« aufwiesen als ihre schlanken, gesunden Kollegen: Die Sterblichkeit der Dicken (BMI über 30) lag um 60 Prozent niedriger als die der schlanken (BMI unter 22,5)! Besonders kurios: Selbst die dicken Bauarbeiter mit Risikofaktoren wie Bluthochdruck oder Diabetes lebten länger als die schlanken (14).

Es ist schon komisch. Da wird mitten in Deutschland eine große und detaillierte Studie zu Gewicht und Lebenserwartung durchgeführt, und das Ergebnis lautet wider Erwarten: Die Gesunden sterben vor den Menschen mit gefürchteten Risikofaktoren. Ein Knaller allererster Güte! Ein gefundenes Fressen für Journalisten, ein Anlaß für Experten, den Ursachen auf den Grund zu gehen? Weit gefehlt! Fachwelt und Medien können auf einmal schweigen wie die Gräber. Sie fordern weiterhin gebetsmühlenartig alle Zeitgenossen mit »Risikofaktoren« auf, endlich etwas dagegen zu tun, zum Arzt zu gehen, abzuspecken, Salz zu sparen, fettarm zu essen, das »Cholesterin« zu messen, Sportgeräte zu kaufen …

Diabetes: Gerechte Strafe für ein süßes Leben?

Der letzte Kronzeuge der Anklage fehlt noch: der Diabetes. Genauer gesagt der Diabetes Typ 2, der sogenannte Alterszucker. Diese Stoffwechselkrankheit tritt nun wirklich bei Fettleibigen gehäuft auf. Die reflexartige Schlußfolgerung: Je dicker die Leute werden, desto eher bekommen sie Diabetes, die eine Epidemie zieht die andere nach sich. Überall beklagen Ärztegesellschaften den dramatischen Anstieg dieser symbolhaftesten aller Zivilisationskrankheiten.

Anders als man meinen könnte, ist am Diabetes nicht der »süße Zahn« schuld. Er heißt »Zuckerkrankheit«, weil der »Zucker« über den Urin ausgeschieden wird, wodurch selbiger süß schmeckt – ein Tatbestand, der seit Hippokrates' Zeiten bekannt ist. Diabetes hat herzlich wenig mit übermäßigem Zucker- oder Süßwarenverzehr zu tun (15, 16). Im Gegenteil, Menschen, die Diabetes entwickeln, essen in den Jahren zuvor eher weniger Süßes. Diabetes ist trotz seines schönen Namens keine »ernährungsbedingte Krankheit«. Ja, er läßt sich nicht einmal besonders gut durch Ernährungstips behandeln. In Deutschland wurden inzwischen die Ernährungsempfehlungen für Diabetiker aufgehoben. Unter dem Titel »Fallen die Tabus in der Ernährung von Diabetikern?« schrieb Hans Hauner vom Deutschen Diabetes-Forschungsinstitut in Düsseldorf im Jahr 2002: »Internationale Fachgremien empfehlen, die Diabeteskost weitestgehend an die Ernährung des Gesunden anzugleichen.« (17) Die Aufgabe des Arztes besteht nun darin, ihn entsprechend seiner Ernährungsweise einzustellen.

Michael Berger, der unlängst verstorbene Direktor der Klinik für Stoffwechselkrankheiten und Ernährung der Universität Düsseldorf und international renommierte Kapazität für Stoffwechselstörungen, wetterte schon vor Jahren: »Ein besonders irrationaler Zweig des Gesundheitswesens war stets die Ernährungsmedizin mit ihren Ernährungs- und Diätrichtlinien. In grotesker Weise werden bei den verschiedensten Krankheiten den Patienten rigide Diättherapien oktroyiert und die Betroffenen damit gequält – ohne daß ein Beweis für den Nutzen derartiger Behandlungsmaßnahmen verfügbar gewesen wäre.« (18) Leider wissen viele Ärzte offenbar nicht, daß die Idee der Diabetikerernährung der Vergangenheit angehört, ja ein fataler Irrtum war. Andere wollen es nicht wissen, weil sie ihre Ernährungsberatung bei der Kasse abrechnen können.

Zurück zu unserer Ausgangsfrage: Hat die Zahl der Diabetiker in den letzten Jahren deutlich zugenommen? Ja, sie hat. Aber nicht wegen ungezügelter Freßlust. Die Zahl der Kranken steigt gewöhnlich mit den Behandlungsmöglichkeiten – einfach deshalb, weil diese Patienten länger leben. Zudem wurde der Altersdiabetes früher oft erst spät erkannt. Während eine Blutdruckmessung seit Jahrzehnten zu jedem Routinecheck beim Arzt gehört, blieb der »Zucker« lange eine wenig beachtete Krankheit. Das hat sich in jüngster Zeit, mit dem wachsenden Gesundheitsbewußtsein der Bevölkerung

Ursachen des Diabetes

Die wichtigsten Risikofaktoren bei der Entstehung von Altersdiabetes sind – neben der genetischen Veranlagung – ein Zuviel an Cortisol und ein Zuwenig an Licht. Negativer Streß in Form von Angst und Depression verdoppelt das Risiko einer Erkrankung (19–21). Noch massiver als Distreß fördert Fernsehen diese Zivilisationskrankheit. Großangelegte Studien wie die *Health Professionals Follow-up Study* zeigen, daß 40 Stunden TV in der Woche das Risiko sogar verdreifachen – und zwar völlig unabhängig von der Ernährung oder der körperlichen Bewegung (22, 23). Der dritte Faktor ist wie im Falle von Gewichtszunahmen der gestörte Schlaf, der die Cortisolregulation durcheinanderbringt (24, 25).

Je weniger Licht und je niedriger die Vitamin-D-Spiegel desto häufiger wird Diabetes beobachtet. Das gilt in diesem Fall sogar sowohl für Diabetes Typ 1 wie auch für Typ 2. Da in unseren Breiten der Vitamin-D-Spiegel weniger von der

und dem verstärkten Interesse von Ärzten und Pharmaindustrie, das Kundenpotential auszuschöpfen, geändert. Besonders groß ist der Druck in Deutschland, da die Gesundheitsreform den Umsatz pro Patient deutlich gesenkt hat.

Der entscheidende Grund für die Zunahme ist aber ein anderer. Der gleiche Trick hat sich schon beim Cholesterin und beim Übergewicht bewährt: Die Definition von Diabetes wurde geändert. Galt früher ein Blutzucker-Nüchternwert von 140 als Schwelle, so hat die WHO ihn jetzt auf 126 festgesetzt. Weltweit wurden damit Abermillionen von Menschen von einem Tag auf den anderen zu Diabetikern gemacht. Damit nicht genug, zusätzlich wurde auch noch der Begriff der »gestörten Glucosetoleranz« eingeführt, und da liegt die Grenze bei 110. Diese neue Definition mag ihren Sinn haben,

Nahrung als der Menge an Tageslicht abhängt, böten sich Aktivitäten im Freien statt Fernsehen als wirksame Prophylaxe an. Hier erfolgt die Wirkung nicht nur über die HPA-Achse (siehe Kapitel 5), sondern vor allem über die Haut (26, 27).

Eine Verbindung zur Ernährung ist allerdings nicht von der Hand zu weisen. Eßstörungen können auch bei jungen Menschen einen Altersdiabetes zur Folge haben. Diese Entwicklung nimmt mit den Angstkampagnen gegen das vermeintliche Übergewicht von Kindern bedrohlich zu (28, 29).

Ebenso vernachlässigt wie beim Übergewicht ist die Rolle von Viruserkrankungen für die Diabetesentstehung. Sie triggern Autoimmunreaktionen. Während diese Ursache beim Diabetes Typ 1 längst als gesichert gilt, gerät mittlerweile auch der Typ 2 in den Verdacht, eine virusbedingte Autoimmunkrankheit zu sein (30, 31). Da Licht und Vitamin D eine ausgeprägte Wirkung auf das Immunsystem haben, ergänzen sich diese drei Erklärungsmodelle.

aber es ist nicht vertretbar, erst den Grenzwert zu senken und dann die Bürger mit Horrormeldungen in der Presse aufzuschrecken, die Zuckerkrankheit avanciere gerade zur »Volksseuche Nr. 1«.

Es will also nicht viel heißen, wenn eine Krankheit angeblich »seuchenartig« zunimmt. Das Robert-Koch-Institut hat sich die realen Zahlen angesehen und kommt nach einem Vergleich der Ergebnisse des *Bundes-Gesundheitssurveys 1990/92* mit dem von 1998 zu folgendem Ergebnis: »Die altersspezifische Häufigkeit des bekannten Diabetes [scheint in den 90er Jahren] nicht angestiegen zu sein, die Zunahme der Anzahl betroffener Personen wäre somit primär auf die Alterung der Bevölkerung zurückzuführen. Unter der Annahme, die Altersstruktur der Bevölkerung 1998 entspräche der des

Jahres 1991, wäre die Prävalenz des Diabetes 1998 sogar etwas niedriger als 1991. Auf der Grundlage der bevölkerungsbezogenen MONICA-Surveys seit 1984 fand sich in den letzten 15 Jahren auch in der Augsburger Allgemeinbevölkerung keine Zunahme der altersstandardisierten Prävalenz des bekannten Diabetes.« (32)

Und wie sieht es in anderen Ländern der westlichen Zivilisation aus? »Daten aus Nordeuropa (Schweden, Norwegen) zeigen ebenfalls eine relativ konstante Erkrankungshäufigkeit des bekannten Diabetes in der erwachsenen Bevölkerung in den letzten 15 Jahren«, sagt das Robert-Koch-Institut. »Diese Ergebnisse sind als positiv zu sehen, auch wenn die Ursachen dieser Entwicklung bisher unklar sind (z. B. Veränderung von Ernährungsgewohnheiten und körperlicher Aktivität).« (32)

In welche Richtung sich Ernährungsgewohnheiten und Bewegungsverhalten in Skandinavien verändert haben, wird nicht gesagt. Zumindest hierzulande, so jedenfalls die Auffassung der Experten, allerdings nicht zum Besseren. Das hieße dann jedoch: Je ungesünder die Ernährung, je passiver die Gesellschaft, desto weniger Diabetes – zumindest rein statistisch. Aber Vorsicht, es handelt sich auch hier nur um eine Korrelation. Sie bedeutet nicht, daß Hamburger oder Sofas vor Diabetes schützen, sondern nur, daß der immer wieder beschworene Zusammenhang zwischen Eßsünde und Zuckerkrankheit ein Hirngespinst ist. Bei der »Epidemie von Diabetes im Gefolge von Übergewicht« handelt es sich um plumpe Propaganda.

Wo kommen dann die festgefügten Vorstellungen über die Ernährung als Ursache vieler Erkrankungen her? Aus geschäftlicher Sicht spielt es, zumindest auf den ersten Blick, doch keine Rolle, ob eine Krankheit auf fette Kost oder mangelnde Hygiene zurückzuführen ist. Da die meisten populären Erklärungsmodelle schnurstracks in die immergleichen Forderungen nach Abstinenz, nach Verzicht, nach Selbstkasteiung münden, scheinen hier religiöse Vorstellungen mitzuschwingen (siehe Kapitel 3). Wer dick ist, hat dieser Logik zufolge gesündigt. Nun muß er mit »Zivilisationskrankheiten« für seine Eßsünden büßen.

Michael Berger war überzeugt, daß sich viele Mediziner ihre Erklärungsmodelle und Diätempfehlungen tatsächlich nach diesem lausigen Schema zurechtzimmern. Nach seinen Worten war die Ernährungstherapie bisher »auf einem ärztlichen Puritanismus begründet, der bei Konfrontation mit einem unerklärlichen und unheilbaren Krankheitsgeschehen stets mit der Stereotypie der Forderung nach Genuß- und Lustverzicht, zumeist in bezug auf Essen, Trinken und Sexualität reagierte« (18). Damit geben sich dann die meisten Patienten zufrieden – schließlich hat die untergewichtige Moderatorin in der letzten Gesundheitssendung dasselbe erzählt.

Berger steht mit seiner Meinung nicht alleine, auch wenn er Vertreter einer Minderheit ist. Bereits im Jahr 1974 hatte George V. Mann vom National Heart and Lung Institute der USA versucht, die Angst vor der Fettleibigkeit in vernünftige Bahnen zu lenken (33, 34). Er erinnerte seine Kollegen daran, daß es auch Umstände gibt, unter denen Fettpolster von Vorteil sind, wie etwa bei einem Kind mit Fieber oder vor einem Wachstumsschub. Eine Frau vor der Schwangerschaft hätte »von opulentem Speicherfett« sogar klare »physiologische Vorteile« – und nicht nur sie, auch ihr Baby.

Natürlich gibt es bei Dicken genauso wie bei Dünnen einige Krankheiten, die in der jeweiligen Gruppe häufiger sind. Aber aus der Korrelation zwischen bestimmten chronischen Krankheiten und Fettleibigkeit dürfe keinesfalls auf einen ursächlichen Zusammenhang geschlossen werden, so George Mann. Gleiches gilt für die Korrelation zwischen Schlankheit und Krankheit. Aber er wisse wohl, sagt Mann, daß »weniger kritische« Geister dazu neigten, Fettleibigkeit für »das kausale Agens« zu halten, gewissermaßen »als Konsequenz von Völlerei und Trägheit. Das mag als gerechte Strafe gelten, wenigstens für einige dürre Moralapostel, die süchtig nach der asketischen Arbeitsethik sind, die in vielen westlichen Gesellschaften gepriesen wird«.

Mann sparte schon damals nicht mit Vorwürfen gegen die eigene Zunft: »Das Versagen der medizinischen Wissenschaft, die Beziehung zwischen Fettleibigkeit und Gesundheit aufzuklären, nährt eine wachsende Industrie, die auf der Furcht vor Fettleibigkeit basiert. Dazu gehören die Lebensversicherer, die Figurkontrolleure der Bekleidungsindustrie, die kalorienreduzierten Rezepturen und künstlichen Süßstoffe der Lebensmittelindustrie, die Appetitzügler der Pharmaindustrie und die professionellen Gewichtsspezialisten in verschiedenen Disziplinen. Menschen, die für diese Branchen arbeiten, können Fettleibigkeit nicht schlecht finden.«

So weit, so schlimm. Darauf, daß hinter der stereotypen Gesundheitspropaganda nicht nur irrationale Glaubensvorstellungen und simple Trugschlüsse stecken, wies auch Michael Berger hin: »Eine andere Motivation des Gesundheitswesens, die in der Regel einer rationalen *evidence-based* [auf nachgewiesenen wissenschaftlichen Befunden beruhenden] Medizin zuwiderläuft, ergibt sich aus den vielfältigen pekuniären Interessenlagen – der Ärzte, der Pharma- und anderen Industriezweigen, der Versicherungen und vielen anderen mehr. So wird auf frappierende Weise häufig dann eine Erkrankung oder, bei Gesunden, ein Risikofaktor in den Vordergrund des Interesses gerückt, wenn sich entsprechende neue Medikamente der Marketingphase nähern.« (18)

Aus dieser unseligen Melange nährt sich der Zeitgeist, entstehen Ideale von gesundem Körper und gesunder Kost, entstehen Ängste und Hoffnungen, die das langfristige Handeln einer Gesellschaft bestimmen. Je größer die Angst, desto größer der Umsatz, und desto schwerer hat es die Vernunft. Denn gegen Angst sind Argumente in aller Regel machtlos. Aus diesem Grunde ist es der gewöhnlichen Werbung untersagt, an die Urängste des Menschen, insbesondere an seine Todesangst zu appellieren. Diese übelste Form der Werbung ist auf dem Gebiet der Ernährung und der Gesundheit so selbstverständlich wie die Korruption in der Bauwirtschaft. Wenn sich Menschen durch irrationale Glaubensvorstellungen ängstigen oder aus geschäftlichen Neigungen erpressen lassen, wird es schon bald kein Leiden mehr geben, das nicht durch »überflüssige Pfunde« verursacht oder verschlimmert würde.

Angesichts dieser Kräfteverhältnisse wundert es nicht, wenn Studien, die das merkantil Erwünschte ergeben, von großem Medienecho begleitet werden. Schließlich muß man die Menschen in den Ländern mit der höchsten Lebenserwartung jeden Tag aufs neue davon überzeugen, daß gerade ihr Lebensstil krank macht und zum frühzeitigen Tod führen wird, so sie nicht umkehren und Vitaminpillen, Hometrainer und fettarme Butter kaufen. Paul Campos von der University of Colorado in Boulder hat jene Studien, die immer wieder als Beweis herhalten müssen, daß Übergewicht und Fettleibigkeit bedrohlich sind, in seinem Buch *The Obesity Myth* kritisch unter die Lupe genommen (35). Sein Urteil ist hart, aber fair: »Junk science and cultural neuroses«, was man sinngemäß mit »Schrott-Wissenschaft und kulturelle Neurosen« übersetzen kann.

Der Killer Nr. 1 oder Weltmeisterschaft der Datenfriseure

Bester Beleg dafür, wie berechtigt Campos respektloser Kommentar ist, ist eine Studie der Centers for Disease Control (CDC), der obersten US-Gesundheitsbehörde, die im Frühjahr 2004 weltweit Schlagzeilen machte (36). *USA Today* etwa titelte: »Obesity on Track as No. 1 Killer.« So, so, Übergewicht ist also auf dem besten Weg, zur »vermeidbaren« Todesursache Nummer eins zu werden und damit den Teufel Tabak auf die Plätze zu verweisen. 400 000 Todesfälle pro Jahr schrieben die CDC-Statistiker den wuchernden Pfunden zu.

Während die gesundheitlich interessierte Welt noch beeindruckt und schockiert war, Politiker nach Gegenmaßnahmen riefen und Ernährungsberater sich wieder einmal bestätigt sahen, begannen Fachleute, die Studie etwas genauer unter die Lupe zu nehmen. Nach monatelanger hitziger Diskussion mußten die CDC-Statistiker im Januar 2005 ihre 400 000-Todesfälle-Schätzung widerrufen. Man hatte ihnen schwere mathematische Fehler bei ihren Berechnungen nachgewiesen. Eine unabhängige Untersuchungskommission entdeckte weitere »Ungenauigkeiten«, die die Schätzung in die Höhe getrieben hatten: Die Autoren hatten beispielsweise keine repräsentativen Daten für das ganze Land verwendet, sondern sich die passenden herausgepickt.

Die Mathekünstler von den CDC hatten sich außerdem einer Methode bedient, die vor ihnen ein gewisser David Allison von der Columbia University für einen ähnlich tendenziösen Artikel entwickelt hatte (37). Allison hatte die Dreistigkeit besessen, das Lebensalter bei seiner Kalkulation nicht zu berücksichtigen. Im Laufe des Älterwerdens legt der gesunde Körper von Dekade zu Dekade an Gewicht zu. Der Muskelanteil schwindet, das Fett wird mehr. So ist's beim zivilisierten Menschen und in freier Wildbahn. Die ältesten Tiere haben das meiste Fett (38). Mit dieser Methode kann man nur eines nachweisen: daß ältere Menschen mit höherer Wahrscheinlichkeit das Zeitliche segnen als junge.

Darüber hinaus ließen die Experten von den CDC auch alle anderen Faktoren, die die Sterblichkeit beeinflussen könnten, außen vor: genetische Defekte, Stoffwechselstörungen, Jojo-Effekte von Diäten etc. Und nicht zuletzt hatten sie auf uraltes Zahlenmaterial zurückgegriffen. Die aktuellste Studie war schon 1983 beendet worden – warum fehlen die neueren? Die Behörde verfügt schließlich über alle erforderlichen Daten.

Daß ihr Ergebnis der Sachlage widerspricht, wissen die Autoren. Ali Mokdad, Julie Gerberding und ihre Kollegen von den CDC geben unumwunden zu, daß die Todesfälle durch Herzkrankheiten, Schlaganfall und Krebs seit Anfang der neunziger Jahre deutlich zurückgegangen sind und daß es zur gleichen Zeit »zu einer erhöhten Verbreitung von Fettleibigkeit und Diabetes« kam (siehe Abbildung 9, Seite 175). Wie kann Fettleibigkeit dann an Herzkrankheiten, Schlaganfällen und Krebs schuld sein? Doch die Autoren lassen sich nicht beirren: Sie schreiben, daß Übergewicht und Fettleibigkeit, hervorgerufen durch falsche Ernährung und zuwenig Bewegung, 400 000 Amerikaner im Jahr umbringen.

Im deutschsprachigen Raum wurde diese Studie zur Kronzeugin, deren erschütternde Daten bei der Powerpoint-Präsentation jedes Publikum weichkochen, egal ob Medizinjournalisten, Ernährungsexperten, verängstigte Eltern oder Politiker. Wer im Publikum weiß schon, daß es sich dabei um eine grobe Täuschung handelt. Die »Korrektur« durch die Autoren kam ein knappes Jahr später (39), aber sie brachte natürlich keine Überschriften in dicken schwarzen Lettern – welcher Fachmann, welcher Journalist, welche Zeitung will sich schon die Blöße geben und verkünden, daß die Geschichte vom dramatischen Anstieg der Todesfälle durch Fettleibigkeit in den USA eine dusselige Ente war. Wir haben es doch so gern geglaubt!

Der Killer macht eine Rolle rückwärts

Im April des Jahres 2005 platzte dann eine Bombe, die das Dogma vom Übergewicht, das uns alle krank macht und früher sterben läßt, stärker als je zuvor ins Wanken bringen sollte (40). Es erschien eine wahrlich aufsehenerregende Studie, die sogar ordentlich Schlagzeilen machte. Ein Strohfeuer, wie sich herausstellen sollte.

Angesichts der Adresse der Hauptautorin Katherine Flegal hätte man skeptisch sein können, denn sie arbeitet genauso wie die Verfasser der gerade zerpflückten Studie für die oberste Gesundheitsbehörde der USA (CDC). Allerdings haben sie und ihre Kollegen ganz bewußt auf die statistischen Kunstgriffe von Mokdad und Allison verzichtet. Als Basis ihrer Berechnungen nutzten sie zudem nur Daten von drei großangelegten nationalen Erhebungen in den USA, die sogenannten *National Health and Nutrition Examination Surveys* (NHANES I bis III). Diese Daten sind nicht nur aktuell, sondern gelten auch als repräsentativ für die gesamten USA.

Was kommt nun also heraus, wenn man große, repräsentative Datenmengen aus aktuellen Erhebungen sauber auswertet?

Bei mathematisch korrekter Vorgehensweise sterben Dicke mit einem BMI zwischen 25 und 30 nicht früher als Normalgewichtige. Das gilt für alle untersuchten Altersklassen (25–59 Jahre, 60–69 Jahre und Über-70jährige). Erst ab einem BMI von mehr als 35 stieg das Sterberisiko bei den ersten beiden Gruppen merklich an. Bei den Über-70jährigen spielte auch ein sehr hoher BMI keine Rolle. Ganz anders sah die Sache am anderen Ende der Skala aus: Für Personen mit Untergewicht (BMI-Wert unter 18,5) fanden die Autoren ein

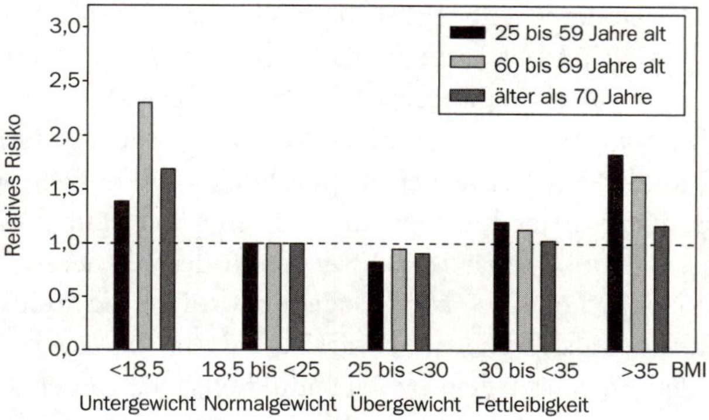

Abbildung 10 Das Sterberisiko ist bei Untergewichtigen (unter BMI 18,5) zumeist größer als bei Übergewichtigen (über BMI 25). Zahlen aus (40).

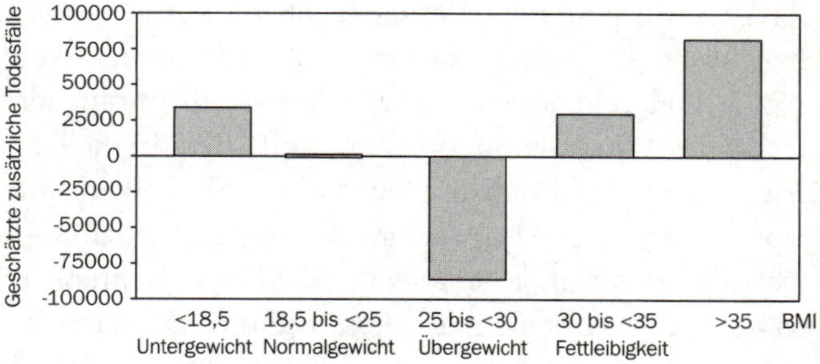

Abbildung 11 Vorteil Übergewicht: weniger Todesfälle als beim empfohlenen »Normalgewicht«. Zahlen aus (40).

erhöhtes Sterberisiko. Im Vergleich zu normalgewichtigen Personen traten in dieser Gruppe fast 34 000 Todesfälle mehr auf als bei denen, die etwas mehr Fett auf den Rippen hatten.

Bei genauerer Betrachtung enthalten die Daten noch eine faustdicke Überraschung. Die Zahl der Todesfälle in der Kategorie »Übergewichtige« liegt den neuen Statistiken aus Washington nach unter der Sterblichkeit von »Normalgewichtigen«. Denn das, was in Amerika und auch in Deutschland offiziell »Übergewicht« heißt, nämlich ein Body-Mass-Index zwischen 25 und 30, scheint das Leben nicht zu verkürzen, sondern sogar zu verlängern. Die »Normalgewichtigen« sterben im Schnitt früher als die »Übergewichtigen«. Statt der von Mokdad und Kollegen prophezeiten 400 000 Beerdigungen dank zu vieler Kalorien und zuwenig Bewegung kamen in dieser Gruppe sogar 86 000 weniger Todesfälle heraus!

Die Lobby ließ diese Niederlage nicht ruhen, sie attackierte die Autoren als Lügner und warf ihnen vor, sie hätten Amerika, der Welt und den armen krankheitsgefährdeten Übergewichtigen einen schlechten Dienst erwiesen (41). So etwas kann einem schließlich ganz schön das lukrative Geschäft mit den Dicken und all den anderen, die ebenfalls schlanker werden wollen, verderben.

Wie so oft ging es auch hier nicht um den wissenschaftlichen Diskurs, um die schwierige Suche nach der Wahrheit, es ging und geht ums Geld. Welcher »Endverbraucher« von Nachrichten hat schon die Zeit und die Möglichkeit, die Originalarbeiten durchzusehen und die Statistiken unter die Lupe zu nehmen? Also wird auch diese Untersuchung angesichts der Masse an gegenteiligen Meldungen schnell verblassen und in Vergessenheit geraten. Und die »Dickerchen« werden sich weiter ihres Körpers schämen, weil sie ja vor ihrem baldigen Tod noch schnell die Gesundheitskosten in die Höhe treiben.

Risikofaktor Diät: Leben abgespeckte Dicke länger?

Die Ärzteschaft ist – völlig unbeeindruckt von den Studien ihrer eigenen Zunft – mehrheitlich davon überzeugt, daß »Übergewicht« eine gefährliche Krankheit darstellt. Gleichgültig, weshalb sich ein Patient in die Praxis verirrt hat, den guten Rat »Sie müssen unbedingt abnehmen!« bekommt er

Schwarzmalereien

Da das Körpergewicht zu einem erheblichen Teil erblich ist, darf es nicht verwundern, wenn Menschen anderer Herkunft oder Hautfarbe auch andere Körperformen entwickeln. Schwarze Amerikaner neigen beispielsweise eher zu größerer Körperfülle als weiße. Aber ihnen schadet es auch nicht. Nach einer Studie aus dem Jahr 2003 verlören 20jährige schwarze Frauen mit einem BMI von 40, nach gängiger Definition also Fettsüchtige, gerade mal ein Jahr an Lebenszeit. Bis zu einem BMI von 37 gewinnen sie sogar ein paar Lebensmonate (42). Überflüssig zu sagen, daß die Autoren der Studie die Folgen von ein paar Kilo »zuviel« trotzdem mit dramatischen Worten beschwören.

ungefragt mit auf den Weg. Bereits vor mehr als 30 Jahren hatte George V. Mann vom National Heart and Lung Institute der USA seine ärztlichen Kollegen nachdrücklich vor derartigen Trugschlüssen gewarnt (33): Wer wolle, könne natürlich »fälschlicherweise Fettleibigkeit als Ursache für einen schlechten Gesundheitszustand oder die eine oder andere chronische Erkrankung« betrachten. Aber es sei »augenfällig, daß Gewichtsreduktion kaum jemals als wirksame Behandlung einer dieser chronischen Krankheiten nachgewiesen wurde«. Und weiter: »Maßnahmen zur Behandlung von Fettleibigkeit sind – trotz der Vorurteile ärztlicher Autoren – derartig ineffizient, daß ihr Effekt auf eine Krankheit gar nicht vernünftig ausgewertet werden kann. Fettleibigkeit ist eine relativ unheilbare Funktionsstörung. Diese Situation macht ordentliche klinische Versuche unmöglich.«

Anfang der neunziger Jahre nahm sich ein Institut der US-Gesundheitsbehörde CDC der entscheidenden Frage an, ob Übergewichtige durch Abnehmen länger leben – sozusagen als unbestechlicher Maßstab, ob dadurch irgendwelche bedeutsamen Krankheiten verhindert werden können. Dafür analysierten sie sechs Studien, die zwischen 1950 und 1990 zu diesem Thema durchgeführt worden waren. In der abschließenden Bewertung heißt es lapidar: »Zusammenfassend ergeben sich aus den sechs Studien keine Belege, daß sich durch Gewichtsreduktion die Lebenserwartung von Übergewichtigen verlängert.« (43) Der Ernährungswissenschaftler Nicolai Worm urteilt nach einer detaillierten Analyse aller bis 1998 vorliegenden Studien mit insgesamt Hunderttausenden von Teilnehmern, daß »keine einzige davon bisher belegen konnte, daß Abnehmen einheitlich mit einem klinisch relevanten gesundheitlichen Vorteil, das heißt verminderter Sterblichkeit, verbunden ist« (18).

1995 war in einem Leitartikel des *British Medical Journal* zu lesen: »Eine Vielzahl von Studien aus Großbritannien und den Vereinigten Staaten zeigen, daß Personen mit stark schwankendem Gewicht im Vergleich zu Personen mit stabilem Gewicht eine höhere Sterblichkeit aufweisen, insbesondere aufgrund von Herz-Kreislauf-Erkrankungen.« (44) Auch in der obengenannten Studie der CDC untersuchten die Forscher, wie sich Gewichtszunahmen oder Gewichtsschwankungen, die auf den Jojo-Effekt von Diäten zurückzuführen sind, auf die Lebenserwartung auswirken. Dafür wurden 13 Langzeitstudien ausgewertet. Das Ergebnis war damals noch ziemlich schockierend: »Für das Abnehmen, auch wenn es nur mäßig oder wenig ausgeprägt ist, findet man eine erhöhte Sterblichkeit.« Am längsten lebten erstaunlicherweise die, die im Laufe ihres Erwachsenenlebens nicht etwa schlank blieben, sondern langsam, aber stetig immer ein bißchen zunahmen (43).

Bestätigt wird dieser Befund von einer aktuellen Studie, die auf zwei großen Gesundheitserhebungen in Norwegen beruht. 23 000 Frauen und 20 000 Männer wurden im Abstand von zehn Jahren untersucht und befragt. Ganz wie im richtigen Leben nahmen manche in dieser Zeit zu, andere ab, einige hielten ihr Gewicht. Nun warteten die Forscher nur noch ab. Von den Meldebehörden erhielten sie Nachricht, wer in den nächsten fünf Jahren starb. Nach einem vorher festgesetzten Stichdatum wurde ausgewertet (45).

Ergebnis: Von den Männern, die in dem Zehnjahreszeitraum abgenommen hatten, waren 24 Prozent tot, von denen die zugenommen hatten nur fünf Prozent. In der Gruppe, die ihr Gewicht gehalten hatte, waren knapp neun Prozent gestorben. Bei den Frauen waren die entsprechenden Zahlen 17 Prozent, drei Prozent und sechs Prozent. Es zeigte sich weiter, daß die Sterblichkeit um so höher war, je mehr die Menschen abgespeckt hatten. Bei der Gewichtszunahme dagegen war es unerheblich, wieviel die Probanden zugelegt hatten, es änderte sich so gut wie nichts an der Sterblichkeit.

Natürlich wurde der Einwand erhoben, einige der Teilnehmer hätten aufgrund von Krankheiten unfreiwillig abgenommen und seien wegen dieser Erkrankungen früher gestorben. Allerdings waren in die erste Untersuchung gar keine Menschen mit Diabetes und Herzkrankheiten aufgenommen worden, und für die zweite hatte man alle mit Krebs ausgeschlossen.

Vielleicht war es noch zu früh gewesen, um die versteckten Gebrechen zu diagnostizieren? Deshalb wurden für eine Neuberechnung auch alle diejenigen ausgeschlossen, die in den ersten drei Jahren nach der zweiten Untersuchung gestorben waren. Wenn also eine Krankheit wie beispielsweise Krebs im Zeitraum zwischen den Untersuchungen zum schleichenden Gewichtsverlust geführt hätte und der Krebs bei der zweiten Untersuchung nicht erkannt worden wäre, dann sollten die meisten Todesfälle eher früher als später auftreten. Aber auch diese Korrektur änderte nichts am Ergebnis.

Mit Abnehmen kann man also weder Krankheiten heilen

noch die Lebenserwartung erhöhen. Eher im Gegenteil, denn die Nebenwirkungen sind gravierend. Abgesehen vom Jojo-Effekt unterschätzen selbst viele Ärzte die schwerwiegenden Komplikationen des Abnehmens – unabhängig davon, ob das mühsam errungene niedrigere Gewicht auf Dauer erhalten bleibt oder nicht. Unter anderem finden sich Herzrhythmusstörungen, Herzinfarkt, Gallensteine, Osteoporose und Knochenbrüche, erhöhter Harnsäurespiegel, Störungen der Leberfunktion, Störungen im Wasser- und Elektrolythaushalt, Verlust von Muskelmasse am ganzen Körper und auch am Herzen, Diabetes, Freßattacken und andere Eßstörungen auf der Palette der Nebenwirkungen (46–49).

Das ist wohl die Rache des Körpers für den unbotmäßigen Versuch der Selbstkasteiung. Für die Herausgeber des *New England Journal of Medicine* waren die Mißerfolge der Abspeckprogramme Anlaß genug, in der Neujahrsausgabe von 1998 sogar ausdrücklich vor guten Vorsätzen zu warnen: Abnehmen – kein guter Vorsatz fürs Neue Jahr (50). Das *New England Journal of Medicine* ist weder eine amerikanische Frauenzeitschrift noch ein Lifestyle-Magazin, sondern eines der führenden medizinischen Fachblätter. Die Warnung galt deshalb weniger diätwilligen Sekretärinnen, sondern in erster Linie jenen Ärzten, die sich einfach nicht von der fragwürdigen Vorstellung lösen können, nur ein Verhungernder sei kerngesund.

Übergewicht ist ebensowenig eine Krankheit wie Übergröße. Deshalb kann man es auch nicht mit Diäten, Sport oder gar Verhaltenstraining »behandeln«. Aber es wird wohl noch Jahrzehnte dauern, wahrscheinlich Millionen von Menschen in tiefes Leid stürzen und nicht wenige Todesopfer fordern, bis diese Einsicht auch die Medizin durchdringt. So stehen bis heute viele Experten vor einem vermeintlichen Rätsel, wenn in ihren Studien erfolgreiche Gewichtsabnahmen von erhöhter Sterblichkeit gefolgt werden (51). Was hatten sie denn erwartet? Klar wird ein Windhund beim Wettrennen einen Mops überholen. Aber hat ein abgemagerter Mops bessere Chancen, den Windhund abzuhängen – oder wird er nicht vielleicht schon auf halber Strecke liegenbleiben?

Angesichts der nicht ungefährlichen und nicht selten lebensbedrohlichen Begleiterscheinungen von Diäten muß die Frage erlaubt sein, ob Ärzte und Krankenkassen, die »Abspeckkuren« fordern oder gar anbieten, nicht für die Folgen haften sollten. Vergleicht man die Gefahren von Diäten mit anderen risikoreichen Verhaltensweisen, so fällt einem unwillkürlich das Rauchen ein. Warum steht eigentlich nur auf Zigarettenpackungen, welche Folgen Tabakkonsum haben kann? Genauso wichtig wäre auf den Titelseiten der Frauenzeitschriften der Hinweis: »Abnehmen gefährdet Ihre Gesundheit!«

Fazit: Nicht Übergewicht ist das Gesundheitsrisiko Nummer 1, sondern der bedingungslose Kampf gegen die »überflüssigen Pfunde« – egal ob mit oder ohne Jojo-Effekt.

Rund & gesund oder schlank & krank?

»In fast allen großangelegten epidemiologischen Studien«, erklärt Paul Campos, »findet sich für die große Mehrheit der Bevölkerung kaum eine oder keine Korrelation zwischen Gewicht und Gesundheit – eine Korrelation, die es dagegen in der Tat gibt, legt nahe, daß es gefährlicher ist, nur ein paar Pfund untergewichtig zu sein als Dutzende von Pfunden übergewichtig.« Als Beispiel nennt er eine Studie der Cornell University mit weit über einer halben Million Amerikanern. Im Ergebnis hatten Dicke mit einem BMI zwischen 29 und 31 annähernd dieselbe Sterblichkeit wie Schlanke mit Idealgewicht (BMI 19–21) (52). Diese und andere Analysen der vorhandenen Daten (wie etwa die Studie von Katherine Flegal,

Seite 188 ff.) fanden vor allem bei den Dünnsten ein gesundheitliches Risiko.

Die Beobachtung, daß Übergewicht nicht nur Nachteile bringt, sondern manchmal sehr hilfreich sein kann, ist keineswegs neu. Wie wohl jeder aus eigener Erfahrung oder Anschauung bestätigen kann, zehren viele Krankheiten an der »Substanz« – wohl dem, der in solchen Fällen über »Reserven« verfügt!

Für Patienten mit Nierenversagen, die regelmäßig zur Dialyse müssen, ist das mittlerweile nachgewiesen. In einer Übersichtsarbeit aus dem Jahr 2005 werden die Ergebnisse mehrerer Studien mit Dialysepatienten zusammengefaßt (53). Alle kommen zum selben Ergebnis: Übergewicht ist definitiv ein Überlebensvorteil für diese Patienten! Das gilt für Männer wie für Frauen und für alle untersuchten Ethnien. Dieses irritierende Phänomen wird als »umgekehrte Epidemiologie« oder auch als »Dialyse-Risiko-Paradox« bezeichnet. Will heißen: Entgegen der bisher allgemein vertretenen These, daß die Sterblichkeit mit dem Gewicht steigt, sieht es hier umgekehrt aus. Für die behandelnden Ärzte ein Dilemma, denn sollen sie einem stark übergewichtigen Dialysepatienten nun in »bewährter« Manier eine Abspeckkur empfehlen? Oder besser doch nicht?

Das Phänomen der »umgekehrten Epidemiologie« beschränkt sich nicht auf Menschen mit Nierenversagen. Es gilt auch für ganz andere Patientengruppen, etwa solche mit Herzinsuffizienz, ältere Menschen insgesamt, AIDS-Patienten oder generell Personen, die ins Krankenhaus eingeliefert werden (53). Die Deutsche Gesellschaft für Ernährungsmedizin (DGEM) warnt sogar vor Untergewicht (54). So seien vor dem Krankenhausaufenthalt bereits ein Viertel aller Menschen untergewichtig, bei Patienten über 65 sogar die Hälfte. Wer übergewichtige Senioren abspecken will, beraubt sie demzufolge der »natürlichen Schutzhülle«, die sie im Krankheitsfall vor dem vorzeitigen Ableben schützt.

Es gibt sogar Leiden, die mit zunehmendem Gewicht eindeutig seltener werden: Ehemals dicke Kinder leiden beispielsweise als Erwachsene seltener unter Brustkrebs, gleichgültig ob sie dann dicker oder dünner sind (55). Und dicke Menschen erkranken ganz allgemein seltener an Tuberkulose (56). In Deutschland mag letzteres vielleicht nicht so wichtig sein, aber in anderen Ländern, zum Beispiel in Rußland, entscheidet das vielfach über Leben und Tod. Ein weiteres, für unsere Gesellschaft näherliegendes Beispiel ist die Osteoporose. Sie gilt inzwischen als Volkskrankheit, die für einen erheblichen Teil der Pflegefälle der älteren Bevölkerung verantwortlich ist. Hüftgelenks- und Schenkelhalsfrakturen treten mit zunehmendem Übergewicht seltener auf (57). Wer hingegen Diäten macht, baut dabei nicht nur Muskeln und Fett ab, sondern auch Knochenmasse (58). Die diätbedingte Osteoporose gilt als irreparabel und wird auch nicht durch den Jojo-Effekt kompensiert (59). Dafür leiden die Dicken mehr unter Gelenkproblemen. Das ist die andere Seite der Medaille. Aber es gibt stets deren zwei.

Die Verteilung der Gesundheitsrisiken im Zusammenhang mit Körpergewicht, Fettgehalt, Bauchumfang oder was auch immer sieht prinzipiell genauso aus, wie die Gaußsche Glokkenkurve (siehe Seite 25) – nur umgekehrt. Rechts und links, also zu den beiden Rändern hin, steigen die Risiken. Die Vorstellung, je schlanker desto besser, steht in krassem Widerspruch zu den Gesetzen der Natur. Extreme sind selten, doch unter sich ändernden Lebensbedingungen können sie einen evolutionären Vorteil bedeuten. Unter normalen Umständen ist ihre Lebenserwartung allerdings meist etwas kürzer. Das gilt für beide Ränder der Normalverteilung, für die ganz Dikken ebenso wie für die ganz Dünnen. Ein schlanker Mensch ist nicht »gesünder« als ein beleibter, er ist nur »anders«.

In den Extrembereichen, ganz gleich welcher Art, steigt die Wahrscheinlichkeit, daß etwas mit der Gesundheit nicht stimmt. Dennoch kann aber auch alles vollkommen »normal« sein. Sowohl bei den Superschweren (z.B. Gewichthebern) als auch bei den Superleichten (z.B. Skispringern) ist das Gewicht meist nur ein Anzeichen, Symptom einer physiologischen Besonderheit, die unter extremen Bedingungen sogar zu Höchstleistungen befähigt. Übergewicht kann manchmal Symptom eines Ungleichgewichts sein, vielleicht auch einer Krankheit, aber Übergewicht ist niemals die Krankheit selbst. Im breiten mittleren Bereich, zu dem die überwiegende Mehrheit der europäischen, aber auch der amerikanischen Bevölkerung gehört, hat der BMI mit der Gesundheit so gut wie nichts zu tun.

Die Datenlage ergibt über weite Strecken ein völlig anderes Bild als das, das Medienmacher und Experten zeichnen. Sie zeigt, daß die allermeisten Menschen eigentlich ganz normal sind. Gewiß, es gibt Ausnahmen. Aber wenn's ums Gewicht geht, sind im statistischen Mittel alle, die als schlank gelten, nicht besser dran als jene, die nach den heute üblichen medizinischen Definitionen als »übergewichtig« bezeichnet werden. Im Gegenteil: Die sogenannten Übergewichtigen mit einem BMI zwischen 25 und 30 haben (rein statistisch) die besten Chancen, gesund alt zu werden. Immer vorausgesetzt, sie verweigern sich dem Schlankheits- und Jugendlichkeitswahn und akzeptieren, daß sie mit den Lebensjahren auch ein bißchen zunehmen.

Warum lügen die alle?

Man darf sich fragen, warum Wissenschaftler in hohen Positionen – Professoren an Universitäten oder Beamte in zentralen Gesundheitsbehörden des Staates mit den höchsten Forschungsausgaben weltweit – ihre Ergebnisse manchmal in hanebüchener Art manipulieren. Weil sie es nicht besser wissen? Weil Menschen fehlbar sind? Dagegen spricht die Tatsache, daß diese Fehler stets nur in eine Richtung weisen: Die Welt ist zu fett, und das wird sie eines Tages umbringen. Deshalb sollten wir getrost nach handfesteren Gründen suchen. Schauen wir mal bei David Allison nach, dem Wissenschaftler, auf dessen Statistiktricks der »Killer No. 1«-Artikel beruht.

An Qualifikation mangelt es ihm sicher nicht. Auch nicht an Forschungsgeldern, selbst wenn diese oft genug aus der Wirtschaft stammen. Wissenschaftler sind gewöhnlich darauf angewiesen, sich für ihre Projekte auch außerhalb der chronisch klammen Staatskassen finanzielle Unterstützung zu holen. Das ist völlig legitim. Allisons Liste von Geldgebern allerdings ist dermaßen lang, die kommerziellen Interessen dieser Firmen sind so eindeutig, daß einem die Ohren schlackern. Fast alle seine Unterstützer kommen aus der Abnehmindustrie, von den Weight Watchers (die übrigens ein börsennotiertes Unternehmen sind) bis hin zum Pharmariesen Pfizer. Es ist schwer, überhaupt ein Diätprodukt-Unternehmen oder eine an Abnehmpillen arbeitende Arzneimittelfirma zu finden, die Allison nicht irgendwann einmal Geld zur Verfügung gestellt hat. Hier eine Auswahl aus seiner Sponsorenliste (die er einmal in einem Fachjournal offenlegen mußte) (60):

- *Bristol Myers-Squibb (erforscht die Substanz SLV319, geplant als Abnehmmedikament),*
- *Decision Resources (Consultingfirma, arbeitet für die pharmazeutische Industrie),*
- *Eon Labs Manufacturing (einer der Hersteller des Abnehmmittels Phentermin, der einen Hälfte der »Fen-Phen«-Kombination, siehe Kapitel 7),*
- *Fisons Corporation (ebenfalls einer der Hersteller von Phentermin),*

- *Glaxo (wurde von Allison in Fragen der pharmakologischen Behandlung von Übergewicht beraten),*
- *Hoffman-La Roche (heute Roche, Hersteller von »Xenical«),*
- *Interneuron (produzierte »Redux« mit dem Wirkstoff Dexfenfluramin),*
- *Jenny Craig (Abnehmstrategien),*
- *Johnson & Johnson (produziert unter anderem Magenbänder),*
- *Knoll Pharmaceuticals (Hersteller des Abnehmmittels »Meridia«, in Deutschland als »Reductil« auf dem Markt),*
- *Ligand Pharmaceuticals (Forschung an Medikamenten zur Gewichtsreduktion),*
- *Lilly Research Labs (Forschung an Substanzen für Abnehmmittel),*
- *die Anwaltskanzlei McKenna & Cuneo (Verteidiger im »Fen-Phen«-Prozeß),*
- *Medeva Pharmaceuticals (ebenfalls Hersteller des Abnehmmittels Phentermin, der einen Hälfte der »Fen-Phen«-Kombination),*
- *Millennium Pharmaceuticals (Forschung an mehreren potentiellen Abnehmsubstanzen, etwa MLN4760),*
- *NutraSystems (Abnehmstrategien),*
- *NutriPharma (produziert »ScanDiet«-Diätnahrung),*
- *Ortho-McNeill Pharmaceuticals (Hersteller von »Topamax«, einem Epilepsiemittel, das, ohne dafür zugelassen zu sein, auch als Abnehmdroge angewandt wird),*
- *Pfizer Central Research (Forschungszentrale des weltgrößten Pharmaunternehmens, mit zahlreichen Anti-Übergewichtsmitteln in der Entwicklungsphase),*
- *Schering-Plough (ebenfalls Forschung an Anti-Übergewichtsmitteln),*
- *Servier Amerique (Produzent von Dexfenfluramin, dem zweiten Bestandteil des »Fen-Phen«-Cocktails),*
- *SlimFast (Abnehmprodukte),*

- *Tanita (Hersteller von Waagen und Fettwaagen),*
- *Weight Watchers (Abnehmstrategien),*
- *Wellcome Trust (Forschung am Appetitzüglerhormon PYY3–36, das als Nasenspray auf den Markt kommen soll), …*

David Allison ist nur eines von vielen Beispielen. Er ist Teil eines Systems von Experten, die mit der Diät- und Abnehmindustrie zusammenarbeiten, die selber kommerzielle Abspeckkliniken für groß und klein betreiben, Gesundheitschecks für Gutbetuchte anbieten, Spezialpraxen für gesunde Ernährung unterhalten. Sie genehmigen sich gegenseitig ihre Forschungsanträge, begutachten sich gegenseitig ihre Studien und geben sie für Veröffentlichungen in Wissenschaftsmagazinen frei. Sie bestätigen sich gegenseitig ihre gefälschten Daten, nicken sich artig in Talkshows zu und erklären dem Publikum, daß sofort etwas geschehen muß, um die Menschheit vor dem drohenden Untergang zu erretten. Unsere Kinder sollten uns das schließlich wert sein. Wer es wagt, hier zu widersprechen, befindet sich schnell im gesellschaftlichen Abseits.

Gegen diesen Mainstream zu rudern ist mühsam und nicht selten mit bösen Beschimpfungen und Drohungen verbunden. Judith Stern etwa, Ernährungsprofessorin an der University of California in Davis, sagte einer Nachrichtenagentur anläßlich einer Anhörung der amerikanischen Arzneimittelbehörde FDA zur Zulassung einer neuen Diätpille, jeder Experte, der sich gegen diese Zulassung aussprechen würde, »sollte erschossen werden« (35). Sie zielte mit ihrer Äußerung auf Paul Ernsberger von der Case Western Reserve University, einen der wenigen Fachleute, die es wagten, gegen die Freigabe des Medikamentes »Redux« zu argumentieren.

Die Pille wurde zugelassen – und ein Jahr später wieder vom Markt genommen. Der Wirkstoff Dexfenfluramin hatte, wie von Ernsberger vorhergesagt, manchmal tödliche Nebenwirkungen. Die Herstellerfirma wird dieses Desaster – nach Schätzung ihrer eigenen Juristen – letztlich mehr als 20 Milliarden Dollar Schadenersatz kosten (61).

Schwein muß man haben

Jerome Kassirer, früherer Chefredakteur des *New England Journal of Medicine*, ist wohl einer der besten Kenner der Szene und damit auch jener Kräfte, die hinter den Kulissen sogenannter Wissenschaft ihr Unwesen treiben. Seine im Laufe der Jahre gewonnenen Einsichten faßte er 2004 so zusammen: »Auf dem Gebiet des Übergewichts haben Ärzte stets sehr eng mit der pharmazeutischen Industrie zusammengearbeitet, vor allem Meinungsführer und hochrangige Akademiker. Diese Verquickung ging in vielen Fällen sehr weit. Sie beinhaltete Beratung, bezahlte Vorträge und Mitarbeit in Beratergremien. Und gleichzeitig haben manche dieser Personen mit derartigen finanziellen Interessenkonflikten parteiische Daten produziert, parteiische Vorträge gehalten und parteiische Fachartikel zum Thema Fettleibigkeit in großen wissenschaftlichen Magazinen veröffentlicht.« Wegen der Komplizenschaft von Medizin und »big business« macht sich Kassirer ernsthaft Sorgen um die Gesundheit der US-Bürger.

Aber nicht nur das »big business« übt mit seinen finanziellen Möglichkeiten Druck auf die Beteiligten aus. Genauer gesagt drückt es nur im Notfall, gewöhnlich lockt es. Denn die Zahl derer, die sich um die offenen und verdeckten Zuwendungen mühen, ist weitaus größer als die Zahlungsbereitschaft der Unternehmen. Wenn's um die Wurst geht, hilft es ungemein, wenn der Forscher ungefragt und vorsorglich bereits in seinen bisherigen Publikationen »passende« Ergebnisse abgeliefert hat. So ist die Bereitschaft, sinnlose oder gar schädliche Produkte mit Wirkungsnachweisen zu versehen, Theorien zu entwickeln, warum Vitamin XYZ gegen Haarspitzenkatarrh hilft oder warum wir eine Plattform »Bewegung und Ernährung« brauchen, ziemlich hoch. Kassirer formulierte es einmal sehr drastisch: »Einige Ärzte sind als Huren verschrien« (62).

Und was ist, wenn sich der Forscher – so wie viele seiner Kollegen – nicht prostituieren möchte? Wenn er nur seine ganz legitimen Interessen verfolgt, die jeder Wissenschaftler verfolgen muß, wenn er Interesse an seiner Arbeit hat: Er muß dafür sorgen, daß er selber Karriere macht, sonst ist er raus aus dem Geschäft, und er muß auch dafür sorgen, daß er die nötigen Fördergelder zur Ausführung seiner Arbeit bekommt. Dazu muß auch er aus diversen Töpfen Gelder »einwerben«, und ums Geld herrscht Konkurrenz.

Um bessere Chancen bei der Geldvergabe zu haben, gründet man beispielsweise interdisziplinäre Schwerpunkte. Liegt ein Forschungsgebiet besonders gut im Trend, wie die »Epidemie der Fettleibigkeit«, wächst die Bereitschaft von Geldgebern, außer der Reihe Fördermittel für »interdisziplinäre Ansätze« lockerzumachen. Davon können dann nicht nur diejenigen profitieren, die sowieso schon an dem Thema arbeiten, sondern auch andere Gruppen, die dadurch um so lautstärker ins allgemeine Credo von der Epidemie einstimmen werden.

All dies ist ganz normal und gehört zum Wissenschaftsgeschäft wie das Schlachten von Schweinen zum Metzgerhandwerk. Natürlich wird aus einem toten Schwein noch nicht automatisch eine gute Wurst, dazu bedarf es des eigentlichen handwerklichen Geschicks. Aber ohne Schwein hat der Metzger keine Gelegenheit, Würste zu verkaufen, und ohne Arbeitsstelle und Fördermittel kann kein Wissenschaftler seine Familie ernähren.

Deshalb ist es für einen Forscher entscheidend, daß das eigene Forschungsgebiet von der Gesellschaft, von der Öffentlichkeit als besonders relevant angesehen wird. Wenn es nun darum geht, die Relevanz der eigenen Forschung klarzumachen, darf man natürlich nicht kleckern. Überlegen Sie einmal, welcher der beiden folgenden (fiktiven) Forschungsanträge darauf hoffen kann, genehmigt zu werden (nach (35)):

1. Da der Beitrag der Fettleibigkeit zur Entstehung von Krankheiten bis heute unklar geblieben ist, beantragen wir hiermit Gelder für die Erforschung der Mechanismen für die Entstehung von Adipositas.
2. Übergewicht tötet jedes Jahr mindestens dreihunderttausend Mitbürger, mathematische Modelle der Epidemie sagen voraus, dass im Jahr 2014 76,3 Prozent der Menschen in unserem Land übergewichtig oder fettleibig sein werden. Die zu erwartenden Kosten werden bereits in wenigen Jahren das bisher bestehende Sozialsystem infrage stellen. Deshalb beantragen wir hiermit …

Dabei spielt es dann oft kaum eine Rolle, ob die Zahlen stimmen oder ob der Antragsteller sie glaubt. Einmal publiziert, sind sie auf dem Tisch. Ab jetzt werden die Forscher alles unternehmen, um diese falschen Zahlen zu untermauern, schließlich wird das nicht der letzte Antrag ihrer Forscherkarriere sein. Da gehört schon eine gehörige Portion menschlicher und wissenschaftlicher Größe dazu, mit Kritik an die Öffentlichkeit zu gehen, wenn man selber auf dem Gebiet im Geschäft ist, wie der Entdecker des Leptin-Gens Jeffrey Friedman. Hat er doch tatsächlich zur *New York Times* gesagt: »Die Fett-Epidemie ist eine Illusion.« (63)

7 Der Krieg gegen das Fett
Eine Chronik der verlorenen Schlachten

Tödliche Macht

Nun ist es aber kein geringerer Fehler und schädigt den Menschen nicht weniger, wenn er weniger und schwächere Nahrung zu sich nimmt, als er braucht. Denn die Kraft des Hungers hat der menschlichen Natur gegenüber gewaltige Macht, zu schwächen, krank zu machen und sogar zu töten (1).

Hippokrates

Regelmäßiges Abspecken ist nicht nur eine Marotte modebewußter Sekretärinnen. Sogar gewichtige Staatsgeschäfte scheinen manchmal zu diätetischen Maßnahmen zu verleiten. So fuhr Ex-Bundeskanzler Helmut Kohl Jahr für Jahr an den Wolfgangsee nach Österreich, um mit Wanderstiefeln und trockenen Semmeln als Wegzehrung ein paar Pfunde zu verlieren. Doch sein Schneider mußte ihm trotzdem jedes Jahr einen neuen Mantel der Geschichte nähen, weil der alte zu eng geworden war, trotz Diät. Oder wegen der Diät.

Helmut Kohl ist eines von vielen Millionen Jojo-Opfern. Von Diät zu Diät wurde er immer dicker. Immerhin erfreut er sich für sein Alter, soweit wir wissen, einer passablen Gesundheit. Das ist angesichts seiner vielen Abspeckversuche nicht selbstverständlich. Wahrscheinlich verdankt er dies seiner kräftigen Konstitution, schließlich war er schon von imposanter Statur, ehe er begann, auf die zweifelhaften Künste österreichischer Diätgurus zu vertrauen. Und ältere Dicke sind bekanntlich besser vor Herzproblemen geschützt als Dünne (2).

Einem Kollegen aus Übersee erging es in dieser Beziehung weniger gut. Er ist viel jünger, war immer schlanker als der Deutsche und viel öfter auf Diät. Seine Gesundheit ist, obwohl er ständig Komplimente wegen der gerade wieder verlorenen Pfunde bekommt, so ziemlich beim Teufel. Er heißt Bill Clinton. Im September 2004 wurden ihm vier Bypässe am Herzen gelegt, weil seine Herzkranzgefäße verstopft waren (3). Danach machte er schuldbewußt wieder eine South-Beach-Diät, heimste die üblichen Komplimente ein und landete alsbald erneut im Krankenhaus.

Bill und seine Gattin Hillary sind beide von ihrer Veranlagung her keine »dürren Hechte«. Fernsehdokumentationen zeigen Kinderbilder von einem propperen Billy, und auf den Fotos aus Collegezeiten sehen wir eine pausbäckige, kräftige Hillary mit Hornbrille. Sie sieht der Frau, die später First Lady wurde, nicht sonderlich ähnlich. Dafür gibt es einen Grund: Hillary entschied sich, schlank zu werden. Sie gehört zu den wenigen Menschen, die es geschafft haben, dauerhaft deutlich weniger zu wiegen, als es ihrer biologischen Konstitution entspricht. Es ist allerdings bekannt, daß auch Hillary gesundheitliche Probleme hat: Pressemeldungen zufolge braucht sie Schilddrüsenhormone. Wie es der Zufall so will, reguliert die Schilddrüse den Grundumsatz des Menschen und übt damit erheblichen Einfluß auf das Gewicht aus.

Hillary mußte schon zu Beginn der ersten Amtszeit ihres Ehemannes mit ansehen, wie unbarmherzig Amerika mit einem etwas fülligen Präsidenten umspringen kann. Und sie beschloß, den hämischen Karikaturen, die ihren Bill als Hamburger wildernden, unerwachsenen, unbeherrschten Fettsack darstellten, ein Ende zu machen. Sie gründete, lange vor der deutschen Ernährungsministerin, die »Plattform Ernährung und Bewegung« für das Weiße Haus.

Als erstes warf sie den aus Frankreich stammenden, beleibten Chefkoch Pierre Chambrin hinaus, den die Clintons noch von dem immer schlanken George Bush senior übernommen hatten. Chambrin hatte so gekocht, wie es eine Nation liebt, die deutlich weniger Gewichtsprobleme hat als die USA. Doch Hillary bestand auf »einer leichteren, amerikanischen Cuisine«. Ein schlanker Niedrigfettkoch folgte, als Beilage gab es ein Fitneßprogramm. Und Bill begann abzuspecken. Das Ergebnis dieser neuen Disziplin, die andere über seinen Körper ausübten, fiel jedoch anders aus als erhofft: Innerhalb eines Jahres nahm er stark zu. »Hillary Clinton hatte ihren Bill dazu gebracht, fett zu werden, indem sie ihn davon abhielt, das zu essen, was er gern mochte«, befand Richard Klein von der Cornell University (4).

Vielleicht findet Clinton irgendwann einmal Zeit, um sich mit Joschka Fischer auszutauschen. Mit dem »Lauf zu sich selbst« war dem deutschen Außenminister ebenfalls kein dauerhafter Erfolg beschieden. Im Sommer 2005 hat er angeblich die nächste Runde Ab- und Zunehmen eingeläutet, und das Wort vom »Jojo-Joschka« macht auch bereits die Runde. Hoffen wir, daß die Rennerei seiner Gesundheit weniger schadet als Bill Hillarys Herrschaft über seinen Speiseplan.

Beratungsbedingtes Übergewicht

Eigentlich bedarf es keiner Untersuchungen mehr, die belegen, daß Diäten gleich welcher Art in erster Linie Mastkuren sind. Die Spatzen pfeifen es von den Dächern. Allerdings haben es die Fachleute, so gut sie konnten, vermieden, dies zu thematisieren. In vielen Fachbüchern zum Thema Übergewicht sucht man vergebens nach dem Stichwort »Jojo« oder im englischsprachigen Raum nach »weight cycling«.

Stellvertretend für viele andere möchte ich nur auf eine

Herzkrank dank Herzspezialist

Bis heute gibt es keinen Beweis dafür, daß Schwergewichte durch Abnehmen wenigstens ihr Herz-Kreislauf-Risiko vermindern – weswegen man den meisten ja zum Abspecken geraten hatte. Im Gegenteil: Häufig nimmt gerade die Sterblichkeit durch Herzinfarkt nach dem Gewichtsverlust zu. In manchen Studien sogar um 50 Prozent und mehr (5). Würde eine Pharmafirma ein Medikament mit einer so gravierenden Nebenwirkung auf den Markt bringen, säßen die Manager alsbald hinter Schloß und Riegel, und ihre Firma wäre aufgrund von Schadensersatzklagen pleite.

Der Befund, daß Diäten zahlreiche Krankheiten begünstigen (siehe Kapitel 6), insbesondere solche, gegen die das Abnehmen propagiert wird, sollte Anlaß geben, darüber nachzudenken, wie leicht sich dadurch Übergewichtsstudien manipulieren lassen. Wenn es einen Unterschied macht, ob die Fettschicht vom Jojo-Effekt herrührt oder ob sie zur Konstitution gehört, dann sind die Folgen von Übergewicht um so fataler, je höher der Anteil der Jojo-Dicken in einer Studie ist. Dies könnte auch eine Erklärung dafür sein, warum manche Studien keinen Zusammenhang zwischen BMI und Herz- und Gefäßkrankheiten finden – in diesen Fällen waren dann offenbar nur wenige Diätgeschädigte unter den Teilnehmern (6). Insofern sind Studien zum Thema Übergewicht nur dann wirklich aussagekräftig, wenn entweder von vornherein oder bei der statistischen Auswertung zwischen diesen beiden Formen von Übergewicht unterschieden wird.

eindrucksvolle finnische Studie mit fast 8000 Zwillingen verweisen. Eineiige Zwillinge sind ja bekanntlich genetisch identisch, zweieiige sind verwandt wie normale Geschwister und hatten schon im Mutterleib die gleichen Umweltbedingungen. Die Studie zeigte, daß die Wahrscheinlichkeit zuzunehmen – in diesem Falle satte zehn Kilo oder mehr – beim diäthaltenden Teil eines Zwillingspaars höher war als bei seinem normal essenden Gegenstück. Gerade Personen mit einem BMI zwischen 18 und 25 erleben häufig ihr dickes Jojo-Wunder. Das Risiko, schon sechs Jahre später deutlich mehr zu wiegen, lag bei jungen Frauen etwa 1,5mal und bei jungen Männern sogar fast dreimal so hoch wie bei denjenigen, die keine Diäten machten (7).

Viel erstaunlicher ist, daß sich offenbar niemand am Jojo-Effekt zu stören scheint. Am allerwenigsten die Ernährungswissenschaftler. Man muß sich das wirklich vor Augen halten: Eine Gesellschaft kämpft gegen den Erzfeind Übergewicht, es liegen zig Studien vor, die das Scheitern von Diäten belegen, und die Folgen sind nicht etwa Warnungen vor dem Treiben der Berater und ihren Diätprogrammen, nein, man bietet ihnen noch ein neues Forum, eine »Plattform Bewegung und Ernährung«. Mit der gleichen Logik mit der Abspeckkampagnen initiiert werden, könnte man die Menschheit auch zwecks Bekämpfung von Lungenkrebs zum Rauchen auffordern.

Wer richtig fetten Mitmenschen die arglose Frage stellt, ob sie schon mal eine Diät gemacht haben, wird in der Mehrzahl der Fälle als Antwort hören: »Eine? Fünfzig, ich kann sie Ihnen alle aufzählen!« Und wieviel haben Sie gewogen, bevor Sie Ihre erste Diät begonnen haben? »50 Kilo weniger als heute.« So oder ähnlich fallen die meisten Kommentare aus. Gewiß, die meisten waren auch am Anfang ihrer Diätkarriere keine Leichtgewichte. Aber durch die Ernährungsberatung, durch den gesellschaftlichen Druck, durch die Mythen, die die Medien pflegen, wurden sie krankhaft dick gemacht. Ein

Grund, weshalb man inzwischen schon vom »beratungsbedingten Übergewicht« spricht. Niemand hat die Diäter über die gesundheitlichen Gefahren aufgeklärt oder auf das Risiko hingewiesen, davon fettsüchtig zu werden. Für die Betroffenen besonders verletzend, daß die Berater ihre Hände stets in Unschuld waschen und den Opfern die Schuld geben.

Auch der »Slimnetter«-, »Pfundskur«- und »PowerKids«-Erfinder Volker Pudel aus Göttingen weiß um die Unbill, die dem Abnehmwilligen droht: »Ein häufig zu beobachtendes Ereignis ist der Wiederanstieg des Gewichts, wenn der Patient sein Zielgewicht erreicht hat...« (8). Um diesem Anstieg vorzubeugen, hat der Psychologieprofessor einen bauernschlauen Vorschlag parat: »Erörtert werden kann auch, ob der Patient aus diesen Gründen lieber einen gewissen Bonus von zwei bis drei Kilo über sein Ziel hinaus abnehmen möchte, um Enttäuschungen ... entgegenzuwirken.« Denn: »Ein Gewichtsanstieg ist durch die biologischen Regulationsmechanismen unvermeidlich.« Und der fällt um so höher aus, je mehr der Patient abgenommen hat.

Die Ergebnisse bei Kindern und Jugendlichen sehen im übrigen keinen Deut anders aus als bei Erwachsenen, wie zum Beispiel eine prospektive Studie mit 15 000 Jugendlichen zeigt: »Unsere Daten lassen vermuten, daß das Diäthalten zur Gewichtskontrolle bei vielen Jugendlichen nicht nur ineffektiv ist, es kann im Gegenteil sogar zur Gewichtszunahme führen.« (9) Ein ebenso unangenehmer Nebeneffekt wie die Gewichtszunahmen waren Freßattacken. Wie vernagelt muß man eigentlich sein, um zu glauben, hungernde Kinder würden in die Länge wachsen und dadurch schlanker werden? Eine Unterversorgung mit Nahrung bremst zuallererst das Wachstum und sorgt nie und nimmer für ein »normales Eßverhalten«.

Trotzdem werden Hungerkuren weiterhin allenthalben als Allzweckwaffe gegen die Pfunde angepriesen – und kritische Anmerkungen vom Tisch gewischt. Oder um es mit den Worten des Chefredakteurs einer großen schwäbischen Tageszeitung zu sagen: »Das wollen unsere Leser aber nicht hören.« Seither schreiben seine Redakteure, was der Chef lesen will. Diese Einstellung verbessert sicherlich die Marktposition des Blattes. Frauenzeitschriften müssen mit Auflageneinbußen rechnen, wenn sie nicht mehr in regelmäßigen Abständen die neuesten Diätrezepte anbieten wollen. Jede Ernährungsberaterin, jeder Fitneßguru würde sich der eigenen Klientel berauben, wenn er eingestehen würde, daß eine Ernährungsumstellung, selbst kombiniert mit Sport, nichts nützt.

Vorsorglich haben sich die Fachleute daher auf Wortklaubereien verlegt und bezeichnen ihre Diäten nicht mehr als Diäten, sondern als kalorienreduzierte Ernährung, als Kur, als Ernährungsumstellung, als Lebenskonzept oder was auch immer – es handele sich natürlich nicht um eine Diät, sondern um eine völlig neuartige Methode zum Abnehmen. Und wie soll das gehen? Mit Disziplin, Hunger und Salat.

Auch die Hersteller von Diätprodukten wissen längst, daß Diäten nicht zum Abnehmen taugen. In der Zusammenfassung eines Forschungsberichts, der in ihrem Auftrag erstellt wurde, wird vor einem Verlust des Vertrauens der Verbraucher gewarnt. Dieses Vertrauen müsse unbedingt wiedergewonnen werden, wenn die Diätindustrie weiter »blühen« solle. Kunden, die sich der fehlenden Wirksamkeit der Diätprodukte bewußt würden, seien eine echte Bedrohung für den Markt. Nach diesen Ausführungen waren »im Jahr 2002 231 Millionen Europäer ›auf Diät‹«. Aber nur einer von hundert »wird dauerhaft abnehmen«, so der Bericht (10).

Die Empfehlung des Reports aber lautet nicht, daß man

wirksamere Produkte auf den Markt bringen sollte. Und daß man es, falls das nicht möglich ist, zur Abwechslung mal mit ehrlicher Arbeit versuchen könnte. Im Gegenteil: Würden nur fünf Prozent der sporadischen Diäter zu einer permanenten Diät gebracht, entspräche das einem Umsatzplus von knapp sieben Milliarden Euro (10). Wie kann man dieses Ziel erreichen? Durch mehr Werbung, durch mehr vollmundige Versprechen, durch noch mehr Diätlügen, durch Experten, willige Journalisten, magersüchtige Moderatorinnen und Frauenzeitschriften. Die gemeingefährliche Volksepidemie heißt nicht »Übergewicht«, sondern »Diät«.

Bonnie Taub-Dix, Sprecherin der American Dietetic Association, antwortete in einem Interview auf die mehr als berechtigte Frage »Wer braucht Ernährungsberatung?« mit der Gegenfrage »Wer braucht denn keine?« (11) Offensichtlich kann sie sich essen ganz ohne Beratung überhaupt nicht mehr vorstellen. Natürlich hat sie auch einen prima Tip parat, wie man im Rahmen des »Fünf-am-Tag«-Dogmas zu seiner täglichen Ration Gemüse kommen soll: Einfach in Form von Babykarotten oder Zuckererbschen in die Handtasche stekken. Dann kann man statt nach dem Lippenstift mal rasch nach den Möhrchen fahnden. Hattu da noch Töne?

Was für ein Drama, wenn wir keine Diäten, keine Ernährungsberatung mehr hätten!

Vorsicht Ernährungsbewußtsein!

Die Angst der Branche ist berechtigt. Man stelle sich vor, die Kundschaft würde schlagartig erkennen, daß ihr Wunsch, zehn Kilo abzunehmen, ähnlich unrealistisch ist wie der Versuch, auf seine alten Tage noch schnell zehn Zentimeter zu wachsen. Oder die Menschen würden entdecken, daß sie in der Lage sind, ohne kalorische Bevormundung zu essen.

Oder das Publikum hätte keine Lust mehr auf die vielen Gesundheitssendungen samt ihren Werbeeinblendungen für stoffwechselaktivierende Kohlsuppentropfen. Was, wenn sich all die zahlungswilligen Goldesel statt dessen auf den Weg zum nächsten Feinkostladen machten und nebenbei ein bißchen frische Luft schnuppern und die Sonne genießen würden? Eine Katastrophe für die Diät- und Beratungsindustrie!

Wie nutzlos all diese Abspeck-Kampagnen sind, konnte man kürzlich sogar dem *DGE-Info*, der »Fachinformation der Deutschen Gesellschaft für Ernährung e.V.«, entnehmen. Da gestand Helmut Oberritter, Wissenschaftlicher Leiter der DGE, in einem hellsichtigen Moment ein, daß das lautstarke Treiben seines Arbeitgebers für die Katz ist: »Es gibt keine Studien, die eine dauerhafte positive Änderung des Ernährungsverhaltens … durch Maßnahmen der Öffentlichkeitsarbeit und der Verhaltensprävention belegen.« (12) Damit spricht er aus, was alle Fachleute seit vielen Jahren wissen: Die Ernährungsberatung ist auf der ganzen Linie gescheitert. Nichts hat funktioniert.

Doch das bringt diese missionarische Szene nicht zur Vernunft, sondern nur dazu, neue Geschäftsideen zu entwickeln: Wie wäre es, wenn wir unsere erfolglosen Konzepte an Kindern ausprobieren? Die sind leichter zu beeinflussen und stellen keine peinlichen Fachfragen an den Spezialisten. So glaubt auch die Arbeitsgemeinschaft Adipositas im Kindes- und Jugendalter (AGA), daß es bei Kindern leichter sein müßte, »Einstellungen und Verhaltensweisen zu verändern« (13). Solches Tun ist noch aus einem weiteren Grund verlockend: Die geforderten Programme zur Prävention sind teuer, versprechen also Profit.

Daß sämtliche Programme gescheitert sind, liegt aus Sicht der Branche natürlich nicht an den Programmen oder ihren Machern, sondern allein am Kunden. Wer nach einer Diät wieder dick wird, der kann sich halt nicht beherrschen und hat bestimmt heimlich genascht. Folglich bedarf es zusätzlicher Maßnahmen, um vom Abnehmwilligen die kalorische Wahrheit zu erzwingen: Am besten, er schreibt jeden Bissen auf, damit man genau kontrollieren kann, wann, wo und wie er gesündigt hat. Wenn das Faßmodell stimmen würde (siehe Kapitel 4), dürfte der Erfolg nicht lange auf sich warten lassen. Doch auch dieser Schuß geht nach hinten los. Allein der Wunsch »nicht zuzunehmen«, sich beim Essen »zusammenzureißen«, verursacht bei vielen Menschen soviel Streß, daß sie schneller dicker werden als gedankenlose »Allesfresser«. Besonders stark ausgeprägt ist dieser Effekt bei Frauen (14).

Manchmal reicht bereits der Gedanke an eine Diät, um Frauen zu destabilisieren. Die kanadische Psychologin Janet Polivy berichtet von folgendem Experiment: Wenn Studentinnen zum Essen gebeten wurden, aßen die ernährungsbewußten, die kontrollierten Esserinnen etwas weniger als ihre Kommilitoninnen, denen die Kalorien wurscht waren. Als man den jungen Frauen jedoch ankündigte, am nächsten Tag würden sie in eine siebentägige Diätphase mit fettarmer Kost einsteigen, griffen die »ernährungsbewußteren« noch einmal kräftig hin und verschlangen doppelt soviel wie ihre Kolleginnen, denen die Diätdrohung offensichtlich kalt am Gaumen vorbeiging. Der Titel der Arbeit lautet denn auch verständnisvoll »Eat, drink, and be merry, for tomorrow we diet: effects of anticipated deprivation on food intake in restrained and unrestrained eaters« (Iß, trink und sei fröhlich, denn morgen machen wir Diät: Effekte eines angekündigten Essensentzugs bei kontrollierten und unkontrollierten Essern) (15).

Unter diesen Voraussetzungen läßt sich unschwer erahnen, was wohl passiert, wenn die hessische Sozialministerin propagiert, Eltern und Erzieher sollten Kinder darauf trimmen, »ganz genau in Erfahrung zu bringen, was auf der täglichen Speisekarte für Fettpolster sorgt« (16). Damit das auch wirklich klappt, sollten sie sicherstellen, daß die Kinder bei ihrem Ernährungsprotokoll ganz akribisch vorgehen und keine Nascherei, keinen Bissen vom Pausenbrot des Sitznachbarn verschweigen: »Beim Protokollschreiben selbst kann es nicht pingelig genug zugehen. Alles will gemessen und gewogen sein.« Mit Verlaub: Das ist eher eine Anleitung zum Erzeugen von Eßstörungen als ein erfolgversprechender Weg zum Abnehmen.

Auch Renate Künast fordert dazu auf, den Verstand gegen die natürlichen Signale des Körpers wie Appetit oder Sättigung in Stellung zu bringen. Schließlich funktionieren »natürliche Mechanismen nicht mehr … Echten Hunger kennen wir nicht mehr, echte Sättigung aber auch nicht.« Aha, der gute alte Appetit, der Durst, die Freude am Essen haben in der grünen Weltanschauung keinen Platz mehr. Dabei ist ja alles so einfach, wenn man der Bundesministerin Glauben schenkt: »Unser Kopf – der Intellekt, die Vernunft – weiß ganz genau, was gut für uns ist.« (17) Woher weiß er das? Aus der Talkshow mit der Ministerin, aus der Angst vor der Sünde, aus einem berufenem Mund, den zuvor irgendeine Branche geschmiert hat?

Je konsequenter die Anleitung zu kontrolliertem Essen, desto eher verlernen die Kinder, was Hunger und Sattsein ist, und desto dicker werden sie, so das Resultat einschlägiger Studien (18–21). Mit Ernährungsprotokollen und Fettpolster-Warnhinweisen erreicht man genau das, was man angeblich vermeiden will. Die innere Regulation gerät aus dem Tritt, Seele und Körper begehren gegen diese dreiste Art der Bevormundung auf, steuern gegen, und das Kind wird vorsorglich dick. Prävention nach den Gesetzen der Biologie.

Heute kann sogar die Wissenschaft bestätigen, was jede Mutter auch ohne Fachlektüre weiß: Je mehr man begehrte Speisen verwehrt, desto häufiger werden sie verlangt und desto mehr essen die Kinder davon, wenn sie ihrer habhaft werden (22). Was weniger bekannt sein dürfte, ist die Tatsache, daß Kinder, die von ihren Müttern zum Essen gedrängt werden, »damit sie groß und stark werden«, eine geringere Gewichtszunahme zeigen als Kinder, die einfach mit Essen aufhören dürfen, wann sie wollen. Mütter, die versuchen, das Essen zu beschränken, die Eßverbote für fette oder süße Speisen aussprechen, bewirken dafür eine um so schnellere Gewichtszunahme (18). Ein Nebenbefund dieser Studie sollte gleichermaßen zu denken geben: Es gab keinen Zusammenhang zwischen Fettaufnahme und Gewicht.

Je mehr die Mütter über den Teller ihrer Sprößlinge wachen, je früher der Satz fällt »Kind, das reicht jetzt«, desto schneller fangen beispielsweise fünf- bis neunjährige Mädchen an, ohne Hunger zu essen (19). Allein der Versuch, Kinder am »Überfressen« zu hindern, begünstigt Gewichtszunahmen. Das ist der Unterschied zwischen Kopf und Bauch. Beide arbeiten sie mit Logik – es ist nur jeweils eine andere. Die ministeriellen Empfehlungen mögen ja gut gemeint sein, führen jedoch absehbar dazu, aus gesunden Kindern übergewichtige oder eßgestörte Jugendliche zu machen.

Der Wunsch, den eigenen Körper immer wieder aufs neue austesten zu können, ist im Kind angelegt. So kann es Erfahrungen mit seinen physiologischen Grenzen sammeln. Wer Kindern diese Erfahrung verweigert, schadet ihrer Entwicklung. Beim Essen bedeutet das: Die lieben Kleinen müssen sich auch mal »überfressen« dürfen. Wenn sie beim Kindergeburtstag nach dem elften Mohrenkopf plötzlich blaß werden und kurz darauf mit dem Kopf über der Kloschüssel hängen, werden sie davon nicht fett, sondern machen eine Erfahrung, die sie so schnell nicht vergessen werden. Deshalb lautet die wichtigste Regel in der »Ernährungserziehung«: Verschont die Kinder mit euren zwanghaften Ideen, kaum ein Fast food ist so schlecht wie die gutgemeinten Ratschläge der Experten.

Schnepfenthaler Klageweiber

In den USA konnte und kann man in den Medien derzeit eine seltsame Entwicklung beobachten. Neben Beiträgen, die Gewichtsreduktion, Kalorienzählen und Fitneßsport propagieren, finden sich immer öfter Sendungen und Artikel, die über die Gefahr von Eßstörungen und Mißbrauch von leistungssteigernden Präparaten bei Kindern und Jugendlichen berichten – bis hin zu schwerwiegenden gesundheitlichen Schäden. »Wir haben eine regelrechte Epidemie!«, so klagt ein Orthopäde gegenüber der *New York Times* (23). Schon wieder eine? Aber dieses Mal geht es um Teenager mit Sportverletzungen. Allerdings keine gebrochenen Ellen und Speichen, sondern chronische Beschwerden an Gelenken, Bändern, Sehnen, und zwar in einem Maß, wie man das sonst nur bei alternden Sportprofis sieht.

Der beklagte Umstand widerspricht eindeutig der Vorstellung, unsere Jugend sei bereits pathologisch bewegungsfaul – auch wenn die genannten gesundheitlichen Schäden darauf hindeuten, daß sie gerade nicht vom »Toben« stammen, denn das hinterläßt keine abgenutzten Gelenke, sondern eher ein paar Schürf- und Platzwunden. Nachhaltige Sportschäden deuten in der Regel auf das Treiben von Fachleuten hin, die der Jugend vorführen, wo es bewegungstechnisch langgeht. Nur wer sich im Training zwingt, wer es auf Leistung abgesehen hat, hat eine »Chance« auf derartige Verletzungen. Außer jugendlichen Leistungssportlern sind nur Magersüchtige noch in der Lage, sich derart zu schinden. Wer sich aus Freude bewegt, hört meistens auf, wenn es ihm zu schaden beginnt.

Daß sich die sportliche Leistungsfähigkeit von Kindern in den letzten Jahrzehnten verringert habe, ist eine Behauptung, die ähnliche Mantraqualitäten entwickelt wie »Hamburger und Fritten sind schuld am Übergewicht«. Ob dem so ist

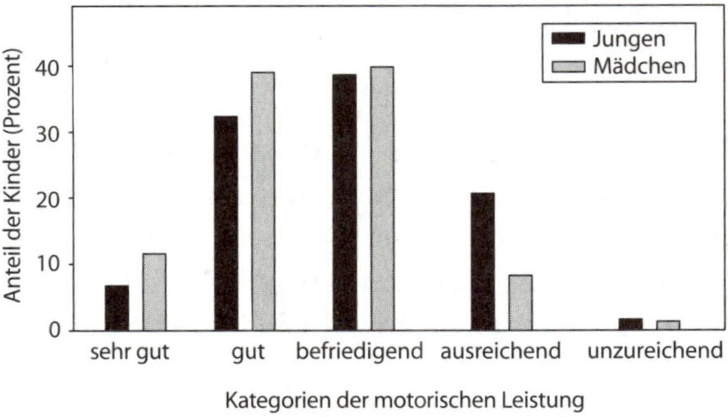

Abbildung 12 Motorische Leistungen Hamburger Kinder. Zahlen aus (24). Bei »gut« und »zufriedenstellend« tummeln sich die meisten, »sehr gut« und »unzureichend« trifft nur auf wenige zu. Das sieht doch alles ganz normal aus!

oder nicht, wurde im Rahmen von Querschnittsuntersuchungen an Hamburger Schülern detailliert erforscht (25). »Dabei zeigte sich im Zeitvergleich mit den 80er Jahren«, lesen wir in der *Sportpraxis*, »daß für eine Leistungsverschlechterung keine Anzeichen vorliegen.« Bei 80 Prozent der Tests wurden sogar Leistungsverbesserungen beobachtet, davon war etwa ein Drittel signifikant. Im Bereich der konditionellen und koordinativen Leistungen gab es keine einzige Verschlechterung. Die Sportfachleute können »die häufig vorgebrachten Vermutungen und Behauptungen zur Veränderung der motorischen Leistungsfähigkeit in den letzten zwei Jahrzehnten« nicht bestätigen. Mag sein, daß sich die Bewegung oft genug nicht mehr auf der Straße, sondern andernorts abspielt, zum Beispiel während des Unterrichts in der Schule, aber sie hat offenbar nicht gelitten.

Woher stammt die fixe Idee, die heutige Jugend würde gesundheitlich verkommen? »Nahezu jede Generation beklagt den Niedergang der nachfolgenden«, gibt Jürgen Kretschmer von der Universität Hamburg zu bedenken: »Man findet dies bei Griechen und Römern und auf den Sportunterricht bezogen, seitdem man öffentlich über Leibeserziehung und Sportunterricht nachdenkt.« Und er fügt hinzu: »Bewegungsmangel ist ein Mythos. Schon seit hunderten von Jahren wird mit Bewegungsmangel argumentiert, wenn es darum geht, die Notwendigkeit von Leibesübungen und Sportunterricht zu stützen. Das gilt für die Philanthropen ebenso wie für die deutschen Schulturner, für die Reformpädagogen nach dem ersten wie für die Leibeserzieher nach dem zweiten Weltkrieg.« (25)

Kretschmer zitiert aus *Gymnastik für die Jugend*, dem Hauptwerk des Philantropen Johann GutsMuths, der Deutschlands ersten Sportplatz in Schnepfenthal eröffnete. Darin schrieb er 1793: »Es ist in fast allen grossen Städten und in sehr vielen Ländern schon so weit gekommen, daß man manche so natürliche Bewegungen, wie das Gehen, für unanständig hält ... man geht vom Sofa bis zur Hausthür und von da zurück, übrigens fährt man.« Und anscheinend verunglückten schon damals Tausende von Menschen »jährlich durch Fallen auf ebenem Boden, Treppen, schmalen Stegen usw ... weil sie zu plump, unbehilflich und schwindlich sind; weil sie sich weder durch Kraft, noch Schnelligkeit und Geschicklichkeit zu helfen wissen«.

In den siebziger Jahren des letzten Jahrhunderts kam der Sportmediziner Hans Erhard Bock zu einem ähnlich bestürzenden Schluß: »Wo früher eine bunte Bewegungsmannigfaltigkeit herrschte, verharrt heute der Mensch lange Zeit in statischer Ruhe oder Zwangshaltung im Auto, an der Maschine. Man wandert nicht mehr, man fährt; man rudert kaum mehr, sondern man fährt Motorboot; man fährt nicht Rad, sondern man läßt sich vom Motorrad fahren.« (26) Und was sagen grüne und schwarze Ernährungsministerinnen heute: »Fachleute sind sich einig, dass die körperliche und motorische Leistungsfähigkeit von Kindern und Jugendlichen in den letzten Jahren stark nachgelassen hat. ... Wir bewegen uns zu wenig.« (17)

Früher war alles besser... Offenbar gehört diese Art der Weltsicht zur menschlichen Natur. Da wird die Gegenwart an der eigenen glorifizierten Vergangenheit gemessen, um daraus eine düstere Zukunft zu prophezeien. Zur Not helfen Statistik und Datenauswahl, um zeitgeistgerechte Trends zu formulieren: Die »Tendenz, auch Leistungsverbesserungen in einen negativen Wertehorizont zu stellen, dominiert die meisten mir bekannten Untersuchungsberichte«, zürnt Kretschmer. »Hier liegt in der Tat der Verdacht vor, daß im Zuge der Bewertung unpassende Messergebnisse unberücksichtigt bleiben und dem Leser der Eindruck vermittelt wird, daß Teilphänomene für die gesamte Untersuchung gelten sollen.« (24)

Gebetsmühlenartig beklagen Kulturpessimisten, daß die Kinder nur vor dem Computer sitzen, statt einen Kopfstand zu üben. Aber sollten wir nicht froh sein, daß sich unsere Jugend begeistert mit einer Zukunfstechnologie beschäftigt, die ihr Leben prägen wird? Schon 1983 hatte Ulf Preuss-Lausitz von der Technischen Universität Berlin seinen Kollegen ins Stammbuch geschrieben: »Fast alle wollen die Mißratenheit der Kinder und Jugendlichen erklären. Kaum wird danach gefragt, ob Kinder heute zum Beispiel selbständiger, kritischer, kenntnisreicher und angstfreier sind als früher und wenn ja, welche glücklichen Umstände dies bewirkt hätten.« (27)

Natürlich können gesellschaftliche Prozesse die Wahrnehmung dafür beeinträchtigen. Zum Beispiel, wenn sogar altgediente Übungsleiter aus Sportvereinen berichten, nach ihren Beobachtungen hätten Kraft, Kondition und Geschicklichkeit der Jugend abgenommen. Aber ist das ein Wunder? Heute kommen – auf ärztlichen Rat und gesellschaftlichen Druck – immer mehr unsportliche Kinder zum Turnen, deren Talente man früher auf anderen, geeigneteren Gebieten gefördert hätte. Heute kennt die Gesellschaft kaum noch Erbarmen mehr mit denjenigen, die sich nicht an die willkürlich gesetzten Figur- und Bewegungsnormen halten.

Denksport

»Es gibt wirklich, allen Turnlehrern zum Trotz, eine beachtliche Zahl von Geistesprodukten, die von kränklichen oder zumindest körperlich stark verwahrlosten Leuten hervorgebracht wurden, von betrüblich anzusehenden menschlichen Wracks, die gerade aus dem Kampf mit einem widerstrebenden Körper einen Haufen Gesundheit in Form von Musik, Philosophie und Literatur gewonnen haben. Freilich wäre der größte Teil der kulturellen Produktion der letzten Jahrzehnte durch einfaches Turnen und zweckmäßige Bewegung im Freien mit großer Leichtigkeit zu verhindern gewesen.« (28) *Bert Brecht*

Urban legends: Sport macht schlank

Um eine für unser Thema wichtige Frage haben wir uns noch gar nicht gekümmert: den Sport. Führt Bewegungsarmut etwa nicht zu Übergewicht? Zur Klärung dieser Frage wurden schon Tausende von Menschen in Bewegung gesetzt, jedoch mit enttäuschenden Ergebnissen für die Anhänger des Faßmodells. So schrieb Loretta DiPietro von der Yale University School of Medicine 1999: »Leider gibt es kaum Längsschnittstudien, die den Einfluß der Bewegung auf die Gewichtszunahme in der Gesamtbevölkerung untersuchen … Die Hypothese, daß körperliche Aktivität das Gewicht senkt, ist logisch, doch die vorliegenden, aus Beobachtungen stammenden Daten zur langfristigen Beziehung zwischen diesen beiden Variablen sind widersprüchlich … man kann nicht sagen, daß gesteigerte körperliche Aktivität den altersgemäßen Gewichtszuwachs in der Gesamtpopulation tatsächlich verhindert.« (29)

Und wie sieht die Erkenntnislage bei Kindern aus? »Eine ganz ähnliche Situation stellt sich dar, wenn wir Übergewicht

Gefährliches Spiel

Die Bundesernährungsministerin beklagt, daß sich Kinder nicht mehr soviel bewegen wie früher. Für Klein-Renate hatte es noch geheißen: »Raus in den Garten oder raus auf die Straße. Wir drehten Pirouetten auf Rollschuhen oder fuhren mit dem Fahrrad zum Freibad.« (17) Auch ihre hessische, christdemokratische Kollegin weiß: »Deutsche Kinder haben keine Lust mehr, das zu tun, was Kindern früher noch Spaß pur garantierte – draußen herumtoben, klettern, springen, rennen. Sie sitzen lieber zu Hause vor dem Fernseher oder dem Computer – möglichst abwechselnd und mit möglichst wenigen Unterbrechungen.« (16)

Und warum toben die Kinder nicht mehr »draußen«? Für wie realistisch hält es Frau Künast eigentlich, daß Eltern ihre Kinder einfach »raus auf die Straße« schicken? In ihrer Kindheit fuhren nur gut 700 000 Pkws auf Westdeutschlands Straßen, heute sind es bundesweit 45 Millionen (30). Und im Pkw sind schon die Kleinsten im Babysafe angeschnallt und können zu ihrer eigenen Sicherheit keine unbotmäßigen Bewegungen mehr ausführen.

Aber haben Kinder tatsächlich keine Lust zu dem, wozu bisher (fast) alle Kinder immer Lust hatten? Es stimmt, die Rollschuhfahrer sind weniger geworden, dafür sausen sie auf Inlinern und Skateboards durch die Fußgängerzonen. Heute gibt es für weniger Kinder mehr Freibäder, und die sind im Sommer meist rappelvoll. Viele Jugendliche toben nicht mehr auf der Straße, weil sie dem Zeitgeist folgend Sportarten ausüben, die eine besondere Ausrüstung erfordern, egal ob Snowboarden, Segeln, Reiten oder Tauchen – Dinge, die vor Jahrzehnten völlig unvorstellbar waren. Laut einer von der Alfried Krupp von Bohlen und Halbach-Stiftung in Auftrag gegebenen Studie, die als *Erster deutscher*

Kinder- und Jugendsportbericht im Jahr 2003 veröffentlicht wurde, sind vier von fünf Heranwachsenden im Verlauf ihrer Kindheit und Jugend Mitglied in einem Sportverein, und zwar für eine durchschnittliche Dauer von acht Jahren. Der Sportverein ist damit unangefochten die Nr. 1 unter den Jugendorganisationen (31, 32).

Heute stehen für die meisten Mädchen und Jungen Kindergartenplätze zur Verfügung. Dort wird getobt, ob das die Kindergärtnerinnen nun wollen oder nicht. Sie müssen nicht mehr auf die Straße. Das »Häuschen im Grünen« war früher nur einer wohlhabenden Minderheit vorbehalten, heute können sich das weitaus mehr Menschen leisten. Daß Eltern ihre Kinder mancherorts nicht mal mehr in den Stadtpark lassen, kann auch damit zusammenhängen, daß dort Minderjährige (und damit Strafunmündige) für ältere Geschwister mit Drogen dealen. Oder daß Kinder von den anderen Kindern Schutzgelder erpressen – ein Problem, das viele Eltern seit langem kennen, über das aber in der Öffentlichkeit nicht gern gesprochen wird.

Frau Lautenschläger interessiert das alles herzlich wenig. Für sie liegt der Unterschied darin, daß »Kinder in früheren Generationen vielleicht weit riskanter, aber eben auch weit gesünder aufgewachsen sind«. Doch unsere Kinder wachsen nicht »weit kränker« auf als früher. Wenn, dann gehen allenfalls die verunsicherten Mütter heute wegen jeder Kleinigkeit zum Kinderarzt – aus Angst, etwas falsch zu machen. Ratgebersendungen haben ihnen eindringlich erklärt, wie gefährlich es sein kann, auch nur die kleinsten Anzeichen böser Erkrankungen auf die leichte Schulter zu nehmen. Zudem schränkt gerade die Politik die persönliche Freiheit, das persönliche Risiko ein, indem sie Familien »empfiehlt«, was und wie Kinder zu speisen, zu rennen und zu spielen haben.

und Fettleibigkeit bei Kindern betrachten«, fassen die beiden Australier Michael Gard (Charles Sturt University) und Jan Wright (University of Wollongong) in ihrem aktuellen Werk *The Obesity Epidemic* zusammen. »Seit Jahrzehnten erscheinen immer wieder Studien, die behaupten, übergewichtige und fettleibige Kinder seien weniger aktiv, genauso aktiv oder aktiver als andere Kinder.« (33) Nach einer detaillierten Analyse der Datenlage können Gard und Wright nicht umhin, dem Zeitgeist deutlich zu widersprechen: »Die Befunde zahlreicher Originalstudien können den Zusammenhang zwischen Körpergewicht und Bewegung und/oder Ernährung nicht bestätigen. Einige Übersichtsarbeiten konstatieren, daß die Beziehung zwischen Körpergewicht und körperlicher Aktivität inkonsistent, unklar und widersprüchlich ist. Die Gewichtsabnahme oder der Fettabbau, die bzw. den körperliches Training in kontrollierten Studien bewirkt, wird in der wissenschaftlichen Literatur regelmäßig als ›minimal‹, ›gering‹, ›enttäuschend‹, ›mäßig‹ und manchmal auch als nicht existent beschrieben.« (33)

Was wird dann aus der Hoffnung, daß der Sport in der Kindheit gesundheitliche Vorteile im Erwachsenenalter bringt? Herzlich wenig, wie Jos Twisk von der Vrije Universiteit Amsterdam 2001 eingestand: »Zusammenfassend können wir sagen, daß es nur sehr geringe Evidenz für einen Zusammenhang zwischen körperlicher Aktivität und Gesundheit bei Jugendlichen gibt. Für die Art dieses Zusammenhangs gibt es fast überhaupt keine Evidenz … Mit anderen Worten: Die wissenschaftliche Literatur liefert so gut wie keine gesicherten Belege für die Richtlinien der Expertenkomitees.« Und weiter schreibt er: »Folglich gibt es nur sehr geringe Evidenz dafür, daß die körperliche Aktivität/Inaktivität von Kindern und Jugendlichen mit der körperlichen Aktivität/Inaktivität im Erwachsenenalter in Zusammenhang steht. Eine Person, die in ihrer Jugend sehr aktiv war, muß nicht zwangsläufig auch als Erwachsener sehr aktiv sein. Das gleiche gilt vermutlich auch umgekehrt für Menschen, die in ihrer Jugend wenig aktiv waren. Darüber hinaus finden sich keine Hinweise auf die Art eines möglichen Zusammenhangs oder einen bestimmten Schwellenwert, aus denen Empfehlungen für die körperliche Aktivität von Kindern und Jugendlichen abgeleitet werden könnten.« (34)

Es spricht einiges dafür, daß Sport unter Umständen das Gegenteil der guten Absicht bewirken kann (Vergleichbares ke[illegible] Klavier- oder Geigenunterricht): Kinder u[illegible]achsene um so unsportlicher, je [illegible] wurden. Auch das wurde 1999 [illegible]. Wer mehr Sport treiben muß [illegible]achsener die Freiheit auskosten, [illegible] Bärbel Schöttler, Vorsitzende des [illegible]« im Deutschen Turnerbund kennt [illegible] uns haben den Schulsport gehaßt [illegible] Sport verloren.« Was glauben die [illegible] sie mit ihren Sportprogrammen – [illegible] – wohl bewirken werden?

[illegible]pteten generellen Nutzen des Sports [illegible]er Kanadier Claude Bouchard bereits [illegible] in Frage gestellt. Er fand, daß Ausdau[illegible] vielen Menschen die Ausdauerleistung [illegible]male Sauerstoffaufnahme des Gewebes, VO_2[illegible], bei manchen aber überhaupt nicht. Bei eineiigen Zwillingen war die Reaktion allerdings immer nahezu identisch. Wenn man ganze Familien untersuchte – und Bouchard analysierte fast hundert Familien mit allen erwachsenen Kindern! –, fand man statistisch zwischen den Familien viel größere Unterschiede als zwischen den Mitgliedern einer Familie. Demnach entscheidet die Veranlagung mit darüber, ob jemand sportlich ist oder nicht (36–38).

Sportliche Leistungsfähigkeit müßte nun nicht zwangsläu-

Neatliche Bewegungen

Ein erheblicher Teil der Energie, die wir uns mit der Nahrung zuführen, ist nicht für den Sportplatz bestimmt, sondern erforderlich, um die vielen Alltagsbewegungen zu unterhalten. Dieser Energiebedarf erhielt von dem Endokrinologen James A. Levine von der Mayo-Klinik im US-Bundesstaat Minnesota den Namen »NEAT« (39). Das steht für *non-exercise activity thermogenesis*, Energieverbrauch durch gänzlich unsportliche Bewegungen also. NEAT ist etwa Treppensteigen, Quatschen, Herumstehen, E-Mails tippen, Telefonieren, Däumchendrehen – schlicht alles, was man so den ganzen Tag über treibt.

Dicke Menschen verbrauchen weniger Energie über NEAT als dünne. Sie gehen sparsamer mit ihren Bewegungen um. Das wurde von Levine und seinen Mitarbeitern im renommierten Wissenschaftsmagazin *Science* Anfang 2005 eindrucksvoll belegt (40). Für ihre Versuche verdrahteten die Forscher jeweils zehn freiwillige schlanke oder fettleibige Probanden, die sich allesamt selbst als »Couch potatoes« einschätzten, mit Meßgeräten. Die registrierten, wieviel Zeit die Probanden im Sitzen, Liegen oder bei Bewegungen verbrachten. Dabei stellte sich heraus, daß die Dicken mehr Zeit pro Tag – im Schnitt fast zweieinhalb Stunden – im Sessel saßen als die Dünnen, die in dieser Zeit herumstanden oder -liefen. Schlußendlich kam eine Differenz von durchschnittlich 352 Kilokalorien pro Tag heraus, die von den Dünnen zusätzlich verpulvert wurden.

Soweit scheint alles klar. Aber ist die größere Ruhe und damit der sparsamere Umgang der Dicken mit der Energie die Ursache oder die Folge des Gewichts? Um das herauszufinden, wurden Dicke auf Diät gesetzt und Dünne gemästet.

Nach Gewichtsabnahme um acht Kilogramm bzw. Zunahme um vier Kilogramm wurde noch mal gemessen – mit dem gleichen Ergebnis: die verschlankten Dicken saßen noch immer länger im Sessel als die gemästeten Dünnen. Das läßt vermuten, daß die geruhsamere Lebensweise eher angeboren als von der Umwelt bestimmt ist.

Gerade intensives Sporttreiben scheint sich aber durchaus auf die NEAT-Bewegungen auszuwirken. Allerdings nicht so, wie der Zeitgeist meint. Denn Untersuchungen zeigen, daß dicke Kinder, die zum Sport genötigt werden, sich den Rest des Tages bzw. am nächsten Tag dafür um so weniger bewegen. Deshalb warnt Helge Hebestreit von der Universitäts-Kinderklinik Würzburg: »Sollten Sportstunden jedoch zu einer Reduktion der körperlichen Aktivität zu anderen Zeiten führen, könnte der Effekt von Therapiesport auf den Energieumsatz geringer werden bzw. sogar zu einer Verringerung des Gesamtumsatzes führen.« (41) Sollte sich das tatsächlich bewahrheiten, dann würde Sport bei diesen Menschen ebenfalls einen Jojo-Effekt herbeiführen – je mehr Sport, desto dicker.

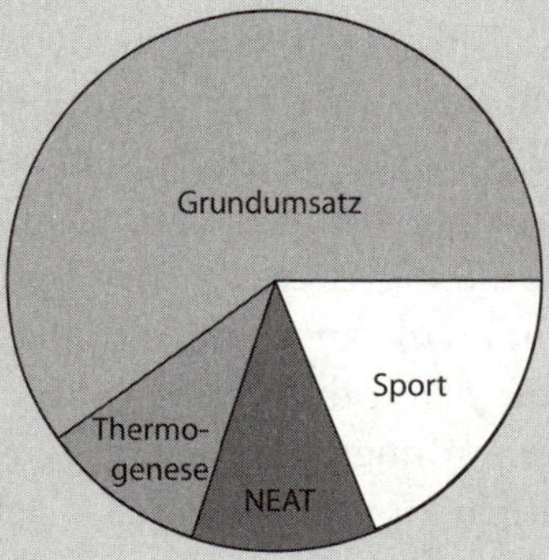

Abbildung 13 Die unterschiedlichen Anteile am Energieverbrauch (»Kalorien«) des Menschen. Der Grundumsatz macht den Löwenanteil aus, darauf haben wir keinen Einfluß. Auf die Wärmeentwicklung (Thermogenese) auch nicht. Lediglich auf Sport und die alltäglichen NEAT-Bewegungen – und selbst da sind wir nicht frei vom Einfluß unserer Gene. Zahlen aus (42).

fig etwas mit dem gesundheitlichen Nutzen körperlicher Aktivitäten zu tun haben. Hat es aber offensichtlich. Denn in Bouchards HERITAGE-Studie gingen bei immerhin einem Drittel der Teilnehmer die Werte für das »gute« Cholesterin, das vor Gefäßverkalkung schützen soll, sogar in den Keller! Und gerade jene, denen das Training trotz Motivation besonders schwerfällt, scheinen auch eine Veranlagung dazu zu haben (38). Ihnen schadet ein Mehr an Bewegung, ein Sportprogramm. Auch hier ist es für die Mehrheit der sportlich Veranlagten natürlich leicht, mit dem Finger auf die faulen Säcke und Schlappschwänze zu zeigen, die sich eher aufs Kognitive konzentrieren. Für die, die es am Barren einfach nicht schaffen, bleibt oft nur Frustration und Rückzug. Alle Kinder zu möglichst viel Sport zu zwingen hat nichts mit Gesundheit, Lernen fürs Leben und all den altklugen Sprüchen von Politikern und Professoren zu tun, sondern mit Sadismus.

Der Erziehungswissenschaftler Jürgen Kretschmer kam aus einer ganz anderen Perspektive zum gleichen Resultat: »Sportunterricht... auf dem Fundament von Mangelerscheinungen zu begründen ist ein gewagtes Unterfangen [...] Wir haben den Sport erfunden, weil uns diese Form des Bewegens herausfordert und befriedigt [...] Für mich kann ein Sportunterricht, der unsere Kinder auf ihre zukünftige Gesundheit ausrichtet, kein angemessener Sportunterricht sein. Ein solcher Sportunterricht ist zwangsläufig kompensatorisch und nicht freisetzend...« Deshalb fordert Kretschmer, den Sport lieber »daraufhin zu überprüfen, ob die angebotenen Inhalte nicht gesundheitsschädlich sind«, damit die Kinder »körperliche Grenzerfahrungen« machen können, »ohne sich selbst oder jemand anders gesundheitlich zu gefährden« (25). Dem ist nichts hinzuzusetzen.

Wie schätzt Deutschlands Kinderverschlankungsministerin angesichts dieser bitteren Tatsachen die Erfolgschancen ihrer »Plattform Ernährung und Bewegung« ein? Renate Künast hat sich bei den Experten umgehört – wie beispielsweise dem Harvard-Ernährungswissenschaftler George Blackburn. Der sagte, es habe den Anschein, »als verlören wir hier eine Schlacht, Fettleibigkeit vorzubeugen oder zu bekämpfen« (17).

Das sehen Experten aus Deutschland, wie etwa der Ulmer Kinderarzt Martin Wabitsch, genauso. Er hat bereits einige Jahre lang Daten erhoben, Statistiken ausgewertet, Maßnahmen ausprobiert. Auch er meint: »Bei den meisten Kindern und Jugendlichen bewirken Therapien vermutlich nichts. Das hört sich deprimierend an. Aber es entspricht den Erfahrungen.« (17) An anderer Stelle heißt es: »Langfristige Behandlungserfolge sind bis heute für keine einzige Behandlungsstrategie überzeugend nachgewiesen worden. Dies gilt auch für multidisziplinäre Ansätze unter Einbeziehung von Ernährungs-, Verhaltens- sowie Bewegungstherapie.« (43)

»Ich bin da optimistischer«, schreibt Frau Künast. Sie denkt positiv. Laß doch die Praktiker unken. Auf was gründet sie ihre unerschütterliche Zuversicht? »Unsere Kampagnen, angefangen bei ›Trimm Dich‹ ...« Das ist es! Eine Kampagne muß her. So packen wir das Problem an der Wurzel, damit wir die »neue Zivilisationskrankheit, welche die ganze Erde erfassen wird« in den Griff bekommen. Gott sei Dank hat die Ministerin die nötige Vision, kennt den Ausweg aus der globalen Krise: »Man muß nur weniger essen und sich mehr bewegen.« Weiß sie etwa nicht, daß die Aktionen, mit denen sie sich in der Öffentlichkeit profiliert, bestenfalls Kapitalvernichtung sind, die Kinder wahrscheinlich aber nur dicker, unglücklicher und kränker machen?

Sie weiß es durchaus: »Bislang gibt es keine Methode, die

dauerhaften Erfolg garantiert«, gesteht auch Renate Künast freimütig. (17) Woher die Einsicht? Warum pumpt sie Geld in Programme, die durch Erfolglosigkeit glänzen? Oder geht es etwa nicht so sehr um die Kinder, sondern um Selbstinszenierung, um Bedienung der eigenen Klientel, um Eitelkeit und Macht?

Die ernüchternden Statements von Blackburn, Wabitsch und Künast kommen nicht von ungefähr: Es gibt unzählige Untersuchungen, wissenschaftliche Publikationen, Dutzende Bücher, die letztendlich alle, ohne ernstzunehmende Ausnahme, zeigen: Mit Diät und Sport nehmen die wenigsten dauerhaft ab, sie werden auf lange Sicht nur noch dicker. Dabei gehen Therapeuten bei Kindern so ganzheitlich wie nur irgendmöglich vor: Innerhalb der Familie wird die Ernährung umgestellt, unter Betonung einer fettreduzierten Kost mit viel Obst und Gemüse, und sportliche Aktivitäten gehören auch dazu. Was dabei herauskommt? Höchstens »kleine Änderungen des Gewichts und beträchtliche Rückfälle« (44).

Bei einer Untersuchung etwa, die in North Carolina durchgeführt wurde, bekamen 1274 Grundschüler ein achtwöchiges Sport- und Ernährungsunterrichtsprogramm. Schnell erwarben sie ein beachtliches Ernährungswissen, bewegten sich augenscheinlich auch mehr als Kinder, die nicht daran teilnahmen – nur das Körpergewicht sank nicht signifikant (45). In einer anderen, groß angelegten Studie wurden mehr als 5000 Kinder zu mehr Bewegung angehalten und bekamen außerdem eine fettarme Schulspeisung, zusätzlich gab es Gesundheitsunterricht. Ergebnis: Die Kinder nahmen zwar weniger Energie über Fett auf und bewegten sich mehr, ihr Gewicht aber entwickelte sich genau wie in der Kontrollgruppe (46).

Natürlich mangelt es nicht an Anfangserfolgen. Da werden übergewichtige Kinder zusammen mit ihren Familien geschult und trainiert, bis sie ein halbes Jahr später mit Gewicht und Nerven »runter« sind. Aber drei Jahre später ist der ganze schöne Effekt dahin, ja die Kinder sind noch dicker geworden (47). Trotzdem werden gerade solche Studien immer wieder als Triumph verkauft. Die langfristigen Effekte werden einfach verschwiegen oder erst gar nicht gemessen. Alles nach dem Motto: Seht her, es geht doch! Ja, es geht schon, aber eben nur kurzfristig. Mittelfristig sind alle wieder dick, dicker als zuvor, leiden häufig unter Freßattacken sowie der Häme der Öffentlichkeit, die sich dadurch in ihren Vorurteilen bestätigt sieht.

Im Grunde ist das für die Betroffenen eine Katastrophe. Daß die nicht publik wird, dafür sorgen die Massenmedien, die die Zuschauer zumindest medial in der sinnlosen Schlacht gegen die Biologie des kindlichen Körpers mit Erfolgsmeldungen von der Front bei Laune halten: Sie schicken ein Team in eine Kinderverschlankungsklinik, wo die 11jährige Katharina mit Magerquark und Schwimmspielen sowie Ernährungserziehung doch tatsächlich acht Kilo abgenommen hat. Wie Katharina ein Jahr später aussieht, wird uns in Explo-, Exklu- und sonstigen Magazinen nicht erzählt. In vielen Fällen ist sie für den Rest ihres Lebens gezeichnet.

Egal, wie man es anstellt, egal ob fettarme Kost, Ernährungsaufklärung oder Sportprogramme, die Körper der Kinder bleiben, wie sie sind. Wenn sich doch etwas am Gewicht ändert, dann in die falsche Richtung. So lautet das Ergebnis der meisten dieser Studien (44, 48, 49). Auch das Lehrbuch *Adipositas bei Kindern und Jugendlichen: Grundlagen und Klinik* bestätigt: »Insbesondere langfristige Behandlungserfolge sind durch gängige Therapien nicht zu erreichen.« (50) Stimmt. Durch nicht gängige Therapien übrigens auch nicht.

Der goldene Schnitt

Was tun, wenn Diät, Sport und Verhaltenstraining nicht helfen? Könnte nicht vielleicht der Chirurg *deus ex machina* spielen und das Fett einfach absaugen? Aber nicht nur guter Rat ist teuer. Zwischen 1500 und 7000 Euro muß man für eine solche medizinisch Liposuktion genannte Entfettung hinblättern. In den USA wird diese Operation mittlerweile fast 400 000mal pro Jahr durchgeführt, meistens bei Frauen zwischen 19 und 50 Jahren. Im Schnitt werden etwa fünf Prozent des Körperfetts von Hüfte, Bauch, Armen oder Beinen entfernt (51).

Aber selbst Spezialkliniken lehnen die Liposuktion als Mittel zur dauerhaften Gewichtsabnahme ab. »Übergewicht [sollte] grundsätzlich keine Indikation für eine Liposuktion sein«, steht auf der Homepage der Sophienklinik in Stuttgart (52). Der plastische Chirurg Hans Bucher aus Nürnberg kann das nur unterstreichen: »Um es in aller Deutlichkeit zu sagen: Die Fettabsaugung ist keine Methode zum Abnehmen.« Auf die Frage »Ich bin 17 Jahre alt und leide an Übergewicht. Ich habe schon mehrere Diäten hinter mir, die aber nur einen Jojo-Effekt bewirkt haben. Kann ich mir das Fett einfach absaugen lassen?« antwortet er: »Normalerweise ist eine Fettabsaugung nicht geeignet zur Gewichtsreduktion ... wenn sie trotzdem aus diesem Grunde durchgeführt wird, wird sie immer zu enttäuschenden Ergebnissen führen.« (53)

Auch die Hoffnung, daß durch Fettabsaugung Risikofaktoren bei Übergewichtigen verbessert werden, erfüllt sich nicht, wie eine kürzlich veröffentlichte Studie zeigte: Dicken Frauen, darunter auch Diabetikerinnen, wurden etwa 20 Prozent des Bauchfettes abgesaugt. Danach wogen sie zwar weniger, aber weder bei den Diabetikerinnen noch bei den Gesunden änderte sich die Insulinempfindlichkeit im Fettgewebe, in der Leber oder in den Muskeln. Auch Blutdruck, Entzündungsfaktoren, Blutzucker- und Blutfettwerte blieben da, wo sie vor der OP waren (54).

Wer weniger oberflächlich sein will als die Fettabsauger, muß in die Tiefe gehen und direkt am Verdauungssystem ansetzen. Operative Eingriffe an Magen und Darm sind weitere Versuche, eine dauerhafte Gewichtsreduktion zu erreichen. Eine vergleichsweise einfache Technik zur Magenverkleinerung ist das Magenband. Der Magen wird hier im oberen Bereich eingeschnürt, so daß die Nahrung nur in eine ganz kleine Tasche gelangt. Man nimmt ab, weil man drastisch weniger ißt. In einer finnischen Studie wurde berichtet, daß die Patienten im Mittel zwar 30 Prozent des Übergewichts verloren, es aber teilweise zu schweren Komplikationen wie Speiseröhrenentzündung oder -erweiterung, Verschiebung des Bandes oder Magenverschluß kam, so daß immerhin 50 Prozent der Versuche als »Fehlschlag« gewertet werden mußten (55). Auch in einer italienischen Langzeitstudie wurden Komplikationen beobachtet (56).

Und wie das bei fast allen Langzeitstudien mit fast allen Abnehmstrategien ist: Forscher, die sich dazu durchringen, solche langwierigen Untersuchungen durchzuführen, müssen die Erfolgsmeldungen der Anfangsphase am Ende zumindest relativieren. Denn auch der Gewichtsverlust mit Magenband war nur vorübergehend, und das Gewicht stieg ein Jahr nach der Operation wieder stetig an (56). Schließlich finden Patienten schnell heraus, wie sie den »Engpaß« umgehen können, wenn sie möchten: Indem sie Cola, Eis und Schokolade konsumieren, die schnell »durchrutschen« und kein vorzeitiges Sättigungsgefühl im Magen auslösen.

Der Magen kann alternativ durch einen mit Kochsalzlösung gefüllten Ballon verkleinert werden, der in den Magen eingebracht wird. Auch hier nimmt man ab, aber zu welchem Preis: Neben mehrwöchigem Erbrechen oder Reflux wird sogar von Nierenversagen berichtet (57). Außerdem besteht die Gefahr, daß der Ballon irgendwann reißt und der Plastikmüll dann einen Darmverschluß verursacht. Nach sechs Monaten muß der Ballon deshalb wieder entfernt werden. Unnötig zu sagen, daß es dann auch mit der Appetithemmung vorbei ist – und daß die Entballonisierten anschließend schnell wieder zunehmen (58).

Eine weitere Variante sind die Bypass-Operationen. Dabei wird aus dem oberen Magenteil eine sehr kleine Tasche genäht und der Dünndarm verkürzt, damit weniger Nährstoffe aufgenommen werden (59). Eine Langzeitstudie in Schweden ergab, daß Patienten zehn Jahre nach der Operation immer noch um 16 Prozent leichter als vorher waren (60). Die Rate von Neuerkrankungen an Diabetes, erhöhten Blutfettwerten und Gicht war bei den operierten Patienten niedriger als in der Kontrollgruppe. Bezeichnenderweise sprechen die Autoren aber nicht von »signifikanten« Veränderungen. Ob es den Patienten danach also wirklich besserging, bleibt ungewiß. Für den Blutdruck und die Cholesterinwerte brachte die Operation überhaupt keine Veränderung.

Daß solche Eingriffe in der Regel keine »Heilung« vom Übergewicht bringen, sondern in erster Linie eine Deformation des Verdauungstraktes darstellen, ist auch den Experten klar. Denn die Gewichtsverringerung wird oftmals mit erheblichen Nebenwirkungen erkauft, wie z.B. Niereninsuffizienz (57). Bei Jugendlichen empfiehlt Wabitsch eine solche Operation »nur als letzte therapeutische Möglichkeit« und auch nur bei solchen Patienten, bei denen sämtliche konventionellen Therapien versagt haben und bei denen »eine zwingende Indikation zur Gewichtsabnahme besteht.« (50)

Eine Pille gegen das Übergewicht ist der Traum jedes Pharmaunternehmens. Die *New York Times* glaubt, daß Abnehmtabletten, so sie denn wirksam wären, den derzeitigen Verkaufsschlager »Lipitor« (ein Cholesterinsenker) mit einem Jahresumsatz von zwölf Milliarden Dollar »bei weitem« in den Schatten stellen würden (61). Denn die Kundschaft bestünde ja nicht nur aus übergewichtigen Menschen, sondern auch und vor allem aus Personen, die mal eben ein paar Kilo abnehmen wollen, also auch die meisten Schlanken, einschließlich der Magersüchtigen.

Die Fettleibigkeitsforscherin Donna Ryan von der University of Louisiana bestätigt: »Jeder geifert geradezu vor Gier, [mit Abnehmpillen] Geld zu machen.« (61) Bislang gibt es noch kein Wundermittel, obwohl mit Hochdruck und mit Milliarden von Dollar danach gesucht wird. Ein (aus Sicht der Anleger) vielversprechendes und bereits in klinischen Testreihen untersuchtes Produkt ist das von der Firma Sanofi-Aventis in Paris entwickelte Rimonabant (Handelsname »Acomplia«). Es blockiert einen Cannabisrezeptor im Gehirn und verringert so die Lust auf Essen. Der Antrag auf Zulassung wird in den USA in Kürze erwartet.

Bei den bisher verfügbaren Stoffen sind die Erfolge mager und nicht selten mit massiven Nebeneffekten verbunden. Nicht wenige Produkte mußten deshalb im Lauf der Jahre vom Markt genommen werden. Für die medikamentöse Gewichtsreduktion kommen zwei Wirkprinzipien in Frage, die Appetithemmung und die Verringerung der Nährstoffaufnahme aus dem Darm.

Pharmaka, die den Appetit hemmen, sind stimmungsaufhellende Drogen; sie sollen für positive Gefühle sorgen. Wenn die Laune steigt, wird nicht nur weniger gegessen, auch Streß wirkt mit einem Mal nicht mehr so bedrohlich.

Einige der Appetithemmer gehören zur Gruppe der Amphetamine, die in den USA schon seit 50 Jahren als Diätpillen geschluckt werden. Inzwischen hat man ihr Suchtpotential erkannt und geht seither etwas vorsichtiger mit ihnen um (61). Die Nebenwirkungen reichen von Erbrechen, Mundtrockenheit, Verstopfung und Bluthochdruck bis zu Schlaflosigkeit und euphorischen Zuständen.

Das Medikament Sibutramin (Handelsname »Reductil«), eigentlich ein Mittel gegen Depressionen, ist auch in Deutschland zugelassen. Bei Einnahme von 15 Milligramm am Tag nehmen Frauen im Schnitt sechs Kilo ab. »Nach Absetzen schwindet der Effekt«, warnt das *Arzneimittelkursbuch*, ein Ergebnis, das auch von anderen Appetithemmern bekannt sei (62). Im *Deutschen Ärzteblatt* ergänzen Heiner Greten und Andreas Hamann: »Nach Absetzen ... ist in der Regel sogar ein erneuter Anstieg des Körpergewichts zu verzeichnen ...« (63) Daneben können Verstopfung, Kopfschmerzen, erhöhter Blutdruck und erhöhte Herzfrequenz sowie Schlaflosigkeit und Mundtrockenheit auftreten. Insgesamt beurteilt das *Arzneimittelkursbuch* Sibutramin als »zweifelhaftes Therapieprinzip mit Risiko lebensbedrohlicher und tödlicher Schadwirkungen«. Es fordert deshalb die Marktrücknahme als »logische Konsequenz« (62).

In den USA mußten in den neunziger Jahren die Medikamente Fenfluramin und Dexfenfluramin (Handelsnamen »Pondimin« und »Redux«) wieder vom Markt genommen werden, weil ein Teil der Patienten mit erhöhtem Blutdruck und Herzklappenerkrankungen reagierte. Nicht wenige sind daran gestorben. Auch »Fen-Phen«, eine Kombination von Fenfluramin (oder Dexfenfluramin) und Phentermin, erhöhte das Risiko für Herzklappenerkrankungen um 17 Prozent (64, 65). Die Herstellerfirma des Kombinationspräparates, Wyeth-Ayerst, rechnet mit Schadenersatzzahlungen von bis zu 21 Milliarden US-Dollar (61).

Phentermin darf in den USA noch immer verschrieben werden, in Deutschland wurde es bereits Anfang der siebziger Jahre vom Markt genommen, weil bei Patienten Herzklappenveränderungen aufgetreten waren. Die Liste der den Appetit bremsenden Mittel mit wenigen erwünschten und vielen unerwünschten Wirkungen ließe sich fast beliebig verlängern. In Deutschland wurden 2001 beispielsweise die Appetitzügler Amfeprarnon, Mefenorex und Norpseudoephedrin vom Markt genommen (66, 67).

Umstritten sind gleichermaßen Medikamente, die die Aufnahme der Nährstoffe im Darm einschränken. Dazu gehört auch das in Deutschland zugelassene Orlistat (Handelsname »Xenical«). Orlistat bremst die Fettaufnahme im Darm, indem es ein Enzym der Fettverdauung blockiert. Dadurch wird etwa ein Drittel der Speisefette unverändert wieder ausgeschieden (50). Der Effekt auf das Gewicht ist im Vergleich zu einer Diät eher bescheiden. Ganz und gar nicht bescheiden sind jedoch die Nebenwirkungen: Das unverdaute Fett macht den Stuhl sehr weich und übelriechend (68), und man muß öfter zur Toilette. Wohl dem, der das rechtzeitig merkt, ansonsten kann es zum sogenannten »flatus with discharge« kommen, was soviel heißt wie »Furz mit Füllung«. Manchmal entleert sich der Darm auch ohne Vorwarnung (medizinisch »fecal incontinence«) (69).

Das einzige, das sichtbar hilft und deshalb bei Models so hoch im Kurs steht, ist das Kokain. Nur so können die meisten ihren Körper über Jahre hinweg so schlank halten, wie er mit 14 Jahren war. Nicht umsonst findet man auch an Drogenabhängigen kein Gramm Fett zuviel. Wenn sich Ziele, die unsere Gesellschaft von Kindern und Jugendlichen einfordert, nur durch den Konsum von harten Drogen realisieren lassen, sollten die Abspeckkampagnen dann nicht am besten gleich an den Drogenbeauftragten der Bundesregierung überwiesen werden?

Egal, wie man die Ergebnisse dreht und wendet: Auch Chirurgie und Medikamente sind keine echten Alternativen zu all den anderen gescheiterten Therapien mit Diät, Sport und Verhaltenstraining. Im Gegenteil, sie können verdammt riskant sein. Aber hat der alte Hippokrates seinen Nachfolgern nicht die Verpflichtung *»primum nil nocere«* (»vor allem nicht schaden«) ins Stammbuch geschrieben? Genau deshalb findet sich im einschlägigen Lehrbuch *Adipositas bei Kindern und Jugendlichen* eine Liste von dringlichen Fragen: »Wie häufig ist beispielsweise der Jojo-Effekt? – Gibt es Patienten, die mit einer starken und überschießenden Gewichtszunahme reagieren, so daß ihnen trotz erst mal erfolgreicher Gewichtsabnahme die Maßnahme insgesamt zum Nachteil gereicht? – Wie ist die seelische Befindlichkeit von Patienten, die ihr altes Gewicht wieder erreicht haben und sich deshalb unter Umständen als Versager fühlen? – Was sind die gesundheitlichen Implikationen von großen Gewichtsabnahmen und erneuten Zunahmen innerhalb von kurzen Zeiträumen?« (43)

All das muß der Arzt wissen, bevor er eine solche Therapie empfehlen darf. Und wie lauten die Antworten auf diese präzise formulierten Fragen? »Hier brauchen wir dringend systematische und randomisierte Studien, in denen u.a. der Gewichtsverlauf von Patienten mit gleicher Therapiemotivation über längere Zeiträume verglichen wird. Nur durch solche Studien werden wir zu klaren therapeutischen Empfehlungen gelangen können.« Wie ist das angesichts einer kaum noch zu überblickenden Zahl von Studien möglich? Kam bisher nur nicht das Gewünschte heraus? Besteht etwa der begründete Verdacht, daß Ärzte Kindern mit ihren Therapien die erwähnten Schäden zufügen? Ist das große Theater, das um die dicken Kinder inszeniert wird, womöglich ein Fall für den Staatsanwalt?

Auf jeden Fall ein besonderer Fall für die Krankenkassen. Wer für sein Medikament oder Therapiekonzept Geld von der Kasse will, muß »anhand wissenschaftlich einwandfrei geführter Statistiken belegen, daß sich die chronische Krankheit und daraus entstehende Krankheitsfolgezustände dadurch deutlich positiv verbessern lassen. Diese Voraussetzungen werden gegenwärtig von den in Deutschland angebotenen Adipositasprogrammen nicht erfüllt.« Deshalb sei »das derzeitige Vorgehen der Kostenträger bei der Leistungsgewährung für ambulante und stationäre Maßnahmen zur Behandlung der Adipositas im Kindes- und Jugendalter« fragwürdig (70). Muß man es noch deutlicher formulieren? Die ganzen Programme sind Murks, sie helfen Kindern nicht, schaden ihnen möglicherweise sogar. Aber sie kosten ein Schweinegeld.

Therapien, Medikamente, Operationsverfahren, Behandlungskonzepte ohne Erfolgsaussichten werden normalerweise von den Gesundheitsbehörden nicht anerkannt und von den Kassen nicht bezahlt. Solche Angebote dürften von den Kostenträgern auch gar nicht finanziert werden. Abgesehen von der Wirkungslosigkeit der Therapie – ist Übergewicht überhaupt eine »Krankheit«? Wenn nicht, dann gibt es einen weiteren Grund, warum die Krankenkassen damit nicht belastet werden dürfen. Die Rechtsprechung (Sozialgericht Koblenz, 21.6.2001, Az. S11 KR 247/00) sieht Übergewicht zumindest bei Erwachsenen nicht »als Krankheit im Sinne der gesetzlichen Krankenversicherungen«. Schließlich lasse »die Abweichung von einer morphologischen Idealnorm immer noch befriedigende körperliche und psychische Funktionen« zu.

»Der unkontrollierte Einsatz von nicht-evaluierten, unbewiesenen und womöglich gefährlichen, nämlich Nebenwirkungs-behafteten Therapien und Behandlungskonzepten darf nicht mehr unkritisch hingenommen werden«, so die Forderung eines Expertenteams um den Kinderarzt Martin

Wabitsch. Aber das Geld lockt: »Kurmaßnahmen, teure Therapiekonzepte und Medikamente werden vom industriellen Gesundheitskartell, zu dem Pharmaindustrie, Krankenhäuser und Ärzte wie Kostenträger zu zählen sind, als Interventionsmöglichkeiten gegen Adipositas angeboten.« (71)

Ungerührt empfiehlt die Arbeitsgemeinschaft Adipositas im Kindes- und Jugendalter, »eine krankhafte Adipositas generell bei einem Überschreiten des 97. alters- und geschlechtsspezifischen Perzentils des Body-Mass-Index (BMI) zu diagnostizieren« (72). Auf deutsch heißt das: Man erkläre einfach immer die schwersten drei Prozent des Nachwuchses für krank und behandele sie. Eine sehr sinnvolle Einteilung für die Ärzte, Therapiezentren und Abspeckkuranbieter, denn so können sie mit einem stets gleichbleibenden Zulauf von »Patienten« rechnen.

Daß die Kinder und Jugendlichen dabei vor die Hunde gehen, intakte Familien durch Eßstörungen zerstört werden, daß das Kapital der Krankenkassen sinnlos verpulvert wird, daß diese Kampagnen unendlich viel Leid über die Menschen bringen, scheint die Lobbyisten mit Schlips, Titel und einem gewinnenden Lächeln nicht zu interessieren. Sie planen lieber die nächste Talkshow oder Doku-Soap, wo sie ihre frisierten Erfolge präsentieren. Dort fragt niemand nach der Statistik, dort genügt der spektakuläre Einzelfall.

Einfach abschalten

Wo bleibt das Positive? Zugegeben, es ist nicht viel: nur eine erfreuliche Ausnahme in Sachen Therapie, deren Erfolg jedoch weder etwas mit Ernährung noch mit Bewegung zu tun hat. Sie kommt ganz ohne Verhaltenstherapeuten, Ernährungsberater, Chirurgen oder Drogendealer aus. Allerdings macht sie aus Pummelchen keine Zaunlatten, sondern verlangsamt nur den weiteren Gewichtsanstieg. Dummerweise paßt die Methode überhaupt nicht in das akademische Gebäude vom In- und Output von Kalorien; eigentlich darf sie gar nicht wirken. Außerdem – und das ist die denkbar schlechteste Botschaft für alle Kinderverschlankungstherapeuten – kostet sie nichts. Das Wundermittel erfordert lediglich die Beschränkung des *Fernseh*konsums auf eine Stunde am Tag.

Zur Wirksamkeit des TV-Entzugs liegen sogar Interventionsstudien vor, das heißt, er hat den ersten Praxistest als therapeutische Maßnahme erfolgreich bestanden. Zwar hatte der reduzierte Fernsehkonsum keinerlei Auswirkungen auf die sportlichen Aktivitäten oder den Fettverzehr der Kinder, doch im Vergleich zu ihren Mitschülern ohne TV-Beschränkung nahmen sie deutlich weniger zu (siehe Kapitel 5) (73).

Noch einmal: Es sind nicht die Chips, die beim Fernsehschauen verdrückt werden, und es ist auch nicht die mangelnde Bewegung. »Im allgemeinen berichten die Studien«, so Michael Gard und Jan Wright von University of Wollongong, Australien, »daß die Kinder, die am meisten fernsehen (oft Jungs), auch die aktivsten sind (nach dem, was die Kinder selbst sagen). Die Ergebnisse, die Lowry et al. (2002) bei amerikanischen Schulkindern fanden, gehen quer durch alle ethnischen Gruppen und die Geschlechter: von keiner Korrelation zwischen Fernsehen und Aktivitätslevels (männliche Weiße, weibliche Schwarze, männliche und weibliche Latinos), bis zu negativen (weibliche Weiße) und positiven Korrelationen (männliche Schwarze).« (33, 74)

Wenn der Bewegungsmangel also auch nicht als Übeltäter in Frage kommt, ist es höchstwahrscheinlich das Fernsehen selbst, das über die HPA-Achse (siehe Kapitel 5) wirkt und eine hormonelle Verschiebung herbeiführt. Was aber schlagen die in Deutschland gängigen Speck-weg-Programme stattdessen vor? In der Verhaltenstherapie sollen dicke Kinder

Tagebuch über jeden Bissen und jeden Schritt führen. Dann können sie ihr Verhalten bewerten: »Habe ich mich wirklich angestrengt oder mir gar keine Mühe gegeben?« Im Erfolgsfall dürfen sie sich natürlich belohnen. Womit? Na, zum Beispiel »... ein neues Videospiel kaufen«. Toll! (75)

Der Vorschlag paßt zu den Parolen, wie sie auf dem Gründungskongreß der »Plattform« vorgebracht wurden: »Medien sind keine ›Dickmacher‹«, hieß es da. Und schon ist der Weg frei für mediale Projektideen: »Talkshows mit Kindern und Jugendlichen; Mitmachsendungen, Wettbewerbe«. Wer will schon das Fernsehen vergraulen, ist es doch der mächtigste und werbewirksamste Partner der Politik.

Schlank bis auf die Knochen

Dabei gibt es auch in deutschen Medien nicht nur vermeintliche Epidemien, sondern manchmal sogar ganz reale. So meldete etwa 3sat: »Ein dramatischer Anstieg von Eßstörungen in Deutschland alarmiert Psychologen und Ärzte« und »Frühformen bei jeder dritten Schülerin« (76). Die Ursachen? »Für den alarmierenden Trend machten die Experten auch die Medien verantwortlich: Sie formten ein gefährliches Schlankheitsideal und verharmlosten die Risiken extremer Diäten und exzessiven Sports.«

Die Risiken sind also nicht nur ruinierte Knie, Platzwunden, komplizierte Frakturen oder Gehirnerschütterungen als Folgen exzessiv betriebenen Sports, sondern auch und vor allem Eßstörungen nach Diäten und Sport-Diät-Kombinationen. Eßstörungen sollte man nicht unterschätzen, denn sie führen bei jedem fünften Patienten (der in der Regel weiblich ist) zum Tod. Die allgegenwärtigen Warnungen vor und Ratschläge zur Vermeidung von Übergewicht und das moderne westliche »Schön-gleich-schlank«-Ideal sind erwiesenermaßen fatal für die Selbstwahrnehmung der Kinder. Und sie kennen längst den Königsweg zur Beauty queen: Diät & Sport.

So sind ziemlich viele Mädchen, aber auch einige Jungs, auf Diät. Manche fangen damit im zarten Alter von vier oder fünf an. In einer australischen Studie mit knapp 2000 Jugendlichen waren es acht Prozent der 15jährigen Mädchen, die streng Diät hielten, und 60 Prozent, die immerhin noch »moderat« auf Diät waren. Das sind insgesamt mehr als zwei Drittel der 15jährigen! In dieser Studie wurde untersucht, wie sich das Diäthalten auf das Risiko auswirkt, eine Eßstörung zu entwikkeln. Ergebnis: Die Mädchen hatten ein deutlich höheres Risiko für Eßstörungen als die Jungs. Und bei den strengen Diäthalterinnen war dieses Risiko innerhalb von drei Jahren 18mal höher als bei den Mädchen, die keine Diät machten. Für die moderaten Diäterinnen war die Situation nicht wirklich beruhigender: Ihr Risiko lag immer noch fünfmal höher als das unbekümmert essender Mädchen (77).

Der andere Königsweg heißt Ausdauersport. Das *Oxford Textbook of Sports Medicine*, ein internationales Standardwerk, beruft sich auf Experten, die überzeugt sind, daß »mindestens 75 Prozent aller Fälle von Anorexia nervosa von Sport ausgelöst werden«. Und weiter: »Diäthalten und Sporttreiben setzen den anorektischen Kreislauf in Gang... Eine neuere Studie berichtet, daß eßgestörte Elite-Ausdauersportler keinen speziellen Grund angeben konnten, warum sie eine Eßstörung entwickelt hatten. Allerdings berichteten viele, daß sich die Anorexie im Zusammenhang mit einer plötzlichen Erhöhung des Trainingspensums entwickelt habe.« (78) Kleine Ursache – große Wirkung. Es genügt also eine Steigerung des Trainingspensums, um in einen lebensbedrohlichen Zustand zu geraten! Magersucht ganz ohne den vielbeschworenen sexuellen Mißbrauch oder familiäre Psychoprobleme.

Die Magersucht oder Anorexie ist tatsächlich in erster Linie eine Sucht, genauso wie ihre unauffälligere Schwester, die Eß-

Brechsucht oder Bulimie. Sucht bedeutet Abhängigkeit. Doch wovon sollen Magersüchtige, zu 90 Prozent Frauen und junge Mädchen, abhängig sein? Vom Essen oder Joggen wohl kaum, oder? Nein, vom Hunger. Die Drogen der Magersüchtigen entstehen in ihren eigenen Körpern als Folge des rigorosen Nahrungsverzichts und des exzessiv betriebenen Sports (79). Es sind Endorphine, Substanzen, die der Körper ausschüttet, um uns über lebensbedrohliche Streßsituationen hinwegzuhelfen, wie sie schwere Verletzungen, (Ver-)Hungern und Extremsport darstellen. Das berühmte »Runner's high«, das Hochgefühl, über das Langstreckenläufer und andere Extremsportler berichten, geht ebenfalls auf Endorphine zurück (80).

Bei Magersüchtigen findet man erhöhte Werte der Hormone ACTH und Cortisol im Blut. Cortisol ist das Streßhormon des Körpers, und ACTH steht in engem Zusammenhang mit den Endorphinen. Diese werden aus dem gleichen Vorläufer gebildet wie ACTH (siehe Seite 141, Abbildung 8). Endorphine wirken wie Morphium: Sie dämpfen nicht nur Schmerzen, sie euphorisieren und können abhängig machen. Darüber hinaus senken sie die Spiegel einiger Sexualhormone, die Körpertemperatur, den Puls, den Blutdruck und verlangsamen die Atmung. Alles Symptome, die man auch bei Magersüchtigen beobachtet (81).

Als man Magersüchtigen Naloxon gab, einen Endorphinblocker, der zur Behandlung von Heroinüberdosen verwendet wird, verschwanden die beschriebenen körperlichen Symptome. Gleichzeitig fiel auf, daß die Frauen nach der Naloxonbehandlung ängstlich und depressiv wurden und unter Entzugserscheinungen litten (82). Das beweist, daß die Magersucht tatsächlich eine Sucht ist. Aber während Menschen, die das verrufene Heroin konsumieren, im allgemeinen die Folgen kennen, sind jene, die sich mit Sport und Diät ihre Drogen im eigenen Körper basteln, überzeugt, etwas für sich und ihre Gesundheit zu tun.

Die Eß-Brechsucht oder Bulimie »funktioniert« ganz ähnlich, denn Erbrechen bedeutet für die Betroffenen ebenfalls enormen Streß. Nach Freßattacken lösen die Betroffenen selbst Erbrechen aus. Doch wer seine Nahrung ständig erbricht, leidet Hunger – selbst wenn sich am Gewicht manchmal nicht viel ändert. Zudem verwenden Bulimiekranke häufig Abführmittel; dadurch verliert der Körper wesentlich mehr Flüssigkeit als normal, was ebenfalls Streß bedeutet. Wie bei der Magersucht sind die Cortisol- und ACTH-Spiegel erhöht. (83)

Der beschriebene Magersuchtmechanismus ist auch experimentell gesichert. Das geht so: Man setze eine Ratte auf Diät und gebe ihr Gelegenheit zum Ausdauersport. Das Tier spart nicht etwa dösend Kalorien. Wenn ein schlichtes Laufrad im Käfig steht, fangen etliche gesunde Ratten an zu rennen (84, 85). Nach ein paar Tagen hat sich ein Drittel der Tiere zu Tode gejoggt, ein paar Wochen später ist ein weiteres Drittel an Hunger und Sport krepiert, etwa ein Drittel überlebt – meist die etwas dickeren und älteren Tiere. Das Verhalten der Ratten erinnert frappierend an anorektische Patienten. Auch sie sind ständig in Bewegung und auf Diät, obwohl ihre Leiber nur noch aus Haut und Knochen bestehen. Auch die Ratte wird nicht aufgrund einer mentalen Störung oder komplexer psychopathologischer Entwicklungen – beispielsweise durch sexuelle Belästigung in der Kindheit – zu diesem Verhalten veranlaßt (81). Die Auslöser der Krankheit heißen Diät plus Sport.

Und was hören wir aus dem Verbraucherministerium? Die Deutschen, und vor allem die deutschen Kinder, sollten *schlanker* werden, und zwar mit *Diät* (unter der Bezeichnung »bewußte Ernährung«) und *Sport.* Natürlich werden verantwortungsbewußte Mediziner und Politiker nicht zu Exzessen und Extremen raten. Aber was ist hier extrem und exzessiv? Insgesamt zeigen bereits mehr als ein Drittel der Schülerinnen auf Gymnasien Anzeichen von Eßstörungen. Wo liegt die Grenze? Was ist »gefährlich«?

Nehmen wir noch einmal das Buch von Frau Künast zur Hand (17). Schon auf der Umschlagseite finden wir die Frage: »Ist Ihr Gewicht im ›grünen Bereich‹?« Als Service für den Leser findet sich eine Grün-Gelb-Rot-Skala, auf der er seinen BMI ablesen kann. Die Ernährungsministerin ist erleichtert, daß sie selbst »gerade noch« im grünen Bereich landet. Der reicht von 19 bis 25. Darüber wird es gelb, und bei 30 wird es rötlich, hier fängt »starkes Übergewicht« an und »Sie müssen mit Erkrankungen rechnen«. Bei einem BMI von über 32 wird sogar vor einer verkürzten Lebensdauer gewarnt (siehe dazu Kapitel 6, zur Beruhigung). Und wie sieht es am anderen Ende aus? Bei einem BMI unter 19 wird schlicht auf »Untergewicht« hingewiesen, keine Warnung, nichts. Der gelbe Bereich erstreckt sich hinab bis zu einem BMI von ungefähr 12–13, erst darunter wird es auch an diesem Ende der Skala rot.

Bei einer Größe von 1,75 m zeigt die Skala ein Gewicht von unter 35 kg – im gelben Bereich! 35 Kilo bei Einsfünfundsiebzig! Da sind nicht wenige längst tot. Und da hilft es auch nichts, daß die Tabelle nicht ganz stimmt und sich Künast und Co. um fünf Kilo verrechnet haben. Schon ab einem BMI von unter 17,5 (54 Kilo bei 1,75 Meter) besteht dringender Verdacht auf Magersucht (86). Nach oben wird gewarnt, nach unten wird verharmlost. Oder soll das etwa heißen, daß es aus Sicht unserer politischen Elite besser ist, tot zu sein als »übergewichtig«?

Die kanadische Ärztin Joan Johnston veröffentlichte Ende 2004 im Journal der Canadian Medical Association einen Kommentar, nachdem ihr ständig Informationsmaterial von Anti-Übergewichtskampagnen in die Praxis flatterte. In diesen Prospekten wurde sie aufgefordert, von jedem Kind, das ihre Sprechstunde aufsucht, den BMI zu errechnen und bei Überschreiten des 85. BMI-Perzentils (also bei jedem Kind, das zu den schwersten 15 Prozent seiner Altersgruppe gehört) ein »Interventionsprogramm« zu starten. Als ehemalige Anorektikerin weiß Johnston, wovon sie spricht, wenn sie schreibt: »Ich bin angewidert von der rücksichtslosen Mißachtung von Eßstörungen, die im medizinisch-kulturellen Krieg gegen die Fettleibigkeit zum Vorschein kommt… Ich kann mir keine bessere Methode vorstellen, die Selbstachtung von Kindern zu beschädigen, als ihnen zu sagen, ob taktvoll oder nicht, daß ihre Körper überfüttert und untertrainiert sind… Wenn wir unseren Kindern sagen, daß sie nicht ›richtig‹ sind, werden wir viele von ihnen in die offenen Arme von Magersucht und Bulimie treiben.« (87)

8 Wider die Schlankheitsdiktatur

Ein Repräsentant der National Institutes of Health der USA erklärt: »Hoher Blutdruck, Herzkrankheiten, Diabetes und verkürzte Lebenszeit sind mit Fettleibigkeit assoziiert.« Auf die Frage »Ist zuviel Fett tatsächlich gefährlich?« antwortet er: »Daran gibt es keinen Zweifel.« Der Direktor dieser Behörde fügt hinzu: »Fettleibigkeit hat heute Vitaminmangel als Ernährungsproblem Nummer 1 abgelöst.« Ein Berater der Regierungskommission »Gesundheitsbedürfnisse der Nation« betont, daß sogar »normale Amerikaner« so schwergewichtig sind, daß dies ihr Leben verkürzt. Und die *New York Times* titelt »Übergewicht: Amerikas Gesundheitsproblem Nummer 1«.

Schon wieder diese Leier! werden Sie jetzt vielleicht genervt stöhnen. Doch diese Zitate sind ein halbes Jahrhundert alt, um genau zu sein, sie stammen aus den Jahren 1951 und 1952 (1). Ich führe sie deshalb an, weil damals offensichtlich bereits dieselben Epidemien grassierten wie heute. Seltsamerweise leben die Menschen trotz alledem immer länger, und die Methusalem-Epidemie hält seit Jahrzehnten an. Nur die Gebetsmühle »Dicke müssen abnehmen« dreht sich unverdrossen immer weiter. Was sich in den letzten Jahren geändert hat, ist, daß das Gewicht von der Privatsache zur regulierungsbedürftigen öffentlichen Angelegenheit gemacht wurde.

Das dicke Ende der Verschlankung

Dicke Menschen, so argumentiert das Verbraucherministerium, verursachen »der Allgemeinheit hohe Kosten« (2). Das müssen wir mit allen Mitteln verhindern – koste es, was es wolle –, bevor unser Gesundheitssystem unbezahlbar wird. Aber vielleicht verstellt diese ehrenwerte Absicht nur den Blick für einen anderen Sachverhalt: Das Gesundheitssystem wird unbezahlbar, weil wir mit den »Dicken« die Hälfte der Bevölkerung zu Kranken stempeln. Weil wir sie sinnlosen »therapeutischen« Quälereien aussetzen, nur damit Ärzte irgend etwas abrechnen können, nur um einem aufgeblähten Gesundheitssystem einen steten Zufluß an Geld zu garantieren. Längst sind die Deutschen die fleißigsten Arztbesucher Europas – allerdings ohne daß ihnen daraus greifbare gesundheitliche Vorteile entstünden.

Während Übergewicht dämonisiert wird, hat sich bis heute kaum jemand für den Preis der Schlankheitspropaganda interessiert und die volkswirtschaftlichen Folgen der Angst vor Übergewicht quantifiziert. Dabei liegen die Kosten auf der Hand: Wenn Diäten und andere Mittel zur Verschlankung in aller Regel sinnlos sind oder gar das Gegenteil bewirken, dann handelt es sich a priori um Kapitalvernichtung. Wenn die Europäer Jahr für Jahr knapp 100 Milliarden Euro für entsprechende Maßnahmen hinblättern, kann ob dieser Summe so mancher Brüsseler Agrarpolitiker, der Subventionen verteilt, neidisch werden.

Zu den Kosten für erfolglose Abspeckmaßnahmen kommen die Aufwendungen für daraus resultierende gesundheitliche Schäden. Selbst wenn wir die Folgen des Jojo-Effektes unberücksichtigt lassen, bleiben die Ausgaben für Hüftfrakturen, Gallensteinoperationen und Herz-Kreislauf-Erkrankungen. Nicht zu vergessen die Eßstörungen. Hier zahlt auch die Seele einen hohen Preis; denn die Belastung durch Magersucht ist vergleichbar dem, was Drogenabhängige, ihre Eltern oder Partner durchmachen. Jedes fünfte Mädchen, jede fünfte Frau, die darunter leidet, wird daran sterben. Wenn man bedenkt, daß in deutschen Großstädten bereits ein Drittel der Pubertierenden Anzeichen von Eßstörungen zeigt, dann bahnt sich hier eine Katastrophe an, die in der Tat die finanziellen Möglichkeiten des Sozialsystems sprengt.

Die Angst vor dem Übergewicht ist inzwischen übrigens der wichtigste Grund, warum Jugendliche, vor allem junge Frauen, zur Zigarette greifen. Zigaretten dienen der Gewichtskontrolle, sie verzögern bei vielen Menschen die biologische Gewichtszunahme über die Jahre. Aus diesem Grunde legen Raucher einige Kilo an Gewicht zu, wenn sie dem Tabak entsagen – und zwar genausoviel, wie sie ohne Glimmstengelkarriere auch zugenommen haben würden (3). Die Zigarette wiederum ist bei den Teenies der Türöffner für den Konsum

- Es gibt keine Übergewichtsepidemie. Die in Teilen der Bevölkerung beobachteten Gewichtszunahmen über das natürliche Maß hinaus gehen meist auf Krankheiten, Diäten und andere Abspeckmaßnahmen oder aber auf Fernsehen, negativen Streß und gestörten Schlaf zurück.
- Übergewicht und Fettleibigkeit sind a) willkürliche Definitionen und b) nur in den seltensten Fällen Auslöser von Krankheiten. »Übergewichtige« leben im Schnitt länger als »Normalgewichtige« und »Untergewichtige«.
- Der »Kampf gegen das Übergewicht« dient weder der Gesundheit noch der Rettung der Krankenkassen vor dem finanziellen Zusammenbruch. Es bewirkt zuallererst eine Umverteilung des Kapitals und eine Bereicherung der beteiligten Gruppen. Dabei hat sich die Erzeugung von Angst vor Krankheit, Siechtum und Tod als wirksames Geschäftsprinzip erwiesen.

von Alkohol. Auf das Konto der heute üblichen öffentlichen Ernährungsaufklärung, die das wünschenswerte Körpergewicht in den Vordergrund stellt, geht damit auch ein erheblicher Anteil der Folgen des Rauchens.

Es ist bei solchen Bilanzen nicht relevant, ob die Berater dies nun gewollt haben oder nicht. Nicht die gute Absicht kann der Maßstab sein, sondern nur die Folgen – und die sind bekannt und in jeder Hinsicht verheerend.

Fetthysterie und Menschenwürde

Damit das Geschäft mit den Dicken floriert, genügt es nicht, Mythen zu streuen, mit falschen Zahlen zu operieren und Angst zu verbreiten, es ist auch notwendig, die Opfer wehrlos zu machen: Dicke dürfen nicht aufgrund ihrer ethnischen Herkunft dick sein, sonst müßte man sich den Vorwurf eines neuen Rassismus gefallen lassen. Dicke dürfen aber auch nicht ohne eigenes Verschulden dick sein, das käme einer Diskriminierung Behinderter gleich. »Wenn es keine Dicken gäbe, müßte die amerikanische Gesellschaft sie erfinden«, konstatieren William Bennet und Joel Gurin in ihrem Buch *The Dieter's Dilemma* (4). »Sie sind buchstäblich die letzten, die man ohne schlechtes Gewissen diskriminieren kann.«

»Probieren Sie es einmal aus«, schlägt der Journalist Thilo Spahl im Magazin *Novo* vor: »Sie sitzen mit Freunden im Straßencafé und schauen sich die Passanten an. Sie verweisen auf einen ›Neger‹, einen ›dreckigen Juden‹, einen ›Zigeuner‹, einen ›Kanaken‹, einen ›Spasti‹. Die Reaktion wird eindeutig sein. Wenn Sie aber ein ›dickes Schwein‹ ausmachen, kann es Ihnen gut passieren, daß Sie nicht nur zustimmendes Nicken, sondern auch bekräftigende Äußerungen von der Art ›Echt widerlich!‹ ernten.« (5) Spahl zufolge gehört diese Diskriminierung der Dicken nicht nur zum guten Ton, sondern ist sogar staatlich gewollt – schließlich wurde der Kampf gegen abweichende Körperformen in der »Plattform Ernährung und Bewegung e.V.« unter der Ägide des Verbraucherministeriums institutionalisiert.

Die Psychologin Marlene Schwartz von der Yale University sieht das ähnlich. Das Gesundheitsargument sei allenfalls vorgeschoben, um die Diskriminierung fettleibiger Menschen besser verschleiern zu können. Sie meint: »Negative Verhaltensweisen gegenüber dicken Menschen sind in westlichen Gesellschaften eine akzeptable Form von Voreingenommenheit geworden.« (6) Ein Test während eines Kongresses zum Thema Übergewicht in Quebec, Kanada, zeigte, daß selbst Ärzte nicht davor gefeit sind: Die 389 Teilnehmer, allesamt Profis in Sachen Adipositas, die im Vortragssaal einen Fragebogen zum Thema ausfüllen sollten, schätzten Dicke eher schlecht als gut, eher faul als motiviert, dumm statt clever, wertlos statt wertvoll ein (7). »Mein Horror ist die Vorstellung, daß diese Haltung deshalb in der gesamten Bevölkerung als legitim erscheinen könnte«, sagte Schwartz in einem Interview (8).

Die Dicken der Gesellschaft als neue Sündenböcke zu präsentieren war eigentlich genial. Denn anders als früher etwa die Hautfarbe oder die Zugehörigkeit zu einem bestimmten Volk ist Dicksein nichts, vor dem man selbst dauerhaft sicher sein kann. Die Gefahr für einen irischstämmigen Amerikaner, morgens plötzlich mit afrikanischem Teint aufzuwachen, war immer eher gering. Die »Gefahr«, dick zu werden, droht uns allen – ein ganzes Leben lang. Und die Angst davor, womöglich plötzlich zu den neuen Aussätzigen der Gesellschaft zu gehören, veranlaßt viele Menschen, sich völlig sinnlosen, ja sogar kontraproduktiven Maßnahmen zu unterziehen, dafür zu leiden und zu zahlen.

Wenigstens hier und da erheben sich in der Öffentlichkeit Stimmen, denen es beim Kampf gegen das Übergewicht offensichtlich mulmig wird. So etwa in der *Zeit*, wo Harro Albrecht von »Fettismus« und »Fettpolizei« schreibt und der Diskussion »zunehmend hysterische Züge« bescheinigt (9). Wie sonst sind die »Fettbriefe« an amerikanischen Schulen zu bewerten, die Eltern zusätzlich zum Zeugnis über das Gewicht ihrer Sprößlinge aufklären? Was bedeutet es, wenn sich Fünfjährige lieber einen Arm amputieren lassen würden, als dick zu sein? Und warum würden 75 Prozent der befragten jungen Paare ein Kind abtreiben, wenn es eine 50prozentige Wahrscheinlichkeit hätte, dick zu werden. In all diesen Beispielen geht es weniger um extreme Fettleibigkeit infolge eines genetischen Defekts, sondern in aller Regel um einen gesunden und normalen Körper, der einzig nicht den Ansprüchen an das aktuelle Körperideal gerecht wird.

In der *taz* kommt Matthias Urbach zu dem Schluß, daß man den dicken Kindern eigentlich nur wünschen könne, es möge noch ein paar mehr von ihnen geben, »als Spielkameraden«. Denn »schon Vorschulkinder geben an, sie würden lieber mit behinderten Kindern befreundet sein als mit übergewichtigen« (10). Das könnte man ja sogar positiv sehen, als erfolgreiche Integration von Behinderten. Aber warum sollten Kinder andere, eben ein bißchen oder auch deutlich dickere Kinder als ungeeignete Spielkameraden betrachten? Aus Sorge um deren Gesundheit, oder weil sie die Gesellschaft so viel kosten? »Ich gehe jede Wette ein, daß Grundschüler ihre übergewichtigen Kameraden nicht diskriminieren, weil sie an erhöhte Risiken für Herzkrankheiten oder Diabetes denken«, so die Psychologin Schwartz (8). Vielen Kindern ist Abscheu vor dem Dicksein eingeimpft worden, die Gemeinschaft schon der Kinder ist in (gute) dünne und (schlechte) dicke Kinder gespalten worden.

Kinder spüren sehr genau, wenn ihre Eltern und Spielkameraden sie für zu dick halten, ihr Selbstwertgefühl sinkt. Kinder mit dem geringsten Selbstwertgefühl sind am ehesten überzeugt, daß sie selbst an ihrem Übergewicht schuld sind (6). Die Zahl der Selbstmordversuche ist in dieser Gruppe deutlich höher (11), und wohl auch öfter erfolgreich (6). Wissen die Therapeuten etwa nichts davon, wenn sie lautstark vor den furchtbaren Folgen einer Gewichtsabweichung warnen? Haben sie dieses Detail den Gesundheitspolitikern verschwiegen?

Der Historiker Peter N. Stearns (George Mason University, Virginia) kommt in seiner Analyse der »Geschichte des Fetts« zu dem Schluß, daß »die moderne Schlankheitskultur ... eines der unvermeidlichen Nebenprodukte von starken Standards erzeugt hat: die Schaffung einer neuen Gruppe von stigmatisierten, von der Norm abweichenden Menschen, die es – aus welchen Gründen auch immer – nicht schaffen, dem Kodex gerecht zu werden« (12). Die moderne Schlankheitskultur, so Stearns weiter, macht uns glauben, »daß einige Menschen, weil sie einer Sache nicht gerecht werden, als Menschen unzureichend sind«. Das funktioniert deswegen so gut, weil anscheinend die meisten Menschen diese Normen akzeptieren, weil sich offenbar auch die Dicken in ihrer Mehrzahl in ihr Schicksal ergeben, »als Menschen unzureichend« zu sein, solange sie es nicht schaffen, dünner zu werden.

Wie sehr die westlichen Gesellschaften von der Vorstellung durchdrungen sind, in Sachen Gewicht sei jeder seines Glükkes Schmied, spiegelt selbst die aktuelle Rechtsprechung wider. So gab das Frankfurter Verwaltungsgericht jüngst einer Kommune recht, die einen 29jährigen aus seinem Dienstverhältnis auf Probe entließ, weil dieser 120 Kilo wog. Es hieß, die Kommune habe den Mann mehrfach zum Abspecken aufgefordert, Ratschläge erteilt und Hilfe angeboten. Als das nicht fruchtete, setzte man ihn vor die Tür. Als der Entlassene dagegen klagte, befanden die Richter, der Dienstherr dürfe damit dem Risiko vorbeugen, für spätere dauerhafte Gesundheitsschäden seines Angestellten aufkommen zu müssen (13).

Klarer Fall: Wer dick ist, ist uneinsichtig. Wir wissen nicht, ob der Betreffende schon Diäten hinter sich hat – aber wir wissen, daß er aller Wahrscheinlichkeit nach noch dicker und vermutlich tatsächlich auch krank würde, würde er die gutgemeinten Ratschläge seines Dienstherrn und des hohen Gerichts beherzigen.

Ein anderes, wahrhaft haarsträubendes Beispiel stammt aus den USA. Es ist die Geschichte der Anamarie Martinez-Regino, die 1997 in Albuquerque in New Mexico geboren wurde. Sie wog mit 16 Monaten knapp 35 Kilo, mit drei Jahren über 70 Kilo. Der Staat nahm den Eltern das Kind weg, obwohl diese unzählige Ärzte und staatliche Gesundheitsexperten aufgesucht und ihre Tochter auf deren Rat hin auf strengste Diät gesetzt hatten: Zum Schluß bekam es noch 550 Kilokalorien pro Tag, ein Drittel der Menge, die ein Kind in dem Alter eigentlich braucht. Doch Anamarie wuchs nicht nur ungewöhnlich schnell in die Breite, sondern auch in die Länge, mit drei Jahren war sie doppelt so groß wie Gleichaltrige. Zudem hatte sie schon mit einem Jahr alle ihre Zähne (14). Brauchte man noch mehr Hinweise, daß das Kind ganz offensichtlich an einer Krankheit, einem Stoffwechsel- und Wachstumsdefekt leidet? Den Eltern wurde ihr Kind jedenfalls wegen Überfütterns weggenommen. Nach Jahren des Kampfes vor verschiedenen Gerichten haben sie ihre Tochter inzwischen wieder zurück. Im März 2005 wog Anamarie 100 Kilo und war knapp 1,60 Meter groß (15). Woran Anamarie leidet, haben Ärzte und Wissenschaftler nicht ergründen können. Schlechte Fürsorge und Überfüttern durch die Eltern, das mußten auch die Gerichte schließlich zugeben, waren nicht der Grund.

Welche Folgen haben solche Entscheidungen für die Kinder, für die Eltern, für das Zusammenleben der Menschen in einem Staat, der bisher der Menschenwürde und der Toleranz das Wort redete? Sie erhöhen die Angst vor dem Dickwerden – nicht nur für Kinder oder Beamtenanwärter, nein, für alle. Wie viele Eltern werden angsterfüllt das Gewicht ihrer Kinder beobachten, weil sie fürchten, sie würden sie sonst ihrer Chancen im Leben berauben, oder weil sie fürchten, daß man ihnen eines Tages ihre Kinder sogar wegnehmen könnte? Mit welchen Augen sehen Kinder ihre Eltern an, wenn ihnen die Therapeutin erklärt, schuld an ihrem Körper sei das schlechte Vorbild daheim, die fette Küche und die liederliche Lebensweise? Da die Angst der Mütter vor dem Übergewicht mit dazu beiträgt, daß Kinder dicker werden (siehe Kapitel 7), setzt die Gesellschaft einen Teufelskreis in Gang, den sie nicht mehr stoppen kann.

Wie viele Paare werden argwöhnisch das Gewicht des jeweils anderen beobachten und dessen Ernährungsweise zu kontrollieren versuchen? Eines Tages dreht sich der Lebensinhalt nur noch um Diäten, Kalorien, Fitneßstudios und Therapeuten. Und das nur, um später sagen zu können, keine Mühe und keine Kosten gescheut zu haben, ja alles, aber auch wirklich alles getan zu haben, um den eigenen Lieben das bedrohliche Übergewicht zu ersparen. Schon taucht in Gesprächen die Frage auf, ob es denn nicht möglich wäre, per Gentechnik schlanke Kinder zu »züchten«, um den Eltern die »Schande« zu ersparen.

Doch das wird noch ein wenig dauern. Bis dahin wird man sich mit der Identifizierung von »Dicken«-Genen begnügen müssen. Und was werden die Erkenntnisse bringen? Aller Wahrscheinlichkeit nach werden Menschen mit dieser Veranlagung Probleme haben, einen privilegierten Arbeitsplatz zu ergattern, geschweige denn eine Lebensversicherung. Bei anderen erblichen Leiden, wie der Huntington-Krankheit, ist diese Situation bereits eingetreten. »Um sich ihren Berufswunsch zu erfüllen und etwa verbeamtet zu werden«, so der Sozialwissenschaftler Thomas Lemke vom Institut für Sozialforschung der Universität Frankfurt am Main, machen Betroffene »lückenhafte oder falsche Angaben« (16). Doch Dicke können sich nicht verstecken. Man siehts – auch ohne Gentest oder Abzeichen.

- Alle Menschen haben Anspruch auf die Wahrung ihrer Würde. Geht ihr Dicksein mit einer Krankheit einher, haben sie wie jeder andere auch Anspruch auf Behandlung dieser Krankheit. Aber nur in den seltensten Fällen wird eine Diät Bestandteil einer sachkundigen Therapie sein.
- Alle Menschen sind gleich, haben den gleichen Wert. Auch, ja gerade weil sie unterschiedlich aussehen, sind sie alle gleich wertvoll. Ohne die große Bandbreite von Merkmalen wäre Menschsein nicht nur ziemlich langweilig, sondern die Menschheit geriete ziemlich schnell in Gefahr, denn dann hätten Krankheitserreger leichtes Spiel.
- Das von Politik, Medizin und Medien gleichermaßen unterstützte Schlankheitsideal ist eine Fiktion. Je länger es propagiert wird, desto mehr Menschen werden krank und unglücklich werden.

Die schleichende Ent-Mündigung

Der englische Historiker Damian Thompson verwendet das böse Wort vom »health fascism« (17), um die Neigung des britischen Staates zu attackieren, sich zunehmend in private Angelegenheiten der Bürger einzumischen, ja sogar das Essen und Trinken zu regulieren. Aus seiner Sicht hängt das damit zusammen, daß der Staat immer weniger in der Lage ist, seine eigentlichen Aufgaben wie Bewahrung der äußeren und vor allem inneren Sicherheit zu gewährleisten, in England sind besonders kriminelle Jugendliche in Straßengangs gefürchtet. Deshalb sucht der Staat Ersatz, eine Alibi-Aktivität. Das lenkt ab von Arbeitslosigkeit und offener Gewalt.

Thompsons Bezugnahme auf das Dritte Reich kommt nicht von ungefähr. Bereits damals gab es Gesundheitskampagnen. Beispielsweise versuchte man, das Rauchen einzudämmen, nachdem man den Tabak als eine wichtige Ursache von Lungenkrebs erkannt hatte (18). Ein weiterer Schwerpunkt galt der Ernährung. In der Fibel *Gesund durch richtige Ernährung* aus dem Jahr 1941 wird der Jugend Vollkornbrot empfohlen und vor Fleisch und Fett gewarnt. Fazit: »Wir müssen immer wieder für unsere Ernährung die vollwertige Mischkost fordern. Sie muß enthalten reichlich frisches Gemüse, möglichst als Frischkost, Obst, Magermilch ... und einen mäßigen Verbrauch von Fleisch- und Wurstwaren.« (19)

Unter der Überschrift »Ernährung ist keine Privatsache!« heißt es folgerichtig: »Es geht also nicht an, daß ihr nur nach dem Geschmack euer Essen auswählt, sondern ihr müßt wissen, was euch gesund und kräftig macht, und ihr dürft ein Essen nicht ablehnen, das nach diesen Richtlinien aufgebaut ist, bloß weil ihr es vielleicht nicht gewohnt seid.« Und zum guten Ende: »Dein Körper gehört deiner Nation, du bist ihr dafür verantwortlich! Du hast die Pflicht, gesund zu sein! Das kannst du erreichen durch eine richtige Ernährung!« (19) Diese markigen Worte dürfen allerdings nicht über das entscheidende Motiv hinwegtäuschen, das seinerzeit rein gar nichts mit Gesundheit zu tun hatte: Es galt, die Verschlechterung der Versorgungslage propagandistisch aufzufangen. Wenn das Essen knapp wurde und nicht mehr schmeckte, mußte es doch wenigstens »gesund« sein.

Was bei allen Unterschieden vergleichbar ist, ist der Konflikt zwischen Individuum und Kollektiv. Heute wie damals lautet ein Kernargument der Kampagne, daß die Gesundheitskosten »Milliarden« fordern. O-Ton 1941: Mit »viel Gemüse und Obst« spart ihr »nicht nur Milliarden an Geld für Krankenhäuser und Krankenkassen, ihr erspart euch selber Schmerzen und Krankheit…« (19). Diese frappierende Ähnlichkeit in der Argumentation ist wohl auch Renate Künast aufgefallen, und sie bemüht sich, sie zu entkräften: »Ist es überhaupt Angelegenheit der Politik, sich um die Gestaltung des Alltags von mündigen Bürgern zu kümmern? Die Linken wollen doch nur überall herumregulieren, höre ich die konservativen Kollegen mäkeln. Essen sei Privatangelegenheit der Menschen, wer sich wider besseres Wissen mäste, müsse auch mit den Folgen eigenverantwortlich klarkommen. Diese Kritiker verkennen natürlich, dass solche Menschen eines Tages der Vorwurf ereilen wird, der Allgemeinheit hohe Kosten zu verursachen.« (2) Dennoch ist das Resultat das gleiche.

Warum beschränkt sich der Staat nicht darauf, einfach nur für unbedenkliche Nahrung in ausreichender Menge zu sorgen? Warum versucht er, »den Nahrungskonsum – das tägliche Essen – in erwünschte Bahnen zu lenken«, wie die Soziologin Eva Barlösius feststellt. Sie bezeichnet die Forderung nach »richtiger Ernährung« als »Regulierung des Menschen« (20). Nach ihrer Beobachtung ging der Trend zur Eßkontrolle des Bürgers jedoch nicht von den Politikern aus: »Vornehmlich Ernährungsexperten brachten in den 60er und 70er Jahren des 20. Jahrhunderts dieses Thema auf die politische Agenda. Sie argumentierten, daß Nahrungssicherung und Lebensmittelsicherheit nicht ausreichten, weil der Staat gleichermaßen dafür verantwortlich sei, die Bevölkerung zu befähigen, sich gesund zu ernähren. Nicht nur die Produktion, sondern auch der Konsum müsse gesteuert werden.« (20)

Wenn es der ehemalige Präsident der Deutschen Gesellschaft für Ernährung, Helmut Erbersdobler, für notwendig erachtet, »gegen die geistige und körperliche Trägheit sowie die alles beherrschende Esslust zu kämpfen«, um Kinder zu verschlanken, und dies mit einer »Kombination von Zwangsmaßnahmen (Schulsport), Überzeugungsarbeit (Sportvereine, Essensprogramme), Erziehung und psychologischen Strategien (Werbung)« (21) erreichen will, fragt man sich schon, in welcher Welt wir leben.

In der Fibel von 1941 klang das so: »Ihr könnt eine große Hilfe leisten, wenn ihr mitarbeitet, eine vollwertige Ernährung in Deutschland durchzuführen und gegen die persönliche Schlamperei und Weichheit mancher Volksgenossen anzukämpfen.« (19) Nicht das private Glück des einzelnen zählt, die Freiheit, in persönlichen Dingen das tun zu können, wonach einem der Sinn steht, nein, es geht um Höheres, um die Volksgesundheit.

»Geistige und körperliche Trägheit«, »persönliche Schlamperei und Weichheit«? Sind das die Feinde der Volksgesundheit, die Ursachen für das Scheitern des Sozialstaates? »Zwangsmaßnahmen« gegen Kinder? Die werden 2004 gefordert, nicht 1941. Warum ist es eigentlich notwendig oder wünschenswert, gegen die »Esslust zu kämpfen«? Sollen wir mit schuldbewußtem Gesicht zu Tische gehen? Ist das das Ziel unserer Ernährungsempfehlungen? Dann wären Vollkornklopse mit Salatblättern zweifellos die richtige Wahl. Was hat es zu bedeuten, wenn der Präsident der *Deutschen Gesellschaft für Ernährung* die Lust am Essen verurteilt?

Oder geht es gar nicht nur ums Essen, sondern die Lust überhaupt, um die Freude am Leben? Um eine puritanische Weltsicht, die der amerikanische Journalist und Erzliberale H. A. Mencken als »die quälende Angst, daß irgend jemand, irgendwo glücklich sein könnte« definiert hat (22). Wieviel Lust, wieviel Lebensfreude sind wir bereit einzutauschen? Und wogegen eigentlich? Wie gesagt: Abnehmen macht eher krank als gesund, auf Dauer funktioniert es sowieso so gut wie nie und selbst wenn, ist noch nicht einmal ein Mehr an Lebensjahren für Verschlankte nachgewiesen. Wenn es den

- Jeder Mensch hat das Recht zu essen, was ihm beliebt, zu lieben, wen er lieben mag, und zu lesen, was er lesen will. Bis heute ist es den Ernährungsexperten nicht gelungen zu zeigen, daß Menschen, die sich an ihre Ratschläge halten, dadurch gesünder sind oder länger leben. Die fehlende wissenschaftliche Begründbarkeit spiegelt sich auch in der Tatsache wider, daß ständig neue Empfehlungen gegeben werden, die im Gegensatz zu den bisher gepredigten Ratschlägen stehen.
- Diäten sind neben Rauchen nicht nur das größte vermeidbare gesundheitliche Risiko. Eine Diät ist zudem »eine Vorschrift, die in ein körpereigenes Geschehen von außen eingreift, die also im wahrsten Sinne des Wortes ›entmündigt‹«, so die Bremer Psychologie-Professorin Gisla Gniech (23). Lassen wir uns nicht entmündigen!
- Die systematische Kontrolle des Bauches durch den Verstand macht krank. Gezügeltes Essen führt zum Verlust der natürlichen Signale von Hunger und Sättigung. Vor allem Kinder sollten nicht um die Chance gebracht werden, diese Signale auszutesten. Es ist nichts dagegen einzuwenden, wenn dabei der gesunde Menschenverstand in Zweifelsfällen als Maßstab dient.

Begriff der Loose-Loose-Situation noch nicht geben sollte, hierfür würde er zutreffen.

Nicht zuletzt aufgrund der furchtbaren Erfahrungen im Dritten Reich haben die Väter des Grundgesetzes einen Ausgleich gesucht zwischen den Interessen der Gemeinschaft und denen des Individuums. Deshalb gaben sie den Menschen ihre Würde zurück und erklärten sie für unantastbar. Wenn Dicke heute als Sündenböcke mißbraucht und wegen ihres Äußeren diskriminiert und stigmatisiert werden, ist das ein klarer Verstoß gegen die Verfassung.

Was Sie selbst gegen die Schlankheitsdiktatur tun können

1. Keine Kampagnen mehr zur Verschlankung von Kindern! Sie machen Kinder in aller Regel dicker. Speziell die Vorstellung, durch eine »negative Kalorienbilanz« zu therapieren, hat allenfalls Wachstumsprobleme zur Folge. Und das ist wirklich schlimm.
2. Helfen Sie mit, der Diskriminierung von Menschen anderer Ethnien oder anderen Körperbaus zu begegnen. Unser Körperbau ist nicht zu ändern. Eltern, die ihren eigenen Körper ablehnen, lehnen damit auch ihre Kinder ab.
3. Fettsüchtige Kinder brauchen eine Diagnose, keine Diät. Wer krank ist, bedarf einer Therapie, die seiner Krankheit gilt und nicht dem Symptom. Sollte keine wirksame Therapie verfügbar sein, akzeptieren Sie die Dicken bitte so, wie sie sind.
4. Schützen Sie die Eltern, insbesondere die Mütter, vor der Angst, ihr Kind könnte zu fett werden. Helfen Sie ihnen, ein entspanntes Verhältnis zu Kalorien, Kühlschrank und Küche zu finden. Ein verkrampftes Verhältnis zu Essen und Trinken schränkt die Lebensqualität stärker ein als verquere Ideen zu Sexualität oder Tod.
5. Der Eßtisch ist der falsche Ort, um die Machtfrage zu stellen. Es mag verlockend sein, dem Partner oder den Kindern vorschreiben zu können, was sie zu essen haben bzw. was sie nicht essen dürfen – weil man ja nur deren Bestes will. Hand aufs Herz: Geht es dabei wirklich nur um die Gesundheit oder auch darum, anderen etwas zu verbieten, was ihnen Genuß verschafft? Denken Sie daran: Liebe geht durch den Magen, und Essen hält Leib und Seele zusammen.

6. Der Fernseher ist ein wichtiges Informationsmedium – aber es genügt völlig, wenn er pro Woche sieben Stunden läuft. Das ist kein Verzicht wie eine Diät. Sie gewinnen Zeit für sich, Ihre Interessen und Ihre Familie. Sorgen Sie dafür, daß Ihr Nachwuchs rechtzeitig in die Falle kommt – und zwar ohne daß seine letzten Gedanken vom Fernsehen programmiert werden.
7. Vermeiden Sie im Wohn- und Arbeitsbereich Energiesparlampen, Neonröhren und nicht abgedeckte Halogenlampen. Nehmen Sie im Zweifelsfall lieber die altbewährten Glühbirnen. Entscheidend ist, daß Sie sich unter der Beleuchtung wohl fühlen.
8. Sorgen Sie dafür, daß Ihre Sprößlinge an die frische Luft kommen. Auch wenn es nieselt, kann man mit dem Kinderwagen draußen sein. Kinder werden nicht als Schönwetterkinder geboren, sondern zu Treibhauspflanzen erzogen. Lassen Sie sie draußen toben.
9. Zwingen Sie Ihre Kinder nicht zum Sport. Wenn sie lieber Bücher lesen, dürfen Sie stolz darauf sein. Diese Fähigkeit werden sie in ihrem Leben viel häufiger brauchen als Glanzleistungen am Reck. Wer Kinder zum Sport nötigt, provoziert unsportliche Jugendliche. Was zählt, ist die ausgelassene Freude an der Bewegung, nicht der »gesundheitliche Wert«.
10. Es gibt keine »gesunde Ernährung«, einfach deshalb weil die Menschen zu unterschiedlich sind, um den Bedürfnissen ihrer Körper mit *einer* Ernährungsweise zu dienen. Es kommt ja auch kein Schuster auf die Idee, eine »gesunde Schuhgröße« für alle zu propagieren. Achten Sie darauf, daß die Nahrung bekömmlich ist und daß sie gerne gegessen wird.

Wir leben in einer Demokratie. Doch die Schlankheitsdiktatur ist allgegenwärtig. Sie fängt an, das Denken und Fühlen der Menschen mehr und mehr zu beherrschen. Sie nimmt ihnen damit nicht nur die Würde, sondern schränkt die selbstverständlichen Freiheiten des Alltags ein.

Wäre es nicht zeitgemäßer, wir würden uns unseres langen Lebens in einer demokratischen Wohlstandsgesellschaft freuen, einer Gesellschaft, die bereits zwei Generationen lang vom Krieg und sogar drei Generationen von Seuchen verschont blieb? Sollten wir die uns gegebene Zeit nicht nutzen, um Sinnvolleres und Erfreuliches im Leben zu bewegen, als angsterfüllt in den Drohkatalogen der Diätsadisten zu blättern, die nur unser Bestes wollen – unser Geld. Was wir brauchen in Sachen »Übergewicht«, ist vor allem Gelassenheit und Verständnis dafür, daß Menschen gerade nicht gleich sind, sondern daß es sie in vielen Formen, Farben und Größen gibt. Und das ist auch gut so. Denken Sie daran: Essen macht nicht schlank, schön oder gesund. Essen macht satt. Und wenn es gut gekocht ist, auch zufrieden.

Quellen

2 Dicke Kinder, dicke Lügen

1 Künast, R, Schumacher, H (2004) Die Dickmacher: Warum die Deutschen immer fetter werden und was wir dagegen tun müssen. 1. Aufl. One earth spirit. München, Riemann

2 Blech, J (2000) Generation XXL. Der Spiegel 51:146–158

3 Zellner, K et al (2004) Height, weight and BMI of schoolchildren in Jena, Germany – are the secular changes levelling off? Econ Hum Biol 2:281–294

4 Rolland-Cachera, MF et al (1991) Body Mass Index variations: centiles from birth to 87 years. Eur J Clin Nutr 45:1321

5 Kromeyer-Hauschild, K et al (1999) Prevalence of overweight and obesity among school children in Jena (Germany). Int J Obes Relat Metab Disord 23:1143–1150

6 Danker-Hopfe, H, Roczen, K (2000) Secular trends in height, weight and body mass index of 6-year-old children in Bremerhaven. Ann Hum Biol 27:263–270

7 Kromeyer-Hauschild, K et al (2001) Perzentile für den Body Mass Index für das Kindes- und Jugendalter unter Heranziehung verschiedener deutscher Stichproben. Monatsschrift für Kinderheilkunde 149:807–818

8 Cole, TJ et al (2000) Establishing a standard definition for child overweight and obesity worldwide: international survey. Bmj 320:1240–1243.

9 Wabitsch, M (2004) Kinder und Jugendliche mit Adipositas in Deutschland. Aufruf zum Handeln. Bundesgesundheitsblatt Gesundheitsforschung Gesundheitsschutz 47:251–255

10 Kromeyer-Hauschild, K (2005) Definition, Anthropometrie und deutsche Referenzwerte für BMI. In: Adipositas bei Kindern und Jugendlichen: Grundlagen und Klinik. M Wabitsch et al (Hrg), Berlin, Springer, S. 3–15

11 Kersting, M et al (2004) Kinderernährung in Deutschland. Ergebnisse der DONALD-Studie. Bundesgesundheitsblatt Gesundheitsforschung Gesundheitsschutz 47:213–218
12 Herpertz-Dahlmann, B et al (2003) Secular trends in body mass index measurements in preschool children from the City of Aachen, Germany. Eur J Pediatr 162:104–109
13 Komlos, J, Kriwy, P (2002) Social status and adult heights in the two Germanies. Ann Hum Biol 29:641–648
14 Landesgesundheitsamt Brandenburg (2004) Adipositas bei Kindern und Jugendlichen in Brandenburg. Info-Dienst Gesundheitswesen 1. März 2004
15 Schilitz, A et al (2000) Körperliche Entwicklung von Brandenburger Schülern und Schülerinnen als Indikator für komplexe Veränderungen von Umweltbedingungen. Brandenburgische Umwelt Berichte 8:37–39
16 von Kries, R (2004) Adipositas bei Kindern in Bayern – Erfahrungen aus den Schuleingangsuntersuchungen. Gesundheitswesen 66 Suppl 1:S80–S85
17 europäisches forum für migrationsstudien (efms) (1997) Deutsche und ausländische Schüler in den alten Ländern der BR Deutschland von 1965 bis 1994. http://www.uni-bamberg.de/~ba6ef3/ds15_1_d.htm
18 Lautenschläger, S (2004) Dicke Kinder: auf die Pfunde – fertig – los! Frankfurt am Main, Fischer
19 Kuepper-Nybelen, J et al (2005) Major differences in prevalence of overweight according to nationality in preschool children living in Germany: determinants and public health implications. Arch Dis Child 90:359–363
20 Kuczmarski, RJ, Flegal, KM (2000) Criteria for definition of overweight in transition: background and recommendations for the United States. Am J Clin Nutr 72:1074–1081.
21 Utz Thimm, Hessischer Rundfunk. Was heißt hier normal? Carl Friedrich Gauß. http://www.hr-online.de/servlet/de.blueorange.xred.util.GetFile/02–101.rtf?db=hrmysql&tbl=int_xredfile&key=id&keyval=4494754&imgcol=xred_file
22 Kretschmer, E (1921) Körperbau und Charakter: Untersuchungen zum Konstitutionsproblem und zur Lehre von den Temperamenten. Berlin, Springer
23 Arbeitsgemeinschaft Adipositas im Kindes- und Jugendalter (2004) Leitlinien. Verabschiedet auf der Konsensus-Konferenz der AGA am 10.09.04. http://www.a-g-a.de/aga_content.html
24 Fehily, A (1999) Epidemiology of obesity in the UK. In: Obesity. British Nutrition Foundation (Hrg), Oxford, Blackwell, S. 23–36

25 Wabitsch, M, Fischer-Posovszky, P (2005) Entwicklung und Regulation des Fettgewebes. In: Adipositas bei Kindern und Jugendlichen: Grundlagen und Klinik. M Wabitsch et al (Hrg), Berlin, Springer, S. 73–80
26 Kahn, HS, Williamson, DF (1994) Abdominal obesity and mortality risk among men in nineteenth-century North America. Int J Obes Relat Metab Disord 18:686–691
27 Ljung, T et al (2000) The activity of the hypothalamic-pituitary-adrenal axis and the sympathetic nervous system in relation to waist/hip circumference ratio in men. Obes Res 8:487–495
28 Bender, R et al (1999) Effect of age on excess mortality in obesity. Jama 281:1498–1504
29 Strawbridge, WJ et al (2000) New NHLBI clinical guidelines for obesity and overweight: will they promote health? Am J Public Health 90:340–343
30 Bender, R et al (1998) Assessment of excess mortality in obesity. Am J Epidemiol 147:42–48
31 Bender, R et al (2002) Body weight, blood pressure, and mortality in a cohort of obese patients. Am J Epidemiol 156:239–245
32 Benecke, A et al (2003) Übergewicht und Adipositas. Gesundheitsberichterstattung des Bundes; H16. Berlin, Robert Koch-Inst.
33 Kolata, G (2004) I BEG TO DIFFER; The Fat Epidemic: He Says It's an Illusion. New York Times, 8.6.2004
34 Von Schaper, E (2004) Dicke werden immer dicker. Jeffrey Friedman über Fettleibigkeit in Amerika. Süddeutsche Zeitung, 29.9.2004
35 Cassell, DK, Larocca, FEF (1994) The encyclopedia of obesity and eating disorders. New York, Facts On File
36 Friedman, JM (2003) A war on obesity, not the obese. Science 299:856–858
37 Associated Press (2005) Europeans' Mirth Over Girth Ends. http://www.cbsnews.com/stories/2005/03/15/health/main680243.shtml
38 International Obesity Task Force (2005) EU Platform Briefing Paper. http://europa.eu.int/comm/health/ph_determinants/life_style/nutrition/documents/iotf_en.pdf
39 Helmert, U, Strube, H (2004) Die Entwicklung der Adipositas in Deutschland im Zeitraum von 1985 bis 2002. Gesundheitswesen 66:409–415
40 Europäische Union (2005) Diet, Physical Activity and Health – EU Platform for Action. http://europa.eu.int/comm/health/ph_determinants/life_style/nutrition/documents/eu_platform_de.pdf
41 Böhm, A et al (2002) Körperliche Entwicklung und Übergewicht bei Kindern und Jugendlichen. Eine Analyse von Daten aus ärztli-

chen Reihenuntersuchungen des Öffentlichen Gesundheitsdienstes im Land Brandenburg. Monatsschrift Kinderheilkunde 150:48–57
42 Kollath, W (1967) Die Ernährung als Naturwissenschaft. Heidelberg, Haug
43 Komlos, J, Baur, M (2004) From the tallest to (one of) the fattest: the enigmatic fate of the American population in the 20th century. Econ Hum Biol 2:57–74
44 Gerharz, EW et al (2003) Größenwahn? Die psychosozialen Konsequenzen von Kleinwuchs. Dtsch Ärztebl 100:A 925–928
45 Sargent, JD, Blanchflower, DG (1994) Obesity and stature in adolescence and earnings in young adulthood. Analysis of a British birth cohort. Arch Pediatr Adolesc Med 148:681–687
46 Riste, L et al (2001) High prevalence of type 2 diabetes in all ethnic groups, including Europeans, in a British inner city: relative poverty, history, inactivity, or 21st century Europe? Diabetes Care 24:1377–1383
47 Silventoinen, K et al (2003) The association between body height and coronary heart disease among Finnish twins and singletons. Int J Epidemiol 32:78–82
48 Lawlor, DA et al (2004) Associations of components of adult height with coronary heart disease in postmenopausal women: the British women's heart and health study. Heart 90:745–749
49 O'Rahilly, S et al (2003) Minireview: human obesity-lessons from monogenic disorders. Endocrinology 144:3757–3764
50 Wabitsch, M et al, Hrg (2005) Adipositas bei Kindern und Jugendlichen: Grundlagen und Klinik. Berlin, Springer
51 gvg (2004) Immer mehr junge Mädchen haben Magersucht. Ärzte Zeitung 24.8.2004
52 Aschenbrenner, K et al (2004) Störungen des Essverhaltens bei Gymnasiasten und Studenten. Psychother Psychosom Med Psychol 54:259–263
53 Russell, J et al (2001) Outcome in anorexia nervosa. Lancet 358:926
54 Lowe, B et al (2001) Long-term outcome of anorexia nervosa in a prospective 21-year follow-up study. Psychol Med 31:881–890
55 Universität Jena (2002) Jede dritte Schülerin in Deutschland leidet an Essstörungen. http://www2.uni-jena.de/journal/02jour05/forschung_2.htm

3 Mönche, Moden, Medien

1 Erbersdobler, H, Müller, M (2004) Super Size Me. Ernährungs-Umschau 51:305

2 Becker, AE et al (2002) Eating behaviours and attitudes following prolonged exposure to television among ethnic Fijian adolescent girls. Br J Psychiatry 180:509–514

3 Harvard Medical School Office of Public Affairs (1999) Sharp rise in eating disorders in Fiji follows arrival of TV. http://www.hms.harvard.edu/news/releases/599bodyimage.html

4 Etcoff, NL (1999) Survival of the prettiest: the science of beauty. New York, Doubleday

5 Thornhill, R, Gangestad, SW (1999) Facial attractiveness. Trends Cogn Sci 3:452–460

6 Kant, I (1999) Kritik der Urteilskraft. In: Was das Schöne sei: klassische Texte von Platon bis Adorno. M Hauskeller (Hrg), München, dtv, S. 219–251

7 (2005) Dossier Wunschfigur. Körper in Bestform. Petra, Februar: 118–123

8 Universität Regensburg: Psychologisches Institut (2001) Beautycheck – Ursachen und Folgen von Attraktivität. http://www.beautycheck.de/

9 Männer sind die Helden. http://www.br-online.de/jugend/izi/text/mayaheld.htm

10 Wardle, J, Watters, R (2004) Sociocultural influences on attitudes to weight and eating: results of a natural experiment. Int J Eat Disord 35:589–596

11 Davis, J, Oswalt, R (1992) Societal influences on a thinner body size in children. Percept Mot Skills 74:697–698

12 Collins, M (1991) Body figure perceptions and preferences among preadolescent children. Int J Eat Disord 10:199–208

13 Kreikebaum, S (1999) Körperbild, Körperzufriedenheit, Diätverhalten und Selbstwert bei Mädchen und Jungen im Alter von sieben bis dreizehn Jahren: Eine interkulturelle Vergleichsstudie (USA – D) und Längsschnittuntersuchung (D). Psychologisches Institut. Köln, Universität Köln

14 Garner, R (2005) Girls aged six ›unhappy‹ with weight. Independent News, 8. 3. 2005

15 Aschenbrenner, K et al (2004) Störungen des Essverhaltens bei Gymnasiasten und Studenten. Psychother Psychosom Med Psychol 54:259–263

16 Fan, J et al (2004) Visual perception of female physical attractiveness. Proc Biol Sci 271:347–352
17 Furnham, A et al (2002) A cross-cultural study on the role of weight and waist-to-hip ratio on female attractiveness. Personality and Individual Differences 32:729–745
18 Merta, S (2002) Weg mit dem Fett. Wege und Irrwege zur schlanken Linie. http://www.lpb.bwhe.de/aktuell/bis/4_02/fett.htm
19 Carpenter, KJ (2003) A short history of nutritional science: part 2 (1885–1912). J Nutr 133:975–84
20 Thoms, U (2000) Körperstereotype. Veränderungen in der Bewertung von Schlankheit und Fettleibigkeit in den letzten 200 Jahren. In: Körper mit Geschichte: der menschliche Körper als Ort der Selbst- und Weltdeutung. Studien zur Geschichte des Alltags; Bd. 17. C Wischermann, S Haas (Hrg), Stuttgart, Steiner, S. 281–307
21 Thoms, U (1995) Dünn und dick, schön und häßlich. Schönheitsideal und Körpersilhouette in der Werbung 1850–1950. In: Bilderwelt des Alltags. Studien zur Geschichte des Alltags; Bd. 13. P Borscheid, C Wischermann (Hrg), Stuttgart, Steiner, S. 242–281
22 Fallon, A (1990) Culture in the mirror: sociocultural determinants of body image. In: Body images Development, deviance, and change. T Cash, T Pruzinsky (Hrg), New York, London, The Guilford Press, S. 80–109
23 Gaesser, GA (2002) Big fat lies: the truth about your weight and your health. Updated Carlsbad, CA, Gèurze Books
24 Seid, RP (1989) Never too thin: why women are at war with their bodies. 1st New York, Prentice Hall Press
25 Ravnskov, U (2004) Mythos Cholesterin: die zehn größten Irrtümer. StuttgartLeipzig, Hirzel
26 Deutsche Gesellschaft für Ernährung (1988) Ernährungsbericht 1988. Frankfurt am Main
27 Martins, Y et al (1999) Restrained eating among vegetarians: does a vegetarian eating style mask concerns about weight? Appetite 32:145–154
28 Klopp, SA et al (2003) Self-reported vegetarianism may be a marker for college women at risk for disordered eating. J Am Diet Assoc 103:745–7
29 Onishi, N (2002) Globalization of Beauty Makes Slimness Trendy. New York Times, 3. 10. 2002
30 Dorkenoo, E (1994) Cutting the rose: female genital mutilation: the practice and its prevention. Minority rights publications. London, UK, Minority Rights Group

31 Ikpe, E (2004) Human sexuality in Nigeria: a historical perspective. In: Understanding Human Sexuality Seminar Series No. 1. (Hrg), Lagos, Africa, Regional Sexuality Resource Centre
32 BBC News (2004) Mauritania's ›wife-fattening‹ farm. http://news.bbc.co.uk/2/hi/africa/3 429 903.stm
33 Götz-Kühne C (2002) Esstörungen – ein Symptom unserer Zeit. In: BFE (Hrsg): Traumkörper – Körpertraum(a). Dokumentation zum Fachkongreß am 13. und 14. Juni 2002 in Kassel. S. 10–12
34 Mennell, S (1985) All manners of food: eating and taste in England and France from the Middle Ages to the present. Oxford, UK; New York, NY, USA, Blackwell
35 Didou-Manent, M et al (1998) Dick oder dünn? Körperkult im Wandel der Zeit. München, Knesebeck
36 Clark, KM (1958) Das Nackte in der Kunst. Köln, Phaidon
37 Vandereycken, W et al (1990) Hungerkünstler, Fastenwunder, Magersucht: eine Kulturgeschichte der Ess-Störungen. Zülpich, Biermann
38 Pleij, H (2000) Der Traum vom Schlaraffenland: mittelalterliche Phantasien vom vollkommenen Leben. Frankfurt am Main, Fischer
39 Merk, H (1996) Kloster Seligenstadt: der Mensch lebt nicht vom Brot allein; Klosterwirtschaft und Ernährung in der ehemaligen Benediktinerabtei Seligenstadt. Edition der Verwaltung der Staatlichen Schlösser und Gärten Hessen Informations-Broschüren; 3. Aufl. Bad Homburg (u. a.), Verl. Ausbildung + Wissen
40 Preiss, M (2004) Der grosse Schleck. Die Zeit, 22. 12. 2004
41 Campos, PF (2004) The obesity myth: why America's obsession with weight is hazardous to your health. New York, Gotham Books
42 Osterweil, N (2005) Forgive me, doctor, for I have sinned. http://my.webmd.com/content/Article/84/98062.htm
43 Foster, GD et al (2003) Primary care physicians' attitudes about obesity and its treatment. Obes Res 11:1168–1177
44 Ploss, H, Bartels, M (1891) Das Weib in der Natur- und Völkerkunde: Anthropologische Studien. Leipzig, Grieben
45 Deutsches Orient Institut (2005) Aktuelle Gesundheitsprobleme in Nordafrika, Nah- und Mittelost aus islamischer Sicht. http://www.duei.de/doi/show.php/de/content/onlinepublikationen/doi-focus.html
46 Russell, G (1979) Bulimia nervosa: an ominous variant of anorexia nervosa. Psych Med 9:429–448
47 Ford, K et al (1990) Cultural factors in the eating disorders: a study of body shape preferences of Arab students. J Psychosom Res 34:501–507

48 Mumford, D et al (1992) Survey of eating disorders in English-medium schools in Lahore, Pakistan. Int J Eat Disord 11:173–184
49 Berghoff, C (1882) Die heutige Bevölkerung der Insel Meroe. Globus 42:136–140
50 Hawkins, B (1999) Religions of the World Series: Buddhism. Edited by N Smart. London, Prentice Hall
51 Mayr, E (2005) Konzepte der Biologie. Stuttgart, Leipzig, Hirzel Verlag
52 Friebe, R (2003) Die Macht des Zufalls. Interview mit Ernst Mayr. Netzeitung, 17.6.2003
53 Sijbrands, EJ et al (2001) Mortality over two centuries in large pedigree with familial hypercholesterolaemia: family tree mortality study. Bmj 322:1019–1023
54 Dahlquist, G (1993) Nutritional factors. In: Causes of diabetes: genetic and environmental factors. R D G Leslie (Hrg), Chichester (England); New York, J. Wiley, S. xiii, 355 p.
55 Diamond, J (2003) The double puzzle of diabetes. Nature 423:599–602
56 Market Data, Inc., Oberlin, Kansas, USDA-Report Review. Reported on: July 12, 2005; Wheat
57 Kunz, M et al (2004) Das fette Versprechen. Focus 25:69–80
58 Wiechmann, J (2005) Dr. Frauenglück. Stern – Gesund leben 1:71–75
59 Müller, T (2005) Schuhe gekauft, Leben gerettet. Stern – Gesund leben 1:18–21

4 Alles geregelt!

1 Künast, R, Schumacher, H (2004) Die Dickmacher: Warum die Deutschen immer fetter werden und was wir dagegen tun müssen. 1. Aufl. One earth spirit. München, Riemann
2 Fröhlich, S (2004) Moppel-Ich: der Kampf mit den Pfunden. 15. Aufl. Frankfurt am Main, Krüger
3 Keys, AB et al (1950) The biology of human starvation. Minneapolis. University of Minnesota Press
4 Hill, AJ (2004) Does dieting make you fat? Br J Nutr 92 Suppl 1: S15–S18
5 Rohrich, RJ et al (2004) The key to long-term success in liposuction: a guide for plastic surgeons and patients. Plast Reconstr Surg 114:1945–1952; discussion 1953

6 Scarborough, D, Bisaccia, E (1991) The occurrence of breast enlargement in females following liposuction. American Journal of Cosmetic Surgery 8:97–102
7 Goerner, R (2002) Liposuktion. In: Lifestyle & Anti-Aging Medizin. T Rabe, T Strowitzki (Hrg), Baden-Baden, Rendezvous, S. 788–794
8 Pearson, KG (2002) Proprioceptive sensory feedback. In: Encyclopedia of life sciences. 15, Nature Publishing Company. (Hrg), London; New York, Nature Pub. Group, S. 262–268
9 Adams, CS et al (2001) A novel mechanism of body mass regulation. J Exp Biol 204:1729–1734
10 Wiedmer, P et al (2004) Gender dimorphism of body mass perception and regulation in mice. J Exp Biol 207:2859–2866
11 Fehily, A (1999) Epidemiology of obesity in the UK. In: Obesity. British Nutrition Foundation (Hrg), Oxford, Blackwell, S. 23–36
12 Wabitsch, M, Fischer-Posovszky, P (2005) Entwicklung und Regulation des Fettgewebes. In: Adipositas bei Kindern und Jugendlichen: Grundlagen und Klinik. M Wabitsch et al (Hrg), Berlin, Springer, S. 73–80
13 Cabanac, M (2001) Regulation and the ponderostat. Int J Obes Relat Metab Disord 25 Suppl 5:S7–S12
14 Monod, J (1966) From enzymatic adaptation to allosteric transitions. Science 154:475–483
15 Raubenheimer, D, Simpson, SJ (2003) Nutrient balancing in grasshoppers: behavioural and physiological correlates of dietary breadth. J Exp Biol 206:1669–1681
16 Mayntz, D et al (2005) Nutrient-specific foraging in invertebrate predators. Science 307:111–113
17 Hrupka, BJ et al (1999) Lysine deficiency alters diet selection without depressing food intake in rats. J Nutr 129:424–430
18 Shor-Posner, G et al (1994) Meal patterns of macronutrient intake in rats with particular dietary preferences. Am J Physiol 266:R1395–R1402
19 Teitelbaum, P, Epstein, AN (1963) The role of taste and smell in the regulation of food and water intake. In: Olfaction and taste I; proceedings of the first international symposium held at the Wenner-Gren Center, Stockholm, September 1962. Y Zotterman (Hrg), Oxford, New York, Symposium Publications Division, Pergamon Press, S. 347–360
20 Holzer, P et al (2001) The gut as a neurological organ. Wien Klin Wochenschr 113:647–660

21 Holzer, P et al (2002) Das enterale Nervensystem – ein Gehirn im Gastrointestinaltrakt. Neuroforum 8:218–226
22 Davis, CM (1939) Results of the self-selection of diets by young children. Can Med Assoc J 41:257–261
23 Davis, CM (1928) Self selection of diets by newly weaned infants. Amer J Diseases Children 36:651–679
24 Birch, LL et al (1993) Effects of a nonenergy fat substitute on children's energy and macronutrient intake. Am J Clin Nutr 58:326–333
25 Simpson, SJ et al (2003) Geometric analysis of macronutrient intake in humans: the power of protein? Appetite 41:123–140
26 Pollmer, U (2003) Appetit: Der Bauch entscheidet. EULEn-Spiegel H. 3:7–16
27 Taubes, G (2001) Nutrition. The soft science of dietary fat. Science 291:2536–2545
28 Taubes, G (2002) What if It's All Been a Big Fat Lie? New York Times, 7.7.2002
29 BBC News (2005) ›Obese‹ man sues over 55lb tumour. http://news.bbc.co.uk/2/hi/uk_news/england/berkshire/4347259.stm
30 Elmquist, JK et al (1999) From lesions to leptin: hypothalamic control of food intake and body weight. Neuron 22:221–232
31 Pankau, R (2005) Syndromale Formen der Adipositas. In: Adipositas bei Kindern und Jugendlichen: Grundlagen und Klinik. M Wabitsch et al (Hrg), Berlin, Springer, S. 37–49
32 Zhang, Y et al (1994) Positional cloning of the mouse obese gene and its human homologue. Nature 372:425–432.
33 Chen, H et al (1996) Evidence that the diabetes gene encodes the leptin receptor: identification of a mutation in the leptin receptor gene in db/db mice. Cell 84:491–495
34 Tartaglia, LA et al (1995) Identification and expression cloning of a leptin receptor, OB-R. Cell 83:1263–1271
35 Grotenhermen, F (2004) Pharmacology of cannabinoids. Neuro Endocrinol Lett 25:14–23
36 Irving, AJ et al (2002) Cannabinoids on the brain. Scientific World Journal 2:632–648
37 Iversen, L (2003) Cannabis and the brain. Brain 126:1252–1270
38 Marsicano, G et al (2002) The endogenous cannabinoid system controls extinction of aversive memories. Nature 418:530–534
39 di Tomaso, E et al (1996) Brain cannabinoids in chocolate. Nature 382:677–678
40 Pollmer, U et al (2003) Lexikon der Fitneß-Irrtümer: Mißverständnisse, Fehlinterpretationen und Halbwahrheiten von Aerobic bis Zerrung. Frankfurt am Main, Eichborn

41 Wadley, G, Martin, A (2000) The origins of agriculture – a biological perspective and a new hypothesis. Journal of the Australasian College of Nutritional and Environmental Medicine 19:3–12
42 Mycroft, FJ et al (1982) MIF-like sequences in milk and wheat proteins. N Engl J Med 307:895
43 Brostoff, J, Gamlin, L (1991) The complete guide to food allergy and intolerance. New York, Crown
44 Perusse, L et al (2005) The human obesity gene map: the 2004 update. Obes Res 13:381–490
45 Yeo, GS et al (2004) A de novo mutation affecting human TrkB associated with severe obesity and developmental delay. Nat Neurosci 7:1187–1189
46 Grüters, A (2005) Vortrag bei Presseworkshop zum »Tag der Gesundheitsforschung« am 10./11. Februar 2005 in Berlin
47 Wabitsch, M et al, Hrg (2005) Adipositas bei Kindern und Jugendlichen: Grundlagen und Klinik. Berlin, Springer
48 Hebebrand, J et al (2005) Genetik und Gen-Umwelt-Interaktionen. In: Adipositas bei Kindern und Jugendlichen: Grundlagen und Klinik. M Wabitsch et al (Hrg), Berlin, Springer, S. 27–36
49 Barsh, GS et al (2000) Genetics of body-weight regulation. Nature 404:644–651
50 O'Rahilly, S et al (2003) Minireview: human obesity-lessons from monogenic disorders. Endocrinology 144:3757–3764
51 Stunkard, AJ et al (1986) An adoption study of human obesity. N Engl J Med 314:193–198
52 Lautenschläger, S (2004) Dicke Kinder: auf die Pfunde – fertig – los! Frankfurt am Main, Fischer-Taschenbuch-Verl.
53 von Kries, R (2005) Epidemiologie. In: Adipositas bei Kindern und Jugendlichen: Grundlagen und Klinik. M Wabitsch et al (Hrg), Berlin, Springer, S. 16–23
54 Brown, P (1992) The biocultural evolution of obesity: An anthropological view. In: Obesity. P Bjorntorp, B N Brodoff (Hrg), Philadelphia; London, Lippincott, S. 320–329
55 Wahl, S, Schulte, M (2003) Geburtenverhalten in Deutschland und anderen ausgewählten Ländern. Bonn, IWG Impulse
56 Hedley, AA et al (2004) Prevalence of overweight and obesity among US children, adolescents, and adults, 1999–2002. Jama 291:2847–2850
57 Macready, N (1998) The stubborn enigma of obesity. Lancet 351:888

5 Das Fetträtsel: Woher kommen die Extra-Pfunde?

1 Zhang, C et al (2005) Helicobacter pylori infection, glandular atrophy and intestinal metaplasia in superficial gastritis, gastric erosion, erosive gastritis, gastric ulcer and early gastric cancer. World J Gastroenterol 11:791–796

2 Lacy, BE, Rosemore, J (2001) Helicobacter pylori: ulcers and more: the beginning of an era. J Nutr 131:2789S-2793S

3 Crowe, SE (2005) Helicobacter infection, chronic inflammation, and the development of malignancy. Curr Opin Gastroenterol 21:32–38

4 Kamada, T et al (2005) Eradication of Helicobacter pylori increases the incidence of hyperlipidaemia and obesity in peptic ulcer patients. Dig Liver Dis 37:39–43

5 Tatsuguchi, A et al (2004) Effect of Helicobacter pylori infection on ghrelin expression in human gastric mucosa. Am J Gastroenterol 99:2121–2127

6 Nwokolo, CU et al (2003) Plasma ghrelin following cure of Helicobacter pylori. Gut 52:637–640

7 Grubel, P et al (1998) Detection of Helicobacter pylori DNA in houseflies (Musca domestica) on three continents. Lancet 352:788–789

8 Megraud, F (2003) Quand et comment s'infecte-t-on par Helicobacter pylori? Gastroenterol Clin Biol 27:374–379

9 Brown, LM (2000) Helicobacter pylori: epidemiology and routes of transmission. Epidemiol Rev 22:283–297

10 Lyons, MJ et al (1982) A virally induced obesity syndrome in mice. Science 216:82–85

11 Griffond, B et al (2004) Specific alteration of the expression of selected hypothalamic neuropeptides during acute and late mouse brain infection using a morbillivirus: relevance to the late-onset obesity? Brain Res 1022:173–181

12 Thornton, J (2003) The fat bug. Wayne State University Journal Winter:14–17

13 Dhurandhar, NV et al (2002) Human adenovirus Ad-36 promotes weight gain in male rhesus and marmoset monkeys. J Nutr 132:3155–3160

14 Wigand, R et al (1980) New human adenovirus (candidate adenovirus 36), a novel member of subgroup D. Arch Virol 64:225–233

15 Vangipuram, SD et al (2004) A human adenovirus enhances preadipocyte differentiation. Obes Res 12:770–777

16 Atkinson, RL et al (2005) Human adenovirus-36 is associated with

increased body weight and paradoxical reduction of serum lipids. Int J Obes Relat Metab Disord 29:281–286
17 Campbell, LA, Kuo, CC (2004) Chlamydia pneumoniae – an infectious risk factor for atherosclerosis? Nat Rev Microbiol 2:23–32
18 Dart, AM et al (2002) Association between past infection with Chlamydia pneumoniae and body mass index, low-density lipoprotein particle size and fasting insulin. Int J Obes Relat Metab Disord 26:464–468
19 Hoffmeister, A et al (2000) Seropositivity to chlamydial lipopolysaccharide and Chlamydia pneumoniae, systemic inflammation and stable coronary artery disease: negative results of a case-control study. J Am Coll Cardiol 35:112–118
20 Backhed, F et al (2004) The gut microbiota as an environmental factor that regulates fat storage. Proc Natl Acad Sci USA 101:15718–15723
21 Dhurandhar, NV (2001) Infectobesity: obesity of infectious origin. J Nutr 131:2794S-2797S
22 Stein, M (2003) Morbus Crohn durch Mykobakterien. EULEn-Spiegel 9:16–21
23 Espinola-Klein, C et al (2002) Impact of infectious burden on extent and long-term prognosis of atherosclerosis. Circulation 105:15–21
24 Parsonnet, J, Hrg (1999) Microbes and malignancy: infection as a cause of human cancers. New York, Oxford University Press
25 Reaven, GM (1988) Banting lecture 1988. Role of insulin resistance in human disease. Diabetes 37:1595–1607
26 Reaven, GM (2005) Why Syndrome X? From Harold Himsworth to the Insulin Resistance Syndrome. Cell Metabolism 1:9–14
27 Goodpaster, BH et al (2005) Obesity, regional body fat distribution, and the metabolic syndrome in older men and women. Arch Intern Med 165:777–783
28 Holmes, B (2004) Fat-free obesity. NewScientist, 11. 9. 2004, 27–29
29 Cabanac, M, Richard, D (1996) The nature of the ponderostat: Hervey's hypothesis revived. Appetite 26:45–54
30 Hervey, GR (1969) Regulation of energy balance. Nature 222:629–631
31 Campion, J, Martinez, JA (2004) Ketoconazole, an antifungal agent, protects against adiposity induced by a cafeteria diet. Horm Metab Res 36:485–491
32 Carlson, HE et al (1989) Stimulation of pituitary hormone secretion by neurotransmitter amino acids in humans. Metabolism 38:1179–1182

33 Zakrzewska, KE et al (1997) Glucocorticoids as counterregulatory hormones of leptin: toward an understanding of leptin resistance. Diabetes 46:717–719
34 Sapolsky, RM et al (2000) How do glucocorticoids influence stress responses? Integrating permissive, suppressive, stimulatory, and preparative actions. Endocr Rev 21:55–89
35 Bujalska, IJ et al (1997) Does central obesity reflect »Cushing's disease of the omentum«? Lancet 349:1210–1213
36 Shulman, GI (2000) Cellular mechanisms of insulin resistance. J Clin Invest 106:171–176
37 Bays, H et al (2004) Role of the adipocyte, free fatty acids, and ectopic fat in pathogenesis of type 2 diabetes mellitus: peroxisomal proliferator-activated receptor agonists provide a rational therapeutic approach. J Clin Endocrinol Metab 89:463–478
38 Strain, GW et al (1980) Cortisol production in obesity. Metabolism 29:980–985
39 Aardal-Eriksson, E et al (1998) Salivary cortisol–an alternative to serum cortisol determinations in dynamic function tests. Clin Chem Lab Med 36:215–222
40 Rosmond, R et al (1998) Stress-related cortisol secretion in men: relationships with abdominal obesity and endocrine, metabolic and hemodynamic abnormalities. J Clin Endocrinol Metab 83:1853–1859
41 Bjorntorp, P, Rosmond, R (2000) Obesity and cortisol. Nutrition 16:924–936
42 Roberts, JE (2000) Light and immunomodulation. Ann N Y Acad Sci 917:435–445
43 Vessely, L, Levy, A (2002) Melatonin as a hormone and as a marker for circadian phase position in humans. In: Hormones, brain, and behavior, vol. 5. D W Pfaff (Hrg), Amsterdam; Boston, Academic Press, S. 121–141
44 Vigh, B et al (2002) Nonvisual photoreceptors of the deep brain, pineal organs and retina. Histol Histopathol 17:555–590
45 Hollwich, F (1979) The influence of ocular light perception on metabolism in man and in animal. New York, Springer-Verlag
46 Hollwich, F, Dieckhues, B (1980) The effect of natural and artificial light via the eye on the hormonal and metabolic balance of animal and man. Ophthalmologica 180:188–197
47 Czeisler, C (1995) The Effect of light on the human circadian pacemaker. Ciba Foundation Symposium 183:254–302
48 Thorington, L (1985) Spectral, irradiance, and temporal aspects of natural and artificial light. Ann N Y Acad Sci 453:28–54

49 Altmeyer, P et al (1983) Beeinflussung endokrinologischer Parameter durch UV-Ganzbestrahlungen. Dermatologica 166:186–191
50 Bunce, GE et al (1990) Nutritional factors in cataract. Annu Rev Nutr 10:233–254
51 Tavani, A et al (1995) Selected diseases and risk of cataract in women. A case-control study from northern Italy. Ann Epidemiol 5:234–238
52 Sanchez-Castillo, CP et al (2001) Nutrition and cataract in low-income Mexicans: experience in an Eye camp. Arch Latinoam Nutr 51:113–121
53 Pollmer, U et al (2002) Prost Mahlzeit! Krank durch gesunde Ernährung. Köln, Kiepenheuer & Witsch
54 Feitosa, MF et al (2002) Pleiotropic relationships between cortisol levels and adiposity: The HERITAGE Family Study. Obes Res 10:1222–1231
55 Bjorntorp, P, Rosmond, R (2000) The metabolic syndrome – a neuroendocrine disorder? Br J Nutr 83 Suppl 1:S49–S57
56 Vicennati, V, Pasquali, R (2000) Abnormalities of the hypothalamic-pituitary-adrenal axis in nondepressed women with abdominal obesity and relations with insulin resistance: evidence for a central and a peripheral alteration. J Clin Endocrinol Metab 85:4093–4098
57 Seckl, JR et al (2004) Glucocorticoids and 11beta-hydroxysteroid dehydrogenase in adipose tissue. Recent Prog Horm Res 59:359–393
58 Statistisches Bundesamt (2004) Leben und Arbeiten in Deutschland. Ergebnisse des Mikrozensus 2003. Wiesbaden
59 Kapfelsperger, E, Pollmer, U (1982) Iß und stirb: Chemie in unserer Nahrung; mit Ratschlägen für den Verbraucher. Köln, Kiepenheuer & Witsch
60 Willfort R (1979) Gesundheit durch Heilkräuter. Linz, Rudolf Trauner
61 Hirschenhauser, K et al (2002) Monthly patterns of testosterone and behavior in prospective fathers. Horm Behav 42:172–181
62 Gray, PB et al (2002) Mariage and fatherhood are associated with lower testosterone in males. Evol Human Behav 23:193–201
63 Hamilton, JB, Mestler, GE (1969) Mortality and survival: comparison of eunuchs with intact men and women in a mentally retarded population. J Gerontol 24:395–411
64 Koch, K (2004) Bildung als Gegengewicht. Süddeutsche Zeitung, 29. 9. 2004

65 Benecke, A et al (2003) Übergewicht und Adipositas. Gesundheitsberichterstattung des Bundes; H16. Berlin, Robert Koch-Inst.
66 Lehmkühler, S (2002) Die Gießener Ernährungsstudie über das Ernährungsverhalten von Armutshaushalten (GESA): qualitative Fallstudien.
http://deposit.ddb.de/cgi-bin/dokserv?idn = 965314588
67 Deutsche Gesellschaft für Ernährung e.V. (2000) Vollwertig Essen und Trinken nach den 10 Regeln der DGE. http://www.dge.de/Media/PDF/10_Regeln_der_DGE.pdf
68 Pollmer, U, Warmuth, S (2000) Lexikon der populären Ernährungsirrtümer. Frankfurt am Main, Eichborn
69 Kuepper-Nybelen, J et al (2005) Major differences in prevalence of overweight according to nationality in preschool children living in Germany: determinants and public health implications. Arch Dis Child 90:359–363
70 Reinehr T et al (2003) Nutritional knowledge of obese compared to non obese children. Nutr Res 23:645–649
71 Lamerz A et al (2005) Social class, parenteral education, and obesity prevalence in a study of six-year-old children in Germany. International Journal of Obesity 29:373–380
72 Romon, M et al (2005) Influence of social class on time trends in BMI distribution in 5-year-old French children from 1989 to 1999. Int J Obes Relat Metab Disord 29:54–59
73 Duprez D (2002) Children of migrants in the suburbs of French cities: An uncertain future. International Scope Review 4; H7
74 Herman WH et al (1997) Diabetes mellitus in Egypt: risk factors, prevalence and future burden. La Revue de Santé de la Méditerranée orientale 3:144–148
75 Usher, R (1996) A tall story for our time. In the rise and rise of modern mankind, scientists are discovering that health bears a clear relationship to healthiness and social well-being. TIME Magazine, 14. 10. 1996
76 Fernald, LC, Grantham-McGregor, SM (2002) Growth retardation is associated with changes in the stress response system and behavior in school-aged jamaican children. J Nutr 132:3674–3679
77 Rosmond, R, Bjorntorp, P (2000) Occupational status, cortisol secretory pattern, and visceral obesity in middle-aged men. Obes Res 8:445–450
78 Shively, CA et al (1997) Behavior and physiology of social stress and depression in female cynomolgus monkeys. Biol Psychiatry 41:871–882
79 De Kloet, ER, Derijk, R (2004) Signaling pathways in brain invol-

ved in predisposition and pathogenesis of stress-related disease: genetic and kinetic factors affecting the MR/GR balance. Ann N Y Acad Sci 1032:14–34
80 Marniemi, J et al (2002) Visceral fat and psychosocial stress in identical twins discordant for obesity. J Intern Med 251:35–43
81 Sekine, M et al (2002) A dose-response relationship between short sleeping hours and childhood obesity: results of the Toyama Birth Cohort Study. Child Care Health Dev 28:163–170
82 Locard, E et al (1992) Risk factors of obesity in a five year old population. Parental versus environmental factors. Int J Obes Relat Metab Disord 16:721–729
83 Vioque, J et al (2000) Time spent watching television, sleep duration and obesity in adults living in Valencia, Spain. Int J Obes Relat Metab Disord 24:1683–1688
84 von Kries, R et al (2002) Reduced risk for overweight and obesity in 5- and 6-y-old children by duration of sleep–a cross-sectional study. Int J Obes Relat Metab Disord 26:710–716
85 Hasler, G et al (2004) The association between short sleep duration and obesity in young adults: a 13-year prospective study. Sleep 27:661–666
86 Taheri, S et al (2004) Short Sleep Duration Is Associated with Reduced Leptin, Elevated Ghrelin, and Increased Body Mass Index. PLoS Med 1:e62
87 Spiegel, K et al (2004) Brief communication: Sleep curtailment in healthy young men is associated with decreased leptin levels, elevated ghrelin levels, and increased hunger and appetite. Ann Intern Med 141:846–850
88 Spiegel, K et al (2004) Leptin levels are dependent on sleep duration: relationships with sympathovagal balance, carbohydrate regulation, cortisol, and thyrotropin. J Clin Endocrinol Metab 89:5762–5771
89 Spiegel, K et al (1999) Impact of sleep debt on metabolic and endocrine function. Lancet 354:1435–1439
90 Kronholm, E et al (1996) Sleep in monozygotic twin pairs discordant for obesity. J Appl Physiol 80:14–19
91 Van Cauter, E, Spiegel, K (1999) Sleep as a mediator of the relationship between socioeconomic status and health: a hypothesis. Ann N Y Acad Sci 896:254–261
92 Radetti, G et al (1998) Growth hormone bioactivity, insulin-like growth factors (IGFs), and IGF binding proteins in obese children. Metabolism 47:1490–1493
93 Sadeh, A et al (2003) The effects of sleep restriction and extension

on school-age children: what a difference an hour makes. Child Dev 74:444–455
94 National Sleep Foundation (2005) Sleep in America poll. http://www.sleepfoundation.org/_content/hottopics/2005_summary_of_findings.pdf
95 Johnson, JG et al (2004) Association between television viewing and sleep problems during adolescence and early adulthood. Arch Pediatr Adolesc Med 158:562–568
96 Salmon, J et al (2000) The association between television viewing and overweight among Australian adults participating in varying levels of leisure-time physical activity. Int J Obes Relat Metab Disord 24:600–606
97 Ching, PL et al (1996) Activity level and risk of overweight in male health professionals. Am J Public Health 86:25–30
98 Hu, FB et al (2003) Television watching and other sedentary behaviors in relation to risk of obesity and type 2 diabetes mellitus in women. Jama 289:1785–1791
99 Dietz, WH, Jr., Gortmaker, SL (1985) Do we fatten our children at the television set? Obesity and television viewing in children and adolescents. Pediatrics 75:807–812
100 Gidwani, PP et al (2002) Television viewing and initiation of smoking among youth. Pediatrics 110:505–508
101 Gorely, T et al (2004) Couch kids: correlates of television viewing among youth. Int J Behav Med 11:152–163
102 Hancox, RJ et al (2004) Association between child and adolescent television viewing and adult health: a longitudinal birth cohort study. Lancet 364:257–262
103 Robinson, TN (1999) Reducing children's television viewing to prevent obesity: a randomized controlled trial. Jama 282:1561–1567
104 Donnelly, JE et al (1996) Nutrition and physical activity program to attenuate obesity and promote physical and metabolic fitness in elementary school children. Obes Res 4:229–243
105 Berk, LS et al (1989) Neuroendocrine and stress hormone changes during mirthful laughter. Am J Med Sci 298:390–396
106 Gerra, G et al (1996) Neuroendocrine responses to emotional arousal in normal women. Neuropsychobiology 33:173–181
107 Matheson, DM et al (2004) Children's food consumption during television viewing. Am J Clin Nutr 79:1088–1094
108 Field, AE et al (2004) Snack food intake does not predict weight change among children and adolescents. Int J Obes Relat Metab Disord 28:1210–1216
109 Hampl, JS et al (2003) Snacking patterns influence energy and

nutrient intakes but not body mass index. J Hum Nutr Diet 16:3–11
110 Phillips, SM et al (2004) Energy-Dense Snack Food Intake in Adolescence: Longitudinal relationship to weight and fatness. Obes Res 12:461–472
111 Berkey, CS et al (2004) Sugar-added beverages and adolescent weight change. Obes Res 12:778–788
112 Field, AE et al (2003) Relation between dieting and weight change among preadolescents and adolescents. Pediatrics 112:900–906
113 Bartelt, RN et al (1986) Endokrinologische Reaktionen nach Leuchtstofflampenexposition. Z Hautkr 61:105–110
114 Spitzer, M (2005) Vorsicht Bildschirm!: Elektronische Medien, Gehirnentwicklung, Gesundheit und Gesellschaft. 1. Aufl. Stuttgart, Klett
115 Van Eimeren, B, Ridder, C-M (2001) Trends in der Nutzung und Bewertung von Medien 1970 bis 2000. MediaPerspektiven 11:538–553
116 Feierabend, S, Klingler, W (2005) Was Kinder sehen. Media Perspektiven 4:163–177
117 Grund, A et al (2001) Is TV viewing an index of physical activity and fitness in overweight and normal weight children? Public Health Nutr 4:1245–51

6 Risikofaktor Übergewicht: Killer oder Kassenschlager?

1 Gerharz, EW et al (2003) Größenwahn? Die psychosozialen Konsequenzen von Kleinwuchs. Dtsch Ärztebl 100: A925–A928
2 Calle, EE et al (2003) Overweight, obesity, and mortality from cancer in a prospectively studied cohort of U.S. adults. N Engl J Med 348:1625–1638
3 Heseker, H (2003) Übergewicht, Adipositas und Krebsmortalität. DGE-Info 7:103–104
4 Gaesser, GA (2002) Big fat lies: the truth about your weight and your health. Updated Carlsbad, CA, Gèurze Books
5 Cooper, R et al (2000) Trends and disparities in coronary heart disease, stroke, and other cardiovascular diseases in the United States: findings of the national conference on cardiovascular disease prevention. Circulation 102:3137–3147
6 Gregg, EW et al (2005) Secular trends in cardiovascular disease risk factors according to body mass index in US adults. Jama 293:1868–1874

7 Chambless, LE et al (2002) Risk factors for progression of common carotid atherosclerosis: the Atherosclerosis Risk in Communities Study, 1987–1998. Am J Epidemiol 155:38–47
8 Flegal, KM et al (1998) Overweight and obesity in the United States: prevalence and trends, 1960–1994. Int J Obes Relat Metab Disord 22:39–47
9 Flegal, KM et al (2002) Prevalence and trends in obesity among US adults, 1999–2000. Jama 288:1723–1727.
10 Curtis, JP et al (2005) The obesity paradox: body mass index and outcomes in patients with heart failure. Arch Intern Med 165:55–61
11 Bender, R et al (2002) Body weight, blood pressure, and mortality in a cohort of obese patients. Am J Epidemiol 156:239–245
12 Widlansky, ME et al (2004) Body mass index and total and cardiovascular mortality in men with a history of cardiovascular disease. Arch Intern Med 164:2326–2332
13 Haruyama, M (1995) Relationships among obesity, atherosclerotic disorders, and longevity in the elderly. An autopsy study. Nippon Ika Daigaku Zasshi 62:231–240
14 Brenner, H et al (1997) Body weight, pre-existing disease, and all-cause mortality in a cohort of male employees in the German construction industry. J Clin Epidemiol 50:1099–1106
15 Dahlquist, G (1993) Nutritional factors. In: Causes of diabetes: genetic and environmental factors. R D G Leslie (Hrg), Chichester [England]; New York, J. Wiley, S. 125–132
16 Hodge, AM et al (2004) Glycemic index and dietary fiber and the risk of type 2 diabetes. Diabetes Care 27:2701–2706
17 Hauner, H (2002) Fallen die Tabus in der Ernährung von Diabetikern? DGE-Info 9:132–133
18 Worm, N, Harjes, S (1998) Diätlos glücklich: Abnehmen macht dick und krank; Geniessen ist gesund. Bern, Hallwag
19 Anderson, RJ et al (2002) Anxiety and poor glycemic control: a meta-analytic review of the literature. Int J Psychiatry Med 32:235–247
20 Grigsby, AB et al (2002) Prevalence of anxiety in adults with diabetes: a systematic review. J Psychosom Res 53:1053–1060
21 McVeigh, K et al (2004) Serious Psychological Distress Among Persons with Diabetes – New York City, 2003. MMWR 53:1089–1092
22 Hu, FB (2003) Sedentary lifestyle and risk of obesity and type 2 diabetes. Lipids 38:103–108
23 Hu, FB et al (2003) Television watching and other sedentary behaviors in relation to risk of obesity and type 2 diabetes mellitus in women. Jama 289:1785–1791

24 Ayas, NT et al (2003) A prospective study of self-reported sleep duration and incident diabetes in women. Diabetes Care 26:380–384
25 Nilsson, PM et al (2004) Incidence of diabetes in middle-aged men is related to sleep disturbances. Diabetes Care 27:2464–2469
26 Boucher, BJ (1998) Inadequate vitamin D status: does it contribute to the disorders comprising syndrome 'X'? Br J Nutr 79:315–327
27 Elmquist, JK, Marcus, JN (2003) Rethinking the central causes of diabetes. Nat Med 9:645–647
28 Herpertz, S et al (1998) Comorbidity of diabetes and eating disorders. Does diabetes control reflect disturbed eating behavior? Diabetes Care 21:1110–1116
29 Kenardy, J et al (2001) Disordered eating behaviours in women with Type 2 diabetes mellitus. Eat Behav 2:183–192
30 Mason, A (2001) Viral induction of type 2 diabetes and autoimmune liver disease. J Nutr 131:2805S–2808S
31 Sun, Y et al (2005) An association of herpes simplex virus type 1 infection with type 2 diabetes. Diabetes Care 28:435–436
32 Icks, A et al (2005) Diabetes mellitus. Gesundheitsberichterstattung des Bundes; H24. Berlin, Robert Koch-Institut
33 Mann, GV (1974) The influence of obesity on health (first of two parts). N Engl J Med 291:178–185
34 Mann, GV (1974) The influence of obesity on health (second of two parts). N Engl J Med 291:226–232
35 Campos, PF (2004) The obesity myth: why America's obsession with weight is hazardous to your health. New York, Gotham Books
36 Mokdad, AH et al (2004) Actual causes of death in the United States, 2000. Jama 291:1238–1245
37 Allison, DB et al (1999) Annual deaths attributable to obesity in the United States. Jama 282:1530–1538
38 Fallon, S, Emig, MG (2001) Guts and Grease: The Diet of the native Americans. Wise Traditions 2:40–47
39 Mokdad, AH et al (2005) Correction: actual causes of death in the United States, 2000. Jama 293:293–294
40 Flegal, KM et al (2005) Excess deaths associated with underweight, overweight, and obesity. Jama 293:1861–1867
41 Kolata, G (2005) Study Tying Longer Life To Extra Pounds Draws Fire. New York Times, 27. 5. 2005
42 Fontaine, KR et al (2003) Years of life lost due to obesity. Jama 289:187–193
43 Williamson, DF, Pamuk, ER (1993) The association between weight loss and increased longevity. A review of the evidence. Ann Intern Med 119:731–736

44 Garrow, JS (1995) Penalties of shifting weight. Bmj 311:1653–1654
45 Droyvold, WB et al (2005) Weight change and mortality: the Nord-Trondelag Health Study. J Intern Med 257:338–345
46 Lissner, L, Brownell, KD (1992) Weight cycling, mortality, and cardiovascular disease: a review of epidemiologic findings. In: Obesity. P Bjorntorp, B N Brodoff (Hrg), Philadelphia; London, Lippincott, S. 653–661
47 French, SA et al (1995) Relation of weight variability and intentionality of weight loss to disease history and health-related variables in a population-based sample of women aged 55–69 years. Am J Epidemiol 142:1306–1314
48 Schwartz, MW, Brunzell, JD (1997) Regulation of body adiposity and the problem of obesity. Arterioscler Thromb Vasc Biol 17:233–238
49 Syngal, S et al (1999) Long-term weight patterns and risk for cholecystectomy in women. Ann Intern Med 130:471–477
50 Kassirer, JP, Angell, M (1998) Losing weight – an ill-fated New Year's resolution. N Engl J Med 338:52–54
51 Nilsson, PM et al (2002) The enigma of increased non-cancer mortality after weight loss in healthy men who are overweight or obese. J Intern Med 252:70–78
52 Troiano, RP et al (1996) The relationship between body weight and mortality: a quantitative analysis of combined information from existing studies. Int J Obes Relat Metab Disord 20:63–75
53 Kalantar-Zadeh, K et al (2005) Survival advantages of obesity in dialysis patients. Am J Clin Nutr 81: 543–554
54 Niermann, I (2005) Keine Hilfe beim Essen und zu wenige Kalorien – Experten kritisieren heftig die Ernährung in Kliniken. Ärzte Zeitung, 4. 5. 2005
55 Baer, H et al (2005) Body fatness during childhood and adolescence and incidence of breast cancer in premenopausal women: a prospective cohort study. Breast Cancer Research 7: R314–R325
56 Tverdal, A (1986) Body mass index and incidence of tuberculosis. Eur J Respir Dis 69:355–362
57 Meyer, HE et al (1995) Body height, body mass index, and fatal hip fractures:16 years' follow-up of 674,000 Norwegian women and men. Epidemiology 6:299–305
58 Tremollieres, FA et al (1993) Vertebral postmenopausal bone loss is reduced in overweight women: a longitudinal study in 155 early postmenopausal women. J Clin Endocrinol Metab 77:683–686
59 Fogelholm, M et al (1997) Association between weight cycling

history and bone mineral density in premenopausal women. Osteoporos Int 7:354–358
60 The Center for Consumer Freedom (2005) David Allison's Weight-Loss Wonderland. http://www.consumerfreedom.com/article_detail.cfm?article=163
61 Saul, S (2005) Drug makers race to cash in on fight against fat. New York Times, 3. 4. 2005
62 Kassirer, JP (2005) On the take: how America's complicity with big business can endanger your health. Oxford, Oxford University Press
63 Kolata, G (2004) I BEG TO DIFFER; The Fat Epidemic: He Says It's an Illusion. New York Times, 8. 6. 2004

7 Der Krieg gegen das Fett

1 Hippocrates, Diller, H (1994) Ausgewählte Schriften. Universal-Bibliothek; 9319. Stuttgart, Reclam
2 Stevens, J et al (1998) The effect of age on the association between body-mass index and mortality. N Engl J Med 338:1–7
3 CNN (2004) Clinton ›recovering normally‹ after bypass. http://www.cnn.com/2004/ALLPOLITICS/09/06/clinton.bypass/
4 Klein, R (1997) Schöne fette Welt: Eat fat oder ein Lob der Fülle. 1. Aufl. München, Goldmann
5 Schwartz MW, Brunzell JD (1997) Regulation of body adiposity and the problem of obesity. Arteriosclerosis, Thrombosis, and Vascular Biology 17:233–238
6 Chambless, LE et al (2002) Risk factors for progression of common carotid atherosclerosis: the Atherosclerosis Risk in Communities Study, 1987–1998. Am J Epidemiol 155:38–47
7 Korkeila, M et al (1999) Weight-loss attempts and risk of major weight gain: a prospective study in Finnish adults. Am J Clin Nutr 70:965–975
8 Ellrott, T, Pudel, V (1998) Adipositastherapie: aktuelle Perspektiven. Stuttgart (u. a.), Thieme
9 Field, AE et al (2003) Relation between dieting and weight change among preadolescents and adolescents. Pediatrics 112:900–906
10 Datamonitor (2003) Diet Watchers. www.datamonitor.com/consumer/reports/product_summary.asp?pid = DMCM0341
11 Haran, C (2005) Become an educated eater: consult a dietician. ABC News. http://abcnews.go.com/Health/Healthology/Story?id=491568

12 Oberritter, H (2004) International »5 a day« Symposium. DGE-Info 10:146
13 Arbeitsgemeinschaft Adipositas im Kindes- und Jugendalter (2004) Leitlinien. Verabschiedet auf der Konsensus-Konferenz der AGA am 10.09.04. http://www.a-g-a.de/aga_content.html
14 Klesges, R et al (1992) Relationship between dietary restraint, energy intake, physical activity, and body weight: a prospective analysis. J Abnorm Psychol 101:668–674
15 Urbszat, D et al (2002) Eat, drink, and be merry, for tomorrow we diet: effects of anticipated deprivation on food intake in restrained and unrestrained eaters. J Abnorm Psychol 111:396–401
16 Lautenschläger, S (2004) Dicke Kinder: auf die Pfunde – fertig – los! Frankfurt am Main, Fischer-Taschenbuch-Verl.
17 Künast, R, Schumacher, H (2004) Die Dickmacher: Warum die Deutschen immer fetter werden und was wir dagegen tun müssen. 1. Aufl. One earth spirit. München, Riemann
18 Spruijt-Metz, D et al (2002) Relation between mothers' child-feeding practices and children's adiposity. Am J Clin Nutr 75: 581–586
19 Birch, LL et al (2003) Learning to overeat: maternal use of restrictive feeding practices promotes girls' eating in the absence of hunger. Am J Clin Nutr 78:215–220
20 Davison, KK, Birch, LL (2004) Predictors of fat stereotypes among 9-year-old girls and their parents. Obes Res 12:86–94
21 Shunk, JA, Birch, LL (2004) Girls at risk for overweight at age 5 are at risk for dietary restraint, disinhibited overeating, weight concerns, and greater weight gain from 5 to 9 years. J Am Diet Assoc 104:1120–1126
22 Fisher, JO, Birch, LL (1999) Restricting access to palatable foods affects children's behavioral response, food selection, and intake. Am J Clin Nutr 69:1264–1272
23 Pennington, B (2005) Doctors See a Big Rise in Injuries as Young Athletes Train Nonstop. New York Times, 22. 2. 2005
24 Kretschmer, J (2003) Beweismangel für Bewegungsmangel. Die motorische Leistungsfähigkeit von Grundschülern und Probleme ihrer Erforschung. http://www.erzwiss.uni-hamburg.de/forschung/bewegungsmangel.pdf
25 Kretschmer, J (2004) FAQ: Wie fit sind unsere Grundschüler? Sportpraxis 4:4–11
26 Kretschmer, J (2003) Mangelt es Kindern an Bewegung? http://www.erzwiss.uni-hamburg.de/forschung/MangeltesKindern.pdf
27 Preuss-Lausitz, U (1983) Kriegskinder, Konsumkinder, Krisenkin-

der: zur Sozialisationsgeschichte seit d. 2. Weltkrieg. Weinheim (u. a.), Beltz

28 Brecht, B (1967) Sport und geistiges Schaffen. In: Gesammelte Werke, Bd. 20, Frankfurt am Main, Suhrkamp, S. 29 ff.

29 DiPietro, L (1999) Physical activity in the prevention of obesity: current evidence and research issues. Med Sci Sports Exerc 31:S542–S546

30 Kraftfahrt-Bundesamt (2005) http://www.kba.de/

31 Alfried Krupp von Bohlen und Halbach-Stiftung (2003) Hintergrund I «Erster Deutscher Kinder- und Jugendsportbericht«: Ergebnisse und Empfehlungen. http://www.krupp-stiftung.de/aktuell/pi_190903_hg1.htm

32 Schmidt, W et al (2003) Erster deutscher Kinder- und Jugendsportbericht. Schorndorf, Hofmann

33 Gard, M, Wright, J (2004) The obesity epidemic: science, morality, and ideology. New York, Routledge

34 Twisk, JW (2001) Physical activity guidelines for children and adolescents: a critical review. Sports Med 31:617–627

35 Taylor, WC et al (1999) Childhood and adolescent physical activity patterns and adult physical activity. Med Sci Sports Exerc 31:118–123

36 Bouchard, C et al (1998) Familial resemblance for VO_2max in the sedentary state: the HERITAGE family study. Med Sci Sports Exerc 30:252–258

37 Bouchard, C et al (1999) Familial aggregation of VO_2max response to exercise training: results from the HERITAGE Family Study. J Appl Physiol 87:1003–1008

38 Abbott, A (2005) All pain, no gain? Nature 433:188–189

39 Levine, JA et al (1999) Role of nonexercise activity thermogenesis in resistance to fat gain in humans. Science 283:212–214

40 Levine, JA et al (2005) Interindividual variation in posture allocation: possible role in human obesity. Science 307:584–586

41 Hebestreit, H (2005) Regulation des Energieverbrauchs über körperliche Bewegung. In: Adipositas bei Kindern und Jugendlichen: Grundlagen und Klinik. M Wabitsch et al (Hrg), Berlin, Springer, S. 142–146

42 Ravussin, E (2005) Physiology. A NEAT way to control weight? Science 307:530–531

43 Hebebrand, J et al (2005) Grundsätzliche Überlegungen zu Grenzen und Möglichkeiten der Therapie. In: Adipositas bei Kindern und Jugendlichen: Grundlagen und Klinik. M Wabitsch et al (Hrg), Berlin, Springer, S. 291–296

44 Ebbeling, CB et al (2002) Childhood obesity: public-health crisis, common sense cure. Lancet 360:473–482
45 Harrell, JS et al (1996) Effects of a school-based intervention to reduce cardiovascular disease risk factors in elementary-school children: the Cardiovascular Health in Children (CHIC) study. J Pediatr 128:797–805
46 Luepker, RV et al (1996) Outcomes of a field trial to improve children's dietary patterns and physical activity. The Child and Adolescent Trial for Cardiovascular Health. CATCH collaborative group. Jama 275:768–776
47 Israel, AC et al (1994) An evaluation of enhanced self-regulation training in the treatment of childhood obesity. J Pediatr Psychol 19:737–749
48 Muller, MJ et al (2001) Prevention of obesity–is it possible? Obes Rev 2:15–28
49 Reinehr, T (2005) Übersicht über konventionelle Therapiemöglichkeiten. In: Adipositas bei Kindern und Jugendlichen: Grundlagen und Klinik. M Wabitsch et al (Hrg), Berlin, Springer, S. 301–314
50 Wabitsch, M et al, Hrg (2005) Adipositas bei Kindern und Jugendlichen: Grundlagen und Klinik. Berlin, Springer
51 Grady, D (2004) Liposuction doesn't offer health benefit, study says. New York Times, 17. 6. 2004
52 Grundsätzliches zu Fettabsaugung (Liposculpture). http://www.sophienklinik-stuttgart.de/fettabsaugung.html
53 Fettabsaugung (Liposuction). http://www.schoenheit-und-medizin.de/fettabsaugung.htm
54 Klein, S et al (2004) Absence of an effect of liposuction on insulin action and risk factors for coronary heart disease. N Engl J Med 350:2549–2557
55 Martikainen, T et al (2004) Long-term results, late complications and quality of life in a series of adjustable gastric banding. Obes Surg 14:648–654
56 Camerini, G et al (2004) Thirteen years of follow-up in patients with adjustable silicone gastric banding for obesity: weight loss and constant rate of late specific complications. Obes Surg 14:1343–1348
57 Al-Momen, A, El-Mogy, I (2005) Intragastric balloon for obesity: a retrospective evaluation of tolerance and efficacy. Obes Surg 15:101–105
58 Mathus-Vliegen, EM, Tytgat, GN (2005) Intragastric balloon for treatment-resistant obesity: safety, tolerance, and efficacy of 1-

year balloon treatment followed by a 1-year balloon-free follow-up. Gastrointest Endosc 61:19–27
59 Miller, K, Hell, E (2002) Malabsorptionsmethoden in der bariatrischen Chirurgie. Zentralblatt Chirurgie 127:1044–1048
60 Sjöström, L et al (2004) Lifestyle, diabetes, and cardiovascular risk factors 10 years after bariatric surgery. N Engl J Med 351:2683–2693
61 Saul, S (2005) Drug makers race to cash in on fight against fat. New York Times, 3. 4. 2004
62 (2004) Arzneimittelkursbuch. Eine Arznei-Telegramm-Publikation. Berlin, AVI-Arzneimittel-Verl.-GmbH
63 Greten, H, Hamann, A (1999) Neue Optionen für die Adipositas-Therapie. Deutsches Ärzteblatt 96:A3240–A3242
64 CNN.com (1999) Fen-phen maker agrees to $3.75 billion settlement. http://www.cnn.com/HEALTH/diet.fitness/9910/08/fen.phen/
65 Fishman, AP (1999) Aminorex to fen/phen: an epidemic foretold. Circulation 99:156–161
66 Universitätsklinikum Greifswald Universitätsapotheke (2002) Appetitzügler: Amfeprarnon, Mefenorex und Norpseudoephedrin. http://www.uni-greifswald.de/~apotheke/aminfo/amkapo.html
67 Arzneimittelkommission der deutschen Ärzteschaft (2002) Widerruf der Zulassungen von Anorektika. http://www.akdae.de/47/Archiv/2000/Anorektika2.html
68 Walser, T (2005) Orlistat (Xenical®). http://www.dr-walser.ch/index.html?adipositas.htm
69 Rossner, S et al (2000) Weight loss, weight maintenance, and improved cardiovascular risk factors after 2 years treatment with orlistat for obesity. European Orlistat Obesity Study Group. Obes Res 8:49–61
70 Böhler, T (2005) Gesundheitsökonomische Betrachtungen und Finanzierung der Prävention und Therapie. In: Adipositas bei Kindern und Jugendlichen: Grundlagen und Klinik. M Wabitsch et al (Hrg), Berlin, Springer, S. 388–396
71 Kiess, W et al (2005) Möglichkeiten der Verbesserung der Versorgung. In: Adipositas bei Kindern und Jugendlichen: Grundlagen und Klinik. M Wabitsch et al (Hrg), Berlin, Springer, S. 397–401
72 Wabitsch, M et al (2005) Indikation zur Behandlung und Therapieziele. In: Adipositas bei Kindern und Jugendlichen: Grundlagen und Klinik. M Wabitsch et al (Hrg), Berlin, Springer, S. 297–300

73 Robinson, TN (1999) Reducing children's television viewing to prevent obesity: a randomized controlled trial. Jama 282:1561–1567

74 Lowry, R et al (2002) Television viewing and its associations with overweight, sedentary lifestyle, and insufficient consumption of fruits and vegetables among US high school students: differences by race, ethnicity, and gender. J Sch Health 72:413–421

75 Warschburger, P (2005) Verhaltenstherapie. In: Adipositas bei Kindern und Jugendlichen: Grundlagen und Klinik. M Wabitsch et al (Hrg), Berlin, Springer, S. 237–348

76 3sat (2002) Anstieg von Essstörungen. Frühformen bei jeder dritten Schülerin. http://www.3sat.de/3sat.php?http://www.3sat.de/nano/news/33568/

77 Patton, GC et al (1999) Onset of adolescent eating disorders: population based cohort study over 3 years. Bmj 318:765–768

78 Sundgot-Bergen, J, Bahr, R (1998) Eating disorders in athletes. In: Oxford textbook of sports medicine. M Harries (Hrg), Oxford; New York, Oxford University Press, S. 138–152

79 Huebner, HF (1993) Endorphins, eating disorders, and other addictive behaviors. New York, Norton

80 Grossman, A et al (1984) The role of opioid peptides in the hormonal responses to acute exercise in man. Clin Sci (Lond) 67:483–491

81 Bergh, C, Sodersten, P (1996) Anorexia nervosa, self-starvation and the reward of stress. Nat Med 2:21–22

82 Marrazzi, MA et al (1995) Naltrexone use in the treatment of anorexia nervosa and bulimia nervosa. Int Clin Psychopharmacol 10:163–172

83 Dorin, R, Crapo, L (1997) ACTH: normal physiology. In: Diseases of the pituitary: diagnosis and treatment. M E Wierman (Hrg), Totowa, N.J., Humana Press, S. 153–178

84 Morrow, NS et al (1997) Body temperature and wheel running predict survival times in rats exposed to activity-stress. Physiol Behav 62:815–825

85 Doerries, LE et al (1989) β-Endorphin and activity-based anorexia in the rat. Annuals of the New York Academy of Sciences 595:609–610

86 Fairburn, C (2002) Eating disorders. In: Encyclopedia of life sciences. Nature Publishing Company (Hrg), London; New York, Nature Pub. Group, S. 117–121

87 Johnston, JM (2004) Eating disorders and childhood obesity: Who are the real gluttons? Cmaj 171:1459–1460

8 Wider die Schlankheitsdiktatur

1 Seid, RP (1989) Never too thin: why women are at war with their bodies. New York, Prentice Hall Press
2 Künast, R, Schumacher, H (2004) Die Dickmacher: Warum die Deutschen immer fetter werden und was wir dagegen tun müssen. One earth spirit. München, Riemann
3 Nagy, T (2004) In der Pfeife geraucht. EULEn-Spiegel 10 (H.6):7–9
4 Bennett, W, Gurin, J (1982) The dieter's dilemma: eating less and weighing more. New York, Basic Books
5 Spahl, T (2004) Die dicken Kinder von Deutschland. Novo 72:9–11
6 Schwartz, MB, Puhl, R (2003) Childhood obesity: a societal problem to solve. Obes Rev 4:57–71
7 Schwartz, MB et al (2003) Weight bias among health professionals specializing in obesity. Obes Res 11:1033–1039
8 Barclay, L (2003) Physicians Not Immune From Anti-Fat Bias: A Newsmaker Interview With Marlene Schwartz, PhD. http://www.medscape.com/viewarticle/462284_print
9 Albrecht, H (2004) Rund und gesund. Die Zeit, 30. 9. 2004
10 Urbach, M (2004) Pummelalarm! taz, 2. 10. 2004
11 Eisenberg, ME et al (2003) Associations of weight-based teasing and emotional well-being among adolescents. Arch Pediatr Adolesc Med 157:733–738
12 Stearns, PN (1997) Fat history: bodies and beauty in the modern West. New York, New York University Press
13 Hessische Niedersächsische Allgemeine, 3. 6. 2004; Verwaltungsgericht Frankfurt am Main, Urteil vom 2. 2. 2004, Az.:9 G 7433/03
14 Belkin, L (2001) Watching Her Weight. New York Times, 8.7.2001
15 Associated Press (2005) Doctors still can't explain size of 7-year-old girl. NewMexican Magazine, 14.3.2005
16 Ärzte Zeitung (2005) Bei genetischem Risiko kommt es offenbar zur Diskriminierung. http://www.aerztezeitung.de/docs/2005/04/28/077a0901.asp?cat =
17 Thompson, D (2004) Only Cromwell's Commonwealth was preachier than New Labour. Telegraph, 7. 7. 2004
18 Proctor, RN (2002) Blitzkrieg gegen den Krebs: Gesundheit und Propaganda im Dritten Reich. Stuttgart, Klett-Cotta
19 Kitzing, E (1941) Du hast die Pflicht, gesund zu sein!: Gesundheitsaktion d. Hitler-Jugend. Heft 3: Gesund durch richtige Ernährung. Berlin, Reichsjugendführung

20 Barlösius, E (1999) Soziologie des Essens: eine sozial- und kulturwissenschaftliche Einführung in die Ernährungsforschung. Grundlagentexte Soziologie. Weinheim (u. a.), Juventa
21 Erbersdobler, H (2004) Heavy User? Ernährungsumschau 51:393
22 Webb, J, Mencken, HL Quotations. http://www.io.com/gibbonsb/mencken/megaquotes.html
23 Gniech, G (2002) Essen und Psyche: über Hunger und Sattheit, Genuss und Kultur. 2., überarb. Aufl. Berlin, Springer

Udo Pollmer, Susanne Warmuth

Lexikon der populären Ernährungsirrtümer

Mißverständnisse, Fehlinterpretationen und Halbwahrheiten von Alkohol bis Zucker. 368 Seiten. Serie Piper

Margarine ist gesünder als Butter, Müsli ist nahrhafter als Weißbrot, Tiefkühllebensmittel enthalten mehr Nährstoffe als Dosenware – die Liste von gängigen Ernährungsirrtümern ließe sich beliebig fortsetzten. Der Lebensmittelchemiker Udo Pollmer und die Biologin Susanne Warmuth haben liebgewonnene Ernährungsgewohnheiten und Halbwahrheiten von A wie Alkohol bis Z wie Zucker kritisch unter die Lupe genommen. Ihr informatives Lexikon ist ein Plädoyer für einen gelasseneren Umgang mit unserem Essen und für mehr Vertrauen in unseren Körper und seine Bedürfnisse.

»Pollmer und Warmuth stellen fast alles auf den Kopf, was wir über die Wirkungen des Essens zu wissen glaubten.«
Focus

05/1828/01/L

Udo Pollmer, Gunter Frank, Susanne Warmuth

Lexikon der Fitneß-Irrtümer

Mißverständnisse, Fehlinterpretationen und Halbwahrheiten von Aerobic bis Zerrung. 432 Seiten. Serie Piper

Fit, jung und dynamisch bis ins hohe Alter mit Power-Walking, Hormonkuren und gesunder Ernährung? Vieles von dem, was Sport-Gurus und Fernsehmagazine über den Segen der Fitneß behaupten, gehört ins Reich der Irrtümer und Halbwahrheiten. Die Autoren konfrontieren die Legenden um Sport, Körperkult und Gesundheitswahn mit der Realität und warnen vor Bewegungsterror und Wellness-Hysterie. Ein wohltuendes Plädoyer für einen pfleglichen Umgang mit dem eigenen Körper, das immun macht gegen die vollmundigen und meist kostspieligen Versprechen der Gesundheitsindustrie.

05/1925/01/R

SERIE PIPER

Dr. Peter J. D'Adamo, Catherine Whitney

4 Blutgruppen
Richtig leben

Das individuelle Konzept für körperliches und seelisches Wohlbefinden. Aus dem Amerikanischen von Christa Broermann, Erica Mertens-Feldbausch, Elsbeth Ranke und Werner Roller. 559 Seiten. Serie Piper

Mit seinem Bestseller zum Blutgruppen-Konzept hat Dr. Peter J. D'Adamo schon zahllose Menschen überzeugt. Hier erklärt er auf der Basis von neuesten Forschungsergebnissen und Patientenberichten, daß es für beinahe jeden Lebensaspekt ein blutgruppenspezifisches Profil gibt. Unsere Blutgruppe gibt uns Hinweise dazu, wie wir besser und gesünder leben können. Dr. D'Adamo zeigt geeignete Strategien für die richtige Lebensweise und den emotionalen Ausgleich, beschreibt die passende Zwei-Stufen-Diät für jede Blutgruppe und erklärt individuelle Diätrichtlinien und Therapien für chronische Krankheiten.

05/1642/01/L

Dr. Peter J. D'Adamo, Catherine Whitney

4 Blutgruppen
Das Kochbuch für ein gesundes Leben

Aus dem Amerikanischen von Erica Mertens-Feldbausch. 351 Seiten. Serie Piper

Wenn Sie die Ratschläge von Dr. D'Adamo zu seinem revolutionären Blutgruppen-Konzept stärker in Ihren Alltag einbeziehen wollen, wenn Sie etwas für Ihre Gesundheit und Ihr körperliches Wohlbefinden tun wollen, dann sollten Sie dieses Kochbuch lesen. Es enthält nicht nur zahlreiche schmackhafte Rezepte, die mit namhaften Küchenchefs entwickelt wurden, und eine kurze Einführung in die Blutgruppendiät, sondern auch für jede der vier Blutgruppen einen ausführlichen Speiseplan über einen ganzen Monat.

»Eine anregende Fibel für bewußte Ernährung, keine Bibel, an die man sich sklavisch zu halten hat. Sie können daran glauben oder einfach lustvoll danach kochen.«
Bayerischer Rundfunk

05/1643/01/R

Nathaniel Branden

Die 6 Säulen des Selbstwertgefühls

Erfolgreich und zufrieden durch ein starkes Selbst. Aus dem Amerikanischen von Anni Pott. 355 Seiten. Serie Piper

Ein stabiles Selbstwertgefühl und positive Ausstrahlung sind entscheidende Voraussetzungen für privaten und beruflichen Erfolg. Die Selbstwahrnehmung der eigenen Stärken und Schwächen beeinflußt tatsächlich jeden Moment der persönlichen Existenz. Leider ist man sich jedoch selbst am meisten im Weg und verhindert dadurch Zufriedenheit und Erfolg. Wer den Weg zu einem gesunden Selbstwertgefühl sucht, findet den Schlüssel dazu in diesem Buch. Nathaniel Branden stellt die Grundprinzipien vor, die zu innerer Stärke, Gleichgewicht und Harmonie führen. Anhand vieler Beispiele und Übungen zeigt der Erfinder des modernen Begriffs des Selbstwertgefühls, wie Sie dies in Ihrem eigenen Leben umsetzen können.

05/1209/01/L

Kurt Langbein, Bert Ehgartner

Das Medizinkartell

Die sieben Todsünden der Gesundheitsindustrie. 390 Seiten. Serie Piper

Tagtäglich gibt es neue Schrekkensmeldungen aus dem Gesundheitssystem. Die Pharmaindustrie sitzt auf der Anklagebank. Die Kunst der Ärzte versagt, jede vierte ärztliche Diagnose liegt nachweisbar daneben. Kranke Menschen sind nur noch Patientengut in einem symptomfixierten und profitorientierten System. Krebsbefunde werden gefälscht – mit schrecklichen Folgen für die Betroffenen. Und all dies bleibt lange unentdeckt, weil eine Qualitätskontrolle fehlt. Kurt Langbein und Bert Ehgartner haben in ihrer Innenansicht des Medizinkartells die »Menschenfalle Medizin« zum Thema gemacht. Ihre harte Diagnose hinterläßt am Bild der selbstlosen Heiler und der gesamten Gesundheitsindustrie erhebliche Kratzer, zeigt aber auch Chancen für Veränderungen auf.

05/1632/01/R

Jacob Liberman

Die heilende Kraft des Lichts

Der Einfluß des Lichts auf Psyche und Körper. Aus dem Amerikanischen von Hans Finck. 287 Seiten. Serie Piper

Licht gehört zu den ältesten, einfachsten und wirksamsten Heilmitteln der Menscheit. Der gezielte Einsatz sowohl des Sonnenlichts als auch des künstlichen Vollspektrumlichts sowie spezieller, klinisch erprobter Licht-Therapien vermag verblüffend schnell und nachhaltig viele akute Krankheiten und chronische Beschwerden – von Kopfschmerzen bis zu Krebs und Arteriosklerose – zu lindern oder sogar vollständig zu heilen. Auch bei psychischen Störungen wie Depressionen oder Sexualproblemen wird Licht seit einiger Zeit immer häufiger angewandt. Der amerikanische Augenarzt Jacob Liberman gilt international als Kapazität auf dem Gebiet der Licht-Therapie. Er hat Tausende von Patienen mit den unterschiedlichsten Leiden erfolgreich mit genau dosierter Lichteinwirkung behandelt.

05/1260/01/L

Jacob Liberman

Natürliche Gesundheit für die Augen

Sehstörungen beheben, die Sehkraft verbessern. Aus dem Amerikanischen von Diane von Weltzien. 319 Seiten. Serie Piper

Warum nehmen die Sehprobleme in unserer Zeit unaufhaltsam zu? Welche Zusammenhänge gibt es zwischen unserer Sehkraft, unseren Überzeugungen und unserem emotionalen Zustand? Diese Fragen standen am Anfang von Jacob Libermans ganzheitlicher Augentherapie. Inneres und äußeres Sehvermögen bilden für ihn eine Einheit und können daher auch nur als Ganzes beeinflußt werden. »Nimm deine Brille ab und sieh!« – so lautet der kühne Imperativ, den er an den Beginn jeder Augentherapie stellt. Denn für ihn ist der klare Blick nicht nur eine Sache der Augen. Auch unsere »innere Brille« kann getrübt sein. Anhand klar strukturierter visueller Meditationen, Atem- und Sehübungen zeigt Liberman, wie man die Selbstheilungskräfte der Augen aktiviert, um die Sehkraft zu stärken und den geistigen Blickwinkel zu erweitern.

05/1261/01/R

SERIE PIPER

Bert Ehgartner

Die Lebensformel

Sieben Voraussetzungen für ein glückliches lange Leben. 336 Seiten. Serie Piper

Warum gelingt es einigen Menschen, ein glückliches langes Leben zu führen, während andere chronisch krank werden oder früh sterben? Auf der Suche nach Antworten auf diese Fragen durchforstete Bert Ehgartner alle beweiskräftigen Langzeitstudien der Medizin und fand heraus, dass die Entscheidung in der Lebensmitte fällt. Menschen, die bis ins hohe Alter ein aktives Leben führen, erfüllen bereits Jahrzehnte davor sieben wichtige Voraussetzungen. Mit dem eigens für dieses Buch entwickelten großen Lebensformel-Test können Sie schon heute ermitteln, wo Ihre persönlichen Risiken und Stärken liegen. In einem einfach zu realisierenden Sieben-Punkte-Programm hilft Ihnen das Buch, den optimierten Lebensstil zu finden, der Sie zu einem genussvollen glücklichen Leben führt.

05/1991/01/L

Susanne Grüning
mit Heike Schmidt-Röger

Das alte Wissen der Kräuterfrauen

Die wirksamsten Kräuter- und Heilrezepte. 224 Seiten mit zahlreichen Abbildungen. Serie Piper

Oft eher unscheinbar, entfalten viele Heilkräuter eine hohe Wirksamkeit bei der Linderung von Beschwerden, und das meist ohne große Nebenwirkungen. Doch nicht nur in der Kräuterheilkunde haben die kleinen Pflanzen seit Jahrhunderten ihren festen Platz, auch aus der Küche sind sie nicht wegzudenken. Ob in der Hausapotheke, beim Kochen, bei der Körperpflege oder im Haushalt – Kräuter haben erstaunliche Qualitäten. Hier erfahren Sie alles Wissenswerte über Basilikum, Kamille, Ringelblume & Co. Ein wunderschönes Geschenk für alle, die mit den geheimen Kräften der Natur leben wollen.

05/1988/01/R

SERIE PIPER

Shirley Trickett

Endlich wieder angstfrei leben

Selbsthilferatgeber gegen Angst, Depressionen und Panikattacken. Aus dem Englischen von Erna Tom. 182 Seiten. Serie Piper

Panikattacken und Depressionen können das Leben zum Alptraum machen. Shirley Trickett schafft Abhilfe: In diesem gut lesbaren Ratgeber beschreibt sie die verschiedenen Formen und Ursachen von Angst und Depression mit ihren körperlichen und seelischen Auswirkungen und erklärt, wie man sich mit einfachsten Mitteln selbst helfen kann. Sie zeigt aber auch, wann ärztliche Hilfe notwendig ist, schildert die Wirkungen und Nebenwirkungen von Medikamenten und weist auf Alternativen der Naturmedizin hin. Ein hilfreicher und leicht verständlicher Selbsthilferatgeber für Betroffene und deren Angehörige, die von Shirley Tricketts Fachwissen und ihrer jahrelangen Erfahrung profitieren.

05/1631/01/L

Jürgen Brater

Bier auf Wein, das lass sein!

Kleines Lexikon der unsinnigen Regeln und Ermahnungen. 160 Seiten. Serie Piper

»Schwimmen nach dem Essen ist gefährlich«, »Von warmem Brot bekommt man Bauchweh« oder »Frühstückseier köpft man nicht« – viele solche Sprüche werden von Generation zu Generation weitergegeben. Doch wie verhält es sich mit ihrem Wahrheitsgehalt? Jürgen Brater hat die vermeintlichen Volksweisheiten untersucht und festgestellt: Die meisten sind nichts als Ammenmärchen – weshalb wir uns künftig nicht mehr schlaflos im Bett wälzen müssen, weil der Schlaf vor Mitternacht angeblich der gesündeste ist …

»Munter malträtiert Jürgen Brater alte Lebensregeln mit den Gesetzen der Physik, mit chemischen Reaktionen und medizinischen Studien – ohne dabei in wissenschaftliches Kauderwelsch zu verfallen.«

Tages-Anzeiger, Zürich

05/2056/01/R

Uwe Böschemeyer

Das Leben meint uns

111 Ermutigungen für Paare. 166 Seiten. Serie Piper

Der Streit ums Geld, ein kleiner Konflikt beim Autofahren, der vergessene Geburtstag, die unfreundliche Bemerkung am Morgen – oft beginnt damit die Krise in einer Beziehung. Doch, so der erfahrene Psychotherapeut Uwe Böschemeyer, fast jede Krise ist auch eine Chance. Wenn Paare nach den Zielen eines gemeinsamen Lebens fragen, ist ein Neubeginn möglich. In nachdenklichen Texten, Fallgeschichten und kleinen, sofort einleuchtenden Alltagsszenen zeigt der Autor die Probleme und Ziele einer Beziehung. 111 Ermutigungen für Paare.

»Auf der nach oben offenen Qualitätsskala der Beratungsbücher belegt das Buch einen Spitzenplatz.«

www.wissen.de

05/1407/01/L

Francisco J. Varela

Traum, Schlaf und Tod

Grenzbereiche des Bewußtseins. Der Dalai Lama im Gespräch mit westlichen Wissenschaftlern. Aus dem Amerikanischen von Matthias Braeunig. 288 Seiten mit 14 Abbildungen. Serie Piper

Schlafen, Träumen und Sterben sind elementare Bewußtseinsmomente des menschlichen Daseins. Was passiert mit dem Geist, wenn der Körper physisch tot ist? Was sind Träume? Wie stehen Schlafen, Träumen und Sterben und alle lebensenergetischen Kräfte miteinander in Beziehung? Mit diesen Fragen beschreitet der Dalai Lama im Gespräch mit renommierten westlichen Gelehrten einen einzigartigen Erkenntnisweg und präsentiert einen zukunftsweisenden Ansatz für eine moderne Wissenschaft. Jahrhundertealte Erfahrungen der Tibeter treffen auf neueste Ergebnisse aus allen Bereichen der westlichen Wissenschaft und führen zu einer glücklichen Symbiose von Ost und West. Dieser interdisziplinäre Dialog ermöglicht eine neue Perspektive auf das menschliche Dasein und zeigt den Weg zu einem sinnvollen Umgang mit Leben und Tod.

05/1262/01/R